insel taschenbuch 4670

Prof Dr. Andreas Michalsen

Heilen mit der Kraft der Natur

Die Autoren

Prof. Dr. Andreas Michalsen ist Professor für Klinische Naturheilkunde an der Berliner Charité und Chefarzt der Abteilung Naturheilkunde am Immanuel Krankenhaus Berlin. Klinisch und wissenschaftlich liegen die Schwerpunkte des Internisten im Bereich der Mind-Body-Medizin (Meditation, Yoga, Stressreduktion), der Ernährungsmedizin und des Heilfastens sowie der ausleitenden Verfahren. Mit seinem Team erforscht er auch die Wirksamkeit von Ayurveda. Andreas Michalsen publiziert in zahlreichen Fachzeitschriften und referiert international im gesamten Bereich der Naturheilkunde und Komplementärmedizin. Er ist unter anderem Vorstandsvorsitzender der Karl und Veronica Carstens-Stiftung.

Dr. Petra Thorbrietz ist eine ebenso renommierte Wissenschaftsjournalistin wie erfolgreiche Buchautorin. Sie war unter anderem Ressortleiterin für »Wissenschaft und Gesellschaft« bei *Die Woche* in Hamburg und stellvertretende Chefredakteurin bei *Focus-Schule* in München und wurde für ihre journalistischen Arbeiten und ihre Buchpublikationen im Bereich Gesundheit mehrfach ausgezeichnet. Sie arbeitet seit vielen Jahren mit dem Herausgeber Friedrich-Karl Sandmann zusammen.

Der Herausgeber

Friedrich-Karl Sandmann hat früh seine Leidenschaft für die Naturheilkunde entdeckt. Im Bereich Gesundheit und Ganzheitsmedizin seines Verlages Zabert Sandmann konnte er mit Autoren wie Dr. Hans-Wilhelm Müller-Wohlfahrt, Prof. Dr. Dietrich Grönemeyer, Prof. Dr. Gustav Dobos und vielen anderen große Erfolge feiern. Seit 2017 ist er als Herausgeber für den Insel Verlag tätig.

PROF. DR.
ANDREAS MICHALSEN

HEILEN

MIT DER KRAFT DER NATUR

unter Mitarbeit von
Dr. Petra Thorbrietz

herausgegeben von
Friedrich-Karl Sandmann

Insel Verlag

Erste Auflage 2018
insel taschenbuch 4670

Vertrieb durch den Suhrkamp Taschenbuch Verlag
Redaktionelle Mitarbeit: Sarah Majorczyk
Umschlagfoto: Prof. Dr. Andreas Michalsen, Berlin 2015
© Dawin Meckel, OSTKREUZ, Berlin
Gestaltung und Satz: Sofarobotnik, Augsburg & München
Illustrationen: Tom Menzel, tigercolor: S. 68 Schröpfen;
S. 85 Kneipp-Guss; S. 127 Fasten; S. 229 Ayurveda.
Alle restlichen Illustrationen: Sofarobotnik, Augsburg & München
Druck: CPI – Ebner & Spiegel, Ulm
Printed in Germany
ISBN 978-3-458-36370-5

PROF. DR.
ANDREAS MICHALSEN

HEILEN

MIT DER KRAFT DER NATUR

Inhalt

8 **Plädoyer für eine moderne Naturheilkunde**
Vorwort

10 **Entscheidung für die »Zuwendungsmedizin«**
Mein Weg zur Naturheilkunde

26 **Die Grundprinzipien der Naturheilkunde**
Selbstheilungskräfte stärken durch Reiz und Reaktion

51 **Antike Therapien neu entdeckt**
Blutegel, Schröpfen und Aderlass

78 **Wasser als Heilmedium**
Die Hydrotherapie

88 **Wertvoller Verzicht**
Fasten als Impuls der Selbstheilung

138 **Der Schlüssel zur Gesundheit**
Essen ist Medizin

177 **Stillstand macht krank**
Die Bedeutung der Bewegung

190 **Yoga, Meditation und Achtsamkeit**
Mind-Body-Medizin

224 **Globale Medizin**
Ayurveda, Akupunktur und die Heilkraft der Pflanzen

257 **Meine Behandlungspläne**
Acht häufige chronische Erkrankungen erfolgreich behandeln

283 **Strategien für ein gesundes Leben**
Wie Sie Ihren eigenen Weg finden

292 **Die Zukunft der Medizin**
Was sich ändern muss

298 **Anhang**
Index und Literatur

Plädoyer für eine moderne Naturheilkunde

Vorwort

Fasten, Yoga, Ayurveda, Heilpflanzen, Achtsamkeit, vegetarische Ernährung – die Themen der Naturheilkunde sind so aktuell wie nie zuvor. Doch die Orientierung ist schwierig. Manches wird beworben, was eher kritisch zu hinterfragen ist. Auf der anderen Seite werden wirksame Verfahren der Naturheilkunde von Ärzten zuweilen abschätzig beurteilt, obwohl sie keinerlei Wissen oder Erfahrung darüber haben. Die Mehrzahl der Menschen möchte aber inzwischen im Krankheitsfalle auch mit Verfahren der Naturheilkunde behandelt werden. Höchste Zeit also für eine Bestandsaufnahme, die Erfahrung, Praxis und Forschung gleichermaßen berücksichtigt.

Denn die Medizin braucht die Naturheilkunde – noch nie so dringend wie jetzt. Immer mehr chronische Erkrankungen werden zu Volkskrankheiten und der Versuch der Schulmedizin, diese genauso hochtechnisiert wie die Notfallerkrankungen mit Operationen, Interventionen und neuen Medikamenten zu behandeln, führt zu immer mehr Nebenwirkungen und unbezahlbaren Kosten.

Die traditionellen Behandlungsmethoden der Naturheilkunde haben über Jahrtausende Menschen am Leben erhalten und erstaunlich effektiv behandelt – obwohl sie nur auf Erfahrung beruhten. Dann kam die moderne Medizin mit ihrem wissenschaftlichen Blick und ihren fantastischen Möglichkeiten der Diagnostik und Therapie, und viel altes Wissen ist in Vergessenheit geraten, weil man es für überholt oder sogar falsch hielt.

Heute nun zeigen die allerneuesten Forschungsmethoden der modernen Biologie und Medizin, dass die Naturheilkunde nicht der Vergangenheit angehört, sondern hochaktuell ist. In der Krise der

Medizin – mit ihren steigenden Kosten für Therapien und einem hohen Anteil an chronischen Leiden in der Bevölkerung – bietet sie Lösungen, zeigt sie Wege auf, wie man bestehende Krankheiten zurückdrängen kann und neue verhindern. Im Zentrum stehen dabei nicht die jeweiligen Diagnosen, sondern der einzelne Mensch, der nicht zwangsläufig chronisch krank werden muss.

Die Naturheilkunde hat ihr verstaubtes Image abgeschüttelt und ist zu einer wissenschaftlich fundierten Disziplin geworden. Sie steht nicht mehr neben der sogenannten Schulmedizin, sondern ist zu ihrem Partner geworden. Renommierte Universitätskliniken wie die Berliner Charité fördern und integrieren sie.

Als Professor für Klinische Naturheilkunde an der Charité Berlin und Chefarzt des Zentrums für Naturheilkunde am Immanuel Krankenhaus Berlin, der traditionsreichen naturheilkundlichen Einrichtung in Deutschland, ist es mir ein großes Anliegen, das Wissen über das große Potenzial der Naturheilkunde in die Öffentlichkeit zu bringen – die Gräben zu schließen, die sich immer wieder zwischen der »Hightech«-Medizin und dem Erfahrungswissen zu öffnen schienen. Es geht nicht um Spaltung, sondern um Integration und Kombination – auf wissenschaftlicher Basis. Mit diesem Konzept behandeln wir Tausende Patienten jährlich mit großem Erfolg.

Schon als Junge habe ich täglich in meinem Elternhaus erfahren, wie mein Vater, der selbst naturheilkundlich orientierter Arzt war, Patienten helfen konnte. Heute bin ich froh, im Verbund mit engagierten Kollegen die Wirkmechanismen vieler auch seiner Methoden zu erforschen und klinisch anzuwenden – und dabei täglich dazuzulernen.

Ich freue mich, mit diesem Buch Patientinnen und Patienten, allen interessierten Lesern und vielleicht auch einigen neugierigen Kollegen wichtiges Wissen und hoffentlich hilfreiche Informationen an die Hand geben zu können!

Prof. Dr. med. Andreas Michalsen

Entscheidung für die »Zuwendungsmedizin«

Mein Weg zur Naturheilkunde

Ich stamme aus einer Arztfamilie. Schlimmer noch: aus einer Naturheilkunde-Arztfamilie. Patienten finden meine Therapierichtung meistens gut, aber unter Medizinern ist es immer noch riskant, sich auf diese Weise zu outen. Häufig bekommt man zu hören, man wende »Hausmittelchen« an, ohne wissenschaftliche Basis. Die meisten meiner Kollegen wissen gar nicht, wie viel Forschung es schon zur Wirkung von Naturheilverfahren gibt und dass sie in den USA, Trendsetter in der Medizin, mit erheblichen Mitteln staatlich gefördert und unterstützt werden. Oft wird auch »übersehen«, dass es in Deutschland bereits mehrere Professuren für Naturheilkunde gibt und ihre Grundlagen verpflichtender Bestandteil der Ausbildung zum Mediziner sind.

Verdrängt wird aber auch, dass die sogenannte Schulmedizin an vielen Punkten an einer Sackgasse angelangt ist. In der Akutmedizin leistet sie Phänomenales, dort, wo es um Leben oder Tod geht, auf der Intensivstation oder im Operationssaal. Doch der größte Teil der Patienten sucht heutzutage den Arzt auf, weil eine oder mehrere chronische Krankheiten die Lebensqualität stark einschränken. Und da hat die Schulmedizin nicht viel zu bieten, weil sie ganzheitliche Zusammenhänge vernachlässigt und sich stattdessen auf immer kleinteiligere Fachdisziplinen hoch spezialisiert hat. Ihre Vertreter behandeln dann jeweils aus ihrer Sicht viele einzelne Aspekte mit Medikamenten, was meist nur kurzfristig Symptome lindert, langfristig aber neue Probleme schafft – Nebenwirkungen,

Überdiagnose, Übertherapie oder Behandlungsfehler. Das große Ganze, der mögliche gemeinsame Nenner, die oft in den Prospekten von Krankenhäusern und Praxen beschworene »Ganzheitlichkeit« haben in diesem System letztlich keine Chance.

Dennoch hat das die Medizin bisher nicht genügend veranlasst, sich kritisch mit ihrer eigenen Begrenztheit auseinanderzusetzen. Oder vielleicht einmal zu überlegen, wie Heilverfahren Jahrtausende überdauern konnten, während die arzneimittelfokussierte Medizin – denn nichts anderes ist der Schwerpunkt der »modernen« Medizin – schon nach rund hundert Jahren manchmal ziemlich ratlos ist. Naturheilkundliche Therapien haben das Ziel, die Selbstheilungskräfte der Patienten zu stärken. Wenn das gelingt und es den Kranken besser geht, bezeichnen das viele meiner Kollegen herablassend als Placeboeffekt – und sie meinen damit, es handele sich um »Einbildung«. Nur weil den Patienten etwas gelungen ist, was die technische Medizin selbst nicht geschafft hat. Das ist typisch für eine Medizin, die allein auf Krankheiten schaut, aber nicht genügend auf die Menschen, die sie erleiden.

80 Prozent aller Patienten suchen nach alternativen Heilmethoden und sind offen für die Naturheilkunde.

In der Tradition des »Wasserpfarrers« Kneipp

Bei uns in der Familie standen nie die Krankheiten im Mittelpunkt, sondern immer die Ressourcen der Patienten. Das fing bei meinem Großvater an, der als praktischer Arzt eine Praxis in Bad Wörishofen hatte, dem Ort im bayerischen Schwaben, an dem Sebastian Kneipp (1821–1897) die Hydrotherapie berühmt gemacht hatte. Schon damals, in der zweiten Hälfte des 19. Jahrhunderts, hatten sich Menschen durch die Folgen der Industrialisierung und der größer und enger werdenden Städte körperlich überfordert und krank gefühlt. Der »Wasserpfarrer« zeigte ihnen, was sie selbst tun konnten, um wieder ein inneres Gleichgewicht und mehr Gesundheit zu finden. Sein Vertrauen in die Selbstheilungskräfte – heute würde man sagen, in die körperlichen und seelischen Ressourcen – der

Patienten hatte meinen Großvater so sehr fasziniert, dass er beschloss, Arzt zu werden.

Sein Sohn, Peter Michalsen, setzte die Tradition fort. Nach seiner Ausbildung in Würzburg, Wörishofen und seiner Klinikzeit am damals für seine Förderung der Naturheilkunde und Homöopathie bekannten Robert-Bosch-Krankenhaus in Stuttgart wurde mein Vater zu einem der ersten Ärzte in Württemberg, der die offizielle, von der Ärztekammer vergebene Zusatzbezeichnung »Naturheilverfahren« erwarb. Außerdem erhielt er die Befugnis, andere Ärzte in diesem Bereich weiterzubilden. Er war, kann ich nur stolz sagen, ein Pionier. Als »überzeugter Anhänger von Naturheilverfahren«, wie es heute auf der Webseite des Kneippvereins Bad Waldsee heißt, wurde er 1955 der »Badearzt« in dem nicht weit vom Bodensee gelegenen kleinen Kurort. Sechs Jahre später wurde ich dort geboren.

Meine erste naturheilkundliche »Umstimmung« brachte mir das Reizklima der Nordsee.

Als kleines Kind fand ich es toll, dass es bei uns zu Hause Fußbadewannen fürs Kneippen gab und einen Schlauch, mit dem man unter der Dusche kalte Güsse machen konnte. Nicht so toll fand ich, dass ich mit sieben Jahren trotz aller »Abhärtung« an einer hartnäckigen Bronchitis erkrankte. Die Naturheilmittel zu Hause reichten nicht aus, und mein Vater verfrachtete mich an die Nordsee, auf die Insel Sylt, wo ich in einer Heilanstalt jeden Tag Salzwasserinhalationen bekam, mit Salzwasser gurgeln und sogar ein kleines Glas Salzwasser trinken musste. Am schlimmsten waren für mich als Kind die Meerwasser-Nasenspülungen – furchtbar. Aber die Bronchitis verschwand. Das war die erste naturheilkundliche »Umstimmung«, die ich am eigenen Leib erfuhr.

Immer freitags machte mein Vater einen Haferschleim- oder Weizenkeimtag und aß nichts anderes. Mittags saß er mit uns am Tisch und erzählte viel von seinen Patienten, wer woran litt und was er tat, um zu helfen. Das hat mich sehr beeindruckt und geprägt, vor allem die Tatsache, dass hinter den Diagnosen ganz unterschiedliche Lebensgeschichten steckten, denen mein Vater in seinen Gesprächen mit den Patienten nachforschte und die seine Therapien beeinflussten.

Was ist die »richtige« Medizin

Trotz vieler Erfolge – und in Bad Waldsee wird vom dortigen Kneippverein noch heute liebevoll an seine Arbeit gedacht – musste mein Vater sehr kämpfen. Die anderen Ärzte rümpften die Nase und gaben zu verstehen, dass sie das, »was er da mache«, für puren Unsinn hielten. Bad Waldsee war eine Kleinstadt mit 10 000 Einwohnern, und damals luden sich die Ärzte gegenseitig von Zeit zu Zeit ein. Alle paar Monate also kamen sie zu uns, alles »beinharte Schulmediziner«, und ich erinnere mich, dass mein Vater manchmal Mühe hatte, die Fassung zu bewahren, weil sie ihn nicht wirklich ernst nahmen. Er fühlte sich immer aufgefordert, zu beweisen, dass auch er ein »richtiger« Mediziner war. Vielleicht waren die lieben Kollegen aber nur ein wenig neidisch, denn von den Patienten bekam mein Vater große Anerkennung. Viele Patienten reisten sogar von weit her an, um sich mit seinen Naturheilmethoden behandeln zu lassen. Meine Mutter hatte die Hände voll zu tun, ihn bei der Organisation zu unterstützen.

An diesem Missverhältnis hat sich bis heute nicht viel verändert: Die Nachfrage und der Wunsch der Patienten nach Naturheilkunde standen lange im umgekehrten Verhältnis zur Anerkennung der medizinischen Kollegen. Als ich 2006 an der Universität Duisburg-Essen habilitierte, also meine universitäre Lehrbefähigung als Privatdozent erwarb, schrieb der frühere Dekan der medizinischen Fakultät noch einen Brief an alle Fakultätsmitglieder, die über meinen Lehrauftrag zu befinden hatten: »Ich entnehme dem Protokoll mit Erstaunen, dass der Fachbereichsrat der Eröffnung des Habilitationsverfahrens von Herrn Dr. Andreas Michalsen zugestimmt hat. Der Kollege stammt aus der ›Klinik für Naturheilkunde und integrative Medizin‹ – hat sich die Fakultät kundig gemacht, was dort eigentlich betrieben wird? Ich wünschte, dass meine alte Fakultät sich der Problematik dieser Außenseitermedizin bewusst ist und sie nicht durch Einbindung akademisch aufwertet.« Es fielen auch Ausdrücke wie »tönende

> Die Patienten suchen nach individueller Zuwendung der Medizin, ganzheitlicher Betrachtung, Verständnis und Kommunikation.

Phraseologie« oder »Scharlatanerie«. Der Wind hat sich gedreht: Heute findet die Naturheilkunde auch an renommierten Universitätskliniken wie der Charité Anerkennung.

Zuerst hatte ich ja Volkswirtschaft und Philosophie studiert – die Frage nach dem Warum, den größeren Zusammenhang der Dinge zu begreifen, das hat mich schon immer beschäftigt und nie losgelassen. Aber im Gegensatz zu anderen Fächern schien die Medizin etwas, wo man die Theorie unmittelbar in ein Tun umsetzen konnte, ganz praktisch. Und wie viele junge Menschen, die Arzt werden wollen oder in einen sozialen Beruf streben, wollte ich gerne anderen »helfen«. Aber vielleicht hatte mich doch einfach auch die Familientradition voll im Griff, jedenfalls endete ich immer wieder in den Biologie-Vorlesungen und stellte fest, dass ich mich dort viel wohler fühlte. Also doch Medizin.

Die Ignoranz der Schulmedizin habe ich schon als Student womöglich mit einer gewissen Arroganz quittiert – ich hatte durch mein Zuhause ja real einiges erfahren, mir war klar, wovon meine Professoren und Lehrer letztlich keine Ahnung hatten. Durch diese Einstellung habe ich mir bis heute meine innere Unabhängigkeit bewahrt. Außerdem hatte ich Jean-Jacques Rousseau gelesen und Hermann Hesse, Adalbert Stifter und Henry David Thoreau, Bücher über die Reformbewegungen, die in der Natur die Richtschnur für ein gutes und gesundes Leben sahen. Diese sicher romantischen Vorstellungen haben mich jedenfalls viel mehr beeinflusst als René Descartes, dessen Mensch-Maschine-Modell mir – wie vielen anderen Naturheilkundlern – kein geeignetes Abbild des unglaublich komplexen und um sich selbst kümmernden Körpers schien. Zumindest habe ich es bis jetzt nicht erlebt, dass sich ein Auto oder ein Fahrrad selbst reparieren kann – im Gegensatz zum menschlichen Körper, der in jeder Sekunde unzählige Selbstreparaturmechanismen in einer unglaublichen Komplexität gezielt steuert.

Der menschliche Körper aktiviert in jeder Sekunde seine Zellen zur Selbstreparatur.

Zu Hause hatte ich also gesehen, welche Kämpfe mein Vater mitunter zu kämpfen hatte, aber ich erinnere mich auch noch gut an die Blumensträuße und Pralinenschachteln, die dankbare Patienten bei uns abgaben. Mir wurde vor Augen geführt, dass die Naturheilkunde eine wirksame Medizin ist – sie aber nicht die Anerkennung bekam, die ihr eigentlich zustand. Das hat vielleicht auch den Kampfgeist in mir geweckt, den Trotz und den Widerspruchsgeist.

Inzwischen hat sich die Medizin weiterentwickelt und verändert, gerade die Molekularbiologie hat überraschenderweise den Blick geweitet. Aber damals, in den Achtzigerjahren, als ich studierte, war das Weltbild der Wissenschaftler noch extrem mechanistisch. Heute wirkt das geradezu absurd. Ich erinnere mich beispielsweise, wie ich in der wöchentlichen Fortbildungsrunde während meiner Ausbildung zum Internisten eine Studie vorstellte, wonach psychischer Stress einen Herzinfarkt auslösen kann. Als Ergebnis wurde ich ausgelacht: »Wie stellen Sie sich das denn vor, Michalsen?«, wurde demonstrativ spöttisch gefragt. »Der Ärger macht dann ein Blutgerinnsel, oder wie soll das gehen?« Seitdem ist durch unzählige Studien belegt, dass Ärger und Angst tatsächlich die Arterien eng machen, die Blutgerinnung und damit die gefährlichen Gerinnsel, die einem Herzinfarkt zugrunde liegen, mit auslösen können.

Ärger und Angst machen die Arterien eng – die Blutgerinnung wird gefördert, was gefährliche Gerinnsel auslösen kann.

Als ich Mediziner wurde, wandelte sich grade die eminenzbasierte in die evidenzbasierte Medizin – eine Forderung, die von dem Kanadier David Sackett aufgestellt worden war und die sich dann international durchsetzte. Eben noch hatte der »Halbgott« Arzt, die Eminenz, das tun können, was er selbst für richtig hielt (und hatte es in eigenen Lehrbüchern verbreitet). Plötzlich aber wurde von ihm verlangt, durch Studien und gut und systematisch dokumentierte klinische Praxis zu beweisen, dass seine Therapien auch wirklich halfen. Einerseits hat das mehr Rationalität in ärztliches Handeln gebracht, andererseits aber dazu geführt, dass die Medizin ganz einfache Erkenntnisse und Weisheiten zu ignorieren begann, wenn denn keine Studie dazu vorlag. Zum Beispiel die Tatsache, dass man mit warmen Füßen besser einschläft als mit kalten. Eigentlich wusste auch jeder Arzt aus der Praxis, dass Trauer oder Ärger ein »gebrochenes Herz« machen können, aber weil man den Mechanismus nicht erklären konnte, hat man diese Erfahrungen einfach ignoriert. Später wurde zudem klar, dass vor allem das erforscht wird, wo es einen »*Return on Investment*« gibt, also patentierbare Medikamente. Mit heißen Fußbädern lässt sich wenig Geld verdienen, also ist es entsprechend schwer, eine Studienfinanzierung zu bekommen.

Kranke Menschen nehmen oft viel zu viele Medikamente ein. Es ist immer zu prüfen, welchen Nutzen jede Pille wirklich hat.

Mein damaliger Chef Walter Thimme war allerdings immer offen für neue Erkenntnisse. Er war ein sehr erfahrener und auch sehr wissenschaftsorientierter Professor, der bei der Visite die Behandlung jedes Patienten zur Prüfung machte. Außerdem war er einer der Herausgeber der pharmakritischen Zeitung *Der Arzneimittelbrief* und brachte mir bei, dass vor allem chronisch kranke Menschen viel zu viele Medikamente nehmen und immer zu prüfen ist, welchen Nutzen der Patient von jeder einzelnen Pille wirklich hat. Wir hatten sehr konstruktive Auseinandersetzungen, und immer öfter ist er auf meine Argumente eingegangen, hat sie kritisch kommentiert und dann vorgeschlagen: »Schreiben Sie doch mal einen Artikel über …« So konnte ich die Wirkung von Heilpflanzen oder die Rolle der Ernährung schildern. Zu seiner Verabschiedung 2001 bat er mich, einen Vortrag über Komplementärmedizin in der Kardiologie zu halten. Das waren sehr positive Erfahrungen im Diskurs mit der Schulmedizin. Sie haben mich überzeugt, dass wir auf einem guten Weg sind und es sich lohnt, mit der Naturheilkunde weiterzumachen.

Den Menschen in seinem gesamten Lebensentwurf erfassen

In meinem Studium gab es niemanden, der wie ich aus einem traditionellen naturheilkundlichen Haus kam, aber wir hatten eine Arbeitsgruppe, in der wir uns mit der Arbeit von Viktor von Weizsäcker befassten, einem Onkel von Richard von Weizsäcker und Mitbegründer der psychosomatischen Medizin. Er vertrat einen anthropologisch-biografischen Ansatz der Anamnese – es ging ihm darum, den Menschen in seinem gesamten Lebensentwurf zu erfassen, wenn es um seine Behandlung geht. Diese Arbeitsgruppe war eine bunte Mischung aus angehenden Internisten, Neurologen und Psychiatern – mit einigen halte ich heute noch engen Kontakt; alles Menschen, die bemüht waren, das Ganze und nicht nur die Teile zu sehen.

Außerdem hatte ich auch immer schon die Vorstellung, dass traditionelles Wissen und die moderne Medizin kein Gegensatz sein müssen, sondern sich idealerweise ergänzen. Die internistisch-kardiologische Abteilung, in der ich im Humboldt-Klinikum Berlin gelernt habe, war riesig – 120 Betten, Notarztwagen, Intensivstation – und faszinierend, mit all den Möglichkeiten, die die Medizin bot. Gleichzeitig hatte unser Professor einen hohen wissenschaftlichen Anspruch, jeden Montag mussten wir die neuesten relevanten Aufsätze aus dem *New England Journal of Medicine* gelesen haben und in der Konferenz diskutieren. Diesen wissenschaftlichen Anspruch fand ich wunderbar. In unserer Abteilung wurde eine sehr anspruchsvolle Schulmedizin, aber gleichzeitig auch reduzierte Medizin praktiziert – nicht alle, die ASS als Blutverdünner nahmen, bekamen gleich noch ein Magenmittel aufs Auge gedrückt. Und nicht jeder mit Brustschmerzen wurde sofort ins Herzkatheterlabor einbestellt. Stattdessen wurde wissenschaftlich objektiv argumentiert, aber individuell, subjektiv überprüft.

Traditionelles Wissen und moderne Medizin müssen kein Gegensatz sein, sondern ergänzen sich idealerweise.

Leider hat sich die Kardiologie von diesen sachlichen Standards weit entfernt. Weil die Kliniken Geld damit machen, werden in Deutschland heute schnell Herzkatheter geschoben – pro 100 000 Einwohner 624-mal im Jahr. In anderen OECD-Ländern geschieht das im Durchschnitt nur 177-mal. Werden wir Deutsche vielleicht besser versorgt als in vergleichbaren Ländern? Nicht in diesem Punkt – denn die Statistik zeigt auch, dass die Lebenserwartung durch einen Kathetereingriff im statistischen Mittel nicht unbedingt steigt. Bei einem akuten Herzanfall kann die Weitung eines Herzkranzgefäßes Leben retten – aber nicht, wenn sie, wie so häufig, »prophylaktisch« durchgeführt wird. Warum also wird dieser Eingriff gemacht, der den Patienten zudem suggeriert, ihre Blutgefäße ließen sich reparieren wie andere Leitungen auch und sie müssten nichts an ihren Belastungsfaktoren ändern? Das Geld, das die Kassen dafür ausgeben, wäre an anderer Stelle viel sinnvoller eingesetzt.

Auf der kardiologischen Intensivstation und im Katheterlabor lernte ich schon als junger Arzt, Fragen wie diese zu stellen: Welche therapeutische Konsequenz hat eine Behandlung für einen Patienten? Das ist keine selbstverständliche Frage, denn die spezialisierte Hochleistungsmedizin kümmert sich in erster Linie um die Beseitigung aktueller Symptome. Ob der Mensch von einer Behandlung mittel- oder längerfristig profitiert, steht nicht im Fokus.

Jeder Patient sucht für sich nach einem Grund, warum es ihm schlechtgeht. Darüber wird in einem normalen Arztgespräch meist nicht gesprochen.

Viel lernte ich auch in der »Schleuse«, in der die Patienten nach dem Katheterisieren noch etwa zehn bis fünfzehn Minuten lagen. Es war üblich, dass der den Herzkatheter legende Arzt nach dem Entfernen des Gefäßschlauchs noch jene zehn bis fünfzehn Minuten persönlich die Arterie in der Leiste abdrückte, damit es später nicht zu Blutungen kam. Die Patienten waren glücklich, dass sie den Eingriff unbeschadet überstanden hatten, und froh, mit jemandem reden zu können. Meistens habe ich sie gefragt, was sie denn selbst dachten, warum sie Herzprobleme hätten – man nennt das »subjektive Krankheitseinschätzung«. Jeder Mensch sucht für sich nach einem Grund, warum es ihm schlechtgeht: »Ich hatte viel Stress«, »Ich bin schon länger arbeitslos«, »Das liegt bei uns in der Familie« oder Ähnliches. Auch wenn solche Einschätzungen aus medizinischer Sicht oft nur zum Teil richtig sind, dennoch kommen dabei bedeutsame Details heraus, über die in einem normalen Arztgespräch, in dem der Patient vor allem zuhören muss, nie gesprochen worden wäre.

Traditionelle Heilkunden in die »moderne« Medizin einbringen

Vor meiner Lehrzeit in der Kardiologie hatte ich an der Freien Universität Berlin als Assistent am Lehrstuhl für Naturheilkunde gearbeitet. Der Lehrstuhlinhaber war Malte Bühring, der sich als Mediziner damals schon für die Integration der traditionellen Heilkunden in die Schulmedizin einsetzte und den vorherrschenden Streit, der selbst die Naturheilkundler separierte, aus tiefstem Herzen ablehnte. An eine seiner Vorlesungen erinnere ich mich noch besonders deutlich. Er erzählte von einer Studie, veröffentlicht in einem hochrangigen Journal, in der beschrieben wurde, dass Menschen, die eine sehr tiefe Ohrläppchenfalte haben, eher zu Herzkrankheiten neigen. Das war Anästhesiepflegern aufgefallen, die während einer OP zum Teil über Stunden auf den Kopf von Patienten fokussiert sind. Menschen, die herzkrank sind, haben aber nicht nur abweichende Ohrmerkmale, sondern oft auch Rückenschmerzen, Verspannungen im Brustwirbelbereich oder Schmerzen an den Rippen, die das Herz schützen. Alle diese Areale werden von denselben aus der Brustwirbelsäule austretenden Nerven versorgt. Ebenso ist die Zunge bei Patienten mit Herzbeschwerden oder Bluthochdruck häufig farblich verändert: Sie ist an der Spitze rot oder trägt kleine rote Punkte auf der Oberfläche. Das ist in der Traditionellen Chinesischen wie in der indischen Ayurveda-Medizin nur zu gut bekannt.

Schon ab drei Medikamenten haben wir im Prinzip keine Ahnung mehr, zu welchen Wechselwirkungen es dadurch kommt.

In der Kardiologie habe ich später immer wieder versucht, mein Wissen aus der Naturheilkunde einzubringen und die Patienten von der häufig übertriebenen Pharmakomedizin wegzubringen. Von Walter Thimme, meinem arzneimittelkritischen Chef am Humboldt-Klinikum, wurde ich darin bestärkt. Gerade ältere Menschen schlucken durchschnittlich täglich acht bis zehn unterschiedliche Präparate für chronische Krankheiten. Schon ab drei Medikamenten haben wir im Prinzip keine Ahnung mehr, zu welchen Wechselwirkungen es dadurch kommt.

Aus Umfragen wissen wir heute, dass es vor allem die Angst vor Nebenwirkungen von Medikamenten ist, die viele Patienten veranlasst, sich für Naturheilkunde zu interessieren. Die meisten Menschen sehen diese Welten nicht getrennt, sondern möchten am liebsten eine Kombination aus der molekularbiologischen Medizin und den ganzheitlichen Heiltraditionen (*High Tech / High Touch*), die die persönlichen Ressourcen einer Person im Blick haben. Denn sie wollen selbst etwas tun, damit es ihnen besser geht – aber sie wissen nicht, was sie selbst beitragen können.

Es stimmt: Medikamente haben die großen Infektionskrankheiten als Killer weitgehend besiegt. Viel Leid konnte zum Beispiel in der Kardiologie, Rheumatologie und anderen Fächern gelindert werden. Auch haben die diagnostischen Möglichkeiten der modernen Wissenschaft und Technik mit dazu beigetragen, dass wir eine Menge über unseren Körper gelernt haben. Doch dass sich die Lebenserwartung in den vergangenen 150 Jahren bei uns in Europa fast verdoppelt hat, geht zum größten Teil auf verbesserte Hygiene, frische Lebensmittel, eine lange Phase ohne Kriege und einen steigenden Wohlstand zurück. Und natürlich auf die gute Akut- und Unfallmedizin, die zum Beispiel die Risiken, an einem Herzinfarkt oder Schlaganfall zu sterben, deutlich verringert hat.

Die Angst vor Nebenwirkungen von Medikamenten ist es, die viele Patienten veranlasst, sich für die Naturheilkunde zu interessieren.

Der Preis, den wir für diesen Fortschritt zahlen, sind allerdings die chronischen Krankheiten. Sie sind eine Folge der längeren Lebenserwartung, unseres hektischen und ungesunden Lebensstils, aber sicher ebenso der Überdiagnostik und Falschmedikamentierung, die in allen wohlhabenderen Medizinsystemen einen Teil des Fortschritts wieder zunichtemacht. Arthrose, Demenz, Diabetes und Krebs sind in dieser Fülle eine völlig neue Herausforderung für die Medizin.

In den konkreten therapeutischen Strategien spiegelt sich diese dramatische Dimension aber noch nicht wider. Die Schulmedizin behandelt weiter die Symptome statt den chronisch Kranken: Deshalb stehen auf den Frühstückstischen vieler Menschen immer noch die Tablettenspender mit den acht oder zehn bunten Pillen.

Malte Bühring zeigte in seinen Vorlesungen sehr anschaulich, was es bringen kann, wenn ein Mediziner den ganzen Mensch im Blick hat. Gleichzeitig war er das, was man heute einen »integrativen« Mediziner nennen würde: Naturheilkunde war für ihn keine Alternative zur modernen Medizin, sondern eine sinnvolle Ergänzung. Damals, 1989, war sein Lehrstuhl, den ich heute innehabe, die erste wissenschaftliche Institution dieser Art nach dem Krieg. Doch die wissenschaftliche Basis des Fachs Naturheilkunde ließ Anfang der Neunzigerjahre noch sehr zu wünschen übrig. Dass die Naturheilkunde, die bis dahin vor allem eine Erfahrungsheilkunde war, plötzlich Wissenschaft auf Englisch publizieren sollte, hielten manche ihrer Vertreter für ein lästiges Übergangsphänomen. Die meisten wissenschaftlichen Artikel zur Naturheilkunde waren in Deutsch geschrieben, die Schulmediziner publizierten überwiegend schon damals in Englisch. Die einzelnen Schulen der Naturheilkunde waren zudem untereinander zerstritten, da wurden eher Ideologien gepflegt als der freie Meinungsaustausch. Bühring selbst hatte den Ehrgeiz, der Humoralpathologie mit ihrer Säftelehre zur Erklärung körperlicher Vorgänge, die die antiken griechischen und römischen Ärzte etablierten, wieder zu ihrem Recht zu verhelfen – bei den Visiten wurde reichlich darüber diskutiert, was die Patienten essen sollten und welche Lebensmittel »kühlend« oder »erhitzend« wirkten. Mich hatte das nie überzeugt, denn im Gegensatz zur Traditionellen Chinesischen oder ayurvedischen Medizin ist das, was wir an Überlieferung aus der europäischen Antike hatten, relativ grob und ungenau.

Chronische Krankheiten sind der Preis für unser modernes Leben, nicht selten resultieren sie aus Falschmedikamentierung.

Dass ich bis zum Professor durchgehalten habe und heute selbst unterrichte, daran ist einer meiner Schullehrer schuld. Er hatte mir – noch im Gymnasium und im Geschichtsunterricht – beigebracht, keiner Information zu glauben, deren Quelle ich nicht selbst recherchiert hatte. Während andere Lehrer uns zwangen, Bücher auswendig zu lernen, wollte er, dass man Wissen kritisch hinterfragte. Ich verbrachte also schon als Schüler viel Zeit in Bibliotheken, um nach Originalquellen zu suchen. Mein erster Buchbeitrag wurde dann eine historische Beschreibung der Hexenverbrennungen im mittelalterlichen Bad Waldsee. Ich war fasziniert davon, die Urteile der »Richter« über die »Ketzer« im Original zu lesen – und davon, dass Menschen damals von etwas absolut und mörderisch überzeugt waren, das aus heutiger Sicht völlig absurd anmutet. Frauen, die sich in Pflanzenheilkunde auskannten, wurden nicht selten als Hexen gebrandmarkt, unter anderem zum Beispiel die Mutter von Johannes Kepler, dem berühmten Astronomen. Sie war in Württemberg angeklagt worden und starb 1622 an den Folgen einer Kerkerhaft.

Ich habe gelernt, keiner Information zu glauben, deren Quelle ich nicht selbst recherchiert habe.

Die Hexenprozesse waren ein Beispiel dafür, wie stark die Psyche Menschen beherrschen konnte, etwas, was mir später auch immer wieder in der Medizin begegnen sollte. Gleichzeitig lernte ich, dass es unterschiedliche Perspektiven gab, unter denen man einen Tatbestand sehen konnte. Das war wie in der Naturheilkunde, die neben der biochemischen Erklärung für ein Symptom noch andere Ebenen betrachtet, etwa die Konstitution, die Psyche, die Biografie oder den Lebensstil. Solche Vielfalt der Bezüge wird in der Medizin leider völlig vernachlässigt. Geschichte oder Philosophie kommen in der Ausbildung nicht vor, und später führt die starke Spezialisierung dazu, dass die wenigsten Ärzte Fakten oder Forschung außerhalb ihres eigenen Fachgebiets kennen.

Heute muss auch die Naturheilkunde »Evidenz« nachweisen – allerdings ist das nicht in jedem Fall leicht, weil das Geld von potenten Pharmafirmen dazu fehlt. In den USA hingegen gibt es ein Institut im Rahmen der staatlichen Gesundheitsbehörde NIH, das sich eigens um Qualitätssicherung und Forschung im Bereich der Komplementärmedizin bemüht. Dieser Bereich erhält jährlich rund 250 Millionen US-Dollar für Forschung aus öffentlichen Mitteln. Die entsprechende Forschung in Deutschland ist dagegen zum größten Teil auf Stiftungen angewiesen, wie etwa die Karl und Veronica Carstens-Stiftung, deren Vorstandsvorsitzender ich heute bin. Die Frau des ehemaligen Bundespräsidenten, selbst Ärztin, setzte stets mit großer Freundlichkeit, beeindruckender Klarheit und sehr vehement durch, was sie in der Medizin für unterstützenswert und zu wenig beachtet hielt. Sie ist ein großes Vorbild.

Ein Team für die Anleitung zur Selbstheilung

So viel ich auch gelernt hatte und bereits erfolgreich anwenden konnte, blieb trotzdem manchmal eine gewisse Unzufriedenheit: Die Naturheilkunde bot noch wenig wissenschaftlichen Anreiz, und in der Kardiologie wollte ich nicht weiter bleiben, weil das übliche Vorgehen, das ständige Hantieren mit Kathetern und Stents, die damals gerade groß in Mode kamen, mich nicht überzeugte. Ja, dachte ich, wenn ich einmal einen Herzinfarkt habe, dann möchte ich bitte auch einen Stent – und bitte schnell –, aber ich möchte diese Dinger nicht den ganzen Tag und den Rest meines Lebens in gekachelten Räumen unter Röntgenschirmen selber setzen müssen. Doch ich habe Freunde, für die diese wirkungsvolle Technik bis heute nichts von ihrer Faszination verloren hat.

Da passte es gut, dass man mir 1999 im sächsischen Bad Elster in einer neu gegründeten und innovativ ausgerichteten Spezialklinik für chronische Erkrankungen eine Stelle als leitender Oberarzt anbot. Neuer Chefarzt dort war Gustav Dobos, einer der Pioniere der modernen Integrativen Medizin in Deutschland, ein Nephrologe und Intensivmediziner, der einige Zeit in China verbracht hatte und dort einen tiefen Einblick in die Traditionelle Chinesische Medizin gewinnen konnte. Er war sehr offen und interessiert an der Naturheilkunde, und war habilitiert – ihm fehlte jedoch ein sachkundiges Team, um seine Vorstellungen umzusetzen. Dieter Melchart, der später Lehrstuhlinhaber für Naturheilkunde an der Technischen Universität München wurde, war der wissenschaftliche Leiter. Plötzlich kristallisierte sich in Bad Elster, am äußersten Rand der Republik, ein interdisziplinäres Team heraus, das alles, was ich bis dahin gesehen und gelernt hatte, in eine moderne Therapiestruktur goss. In ihrem Mittelpunkt standen der Patient und seine Fähigkeit, selbst aktiv zu seiner Gesundung beizutragen – ein Konzept, wie es in dieser Geschlossenheit in Deutschland zuvor noch keines gegeben hatte.

Schon nach etwas mehr als einem Jahr präsentierte uns Gustav Dobos ein sehr vielversprechendes neues Projekt – eine Klinik für Naturheilkunde und Integrative Medizin an den Kliniken

Essen-Mitte, eine Modelleinrichtung des Landes Nordrhein-Westfalen mit dem Schwerpunkt der Behandlung schwer chronisch Kranker. Die Herausforderung war so interessant, dass ihm fast das gesamte Kernteam aus Bad Elster ins Ruhrgebiet folgte.

Die Zeit in Essen war eine echte Pionierphase – sie war aufregend und unglaublich kreativ. Wir waren ein Dream-Team, was unsere Fähigkeiten und Mentalitäten betraf. Prägend war vor allem eine gemeinsame Ausbildung an der Harvard Medical School bei Herbert Benson, einem US-amerikanischen Kardiologen, der schon seit vielen Jahren systematisch Methoden zur Stressminderung entwickelt und wissenschaftlich untersucht hatte. Wenig später hatten wir Jon Kabat-Zinn zu Gast, einen Molekularbiologen aus den USA und Erfinder eines meditationsbasierten Anti-Stress-Programms, der *Mindfulness-Based Stress Reduction* (MBSR). Heute ist Kabat-Zinn ein Star, sein Meditationsprogramm ist nicht nur weltweit in der Medizin, sondern auch in Psychologie und Wirtschaft etabliert.

Die Suche nach den Wurzeln der Gesundheit

All das waren besondere Menschen, die einen völlig anderen Blick auf die Heilkunde warfen. Wir suchten nach den Wurzeln der Gesundheit und der Widerstandskräfte und nicht nach den Krankheiten. Und trotz anfänglicher Anfeindungen von Gegnern der Naturheilkunde war die Klinik auch rasch erfolgreich. Ich wurde Oberarzt in Essen und begann, an meiner Habilitation zu arbeiten. Das Thema: »Lebensstilveränderungen bei Herz-Kreislauf-Krankheiten«. Als Malte Bühring dann aus gesundheitlichen Gründen frühzeitig in den Ruhestand ging, sah es zunächst so aus, als würde der Lehrstuhl in Berlin nicht mehr neu besetzt werden, und den neu geschaffenen Lehrstuhl in Duisburg-Essen hatte in der Zwischenzeit Gustav Dobos verdient erhalten. Aber dann gelang es dem Humanmediziner Stefan Willich, nicht nur die eine historische, sondern noch zwei neue Professuren für Naturheilkunde zu installieren. Die Charité wurde wieder zur Keimzelle der Naturheilkunde.

2009 erhielt ich den Ruf auf die Stiftungsprofessur für klinische Naturheilkunde der Charité und wurde Chefarzt der Abteilung für Naturheilkunde am Berliner Immanuel Krankenhaus, einer Spezialklinik für chronische und rheumatische Erkrankungen, die einst auch Malte Bühring geleitet hatte. Dort traf ich auf Rainer Stange, den Komissarischen Leiter der Abteilung, und zusammen bildeten wir ein schlagkräftiges Team. Heute haben wir dort 60 stationäre Betten, eine Hochschulambulanz für Naturheilkunde der Charité sowie eine teilstationäre Tagesklinik, in der spezialisierte Therapeuten und Psychologen gemeinsam mit den Ärzten Stressreduktion, Meditation, Bewegung, Ernährung und naturheilkundliche Selbsthilfe vermitteln.

Im Rahmen meiner Professur konnte ich mir zudem einen Traum erfüllen und eine Forschungsabteilung für Ayurvedische Medizin eröffnen. Viele der heute bedeutenden Naturheilmethoden haben ihren Ursprung in Indien: Ayurveda, Yoga, Meditation. Ich meditiere schon seit vielen Jahren, und in Essen hatte ich mit Yoga begonnen. Doch nach Indien kam ich erst 2006. Ich muss sagen: Es war Liebe auf den ersten Blick. Ich fühlte mich sofort zu Hause, trotz der vielen Unwägbarkeiten und Andersartigkeiten, die Indien nun mal so mit sich bringt. Heute arbeiten in meiner Abteilung Indologen und Ärzte mit Ayurveda-Ausbildung, Ayurveda-Therapeuten und Yoga-Lehrer Hand in Hand. Stolz bin ich auch darauf, dass wir als erste medizinisch-wissenschaftliche Institution in Deutschland im Rahmen einer Forschungskooperation eine finanzielle Förderung von der indischen Regierung bekommen haben, um die bislang größte Studie zur Wirksamkeit von Ayurveda außerhalb Indiens durchzuführen. Dabei half wohl auch unser Berliner Standort: Die damals zuständige Ministerin jedenfalls fing bei unserem Gespräch in Delhi plötzlich an, von der Charité zu schwärmen: »Die gehört doch zur Humboldt-Universität? Die haben die beste Indologie der Welt!« Und wir hatten die Forschungsfinanzierung für die große Ayurveda-Studie.

Wir suchen nach den Wurzeln der Gesundheit und den Widerstandskräften der Patienten, nicht nach den Krankheiten.

Die Grundprinzipien der Naturheilkunde

Selbstheilungskräfte stärken durch Reiz und Reaktion

Das Grundprinzip der Naturheilkunde – wie das aller traditioneller Heilverfahren – ist das Zusammenspiel von Reiz und Reaktion. Die Hydrotherapie zum Beispiel setzt durch den Einsatz von kaltem oder warmem Wasser gezielt einen Reiz, und dieser führt dann zu Veränderungen im Körper: Der Reiz aktiviert die Selbstregulation.

Konkretisieren wir ein weiteres Beispiel: Sie haben eine fiebrige Erkältung. Ihr Arzt befürchtet, dass sich auf den durch Viren ausgelösten Infekt eine bakterielle Lungenentzündung aufsetzt, und gibt Ihnen ein Antibiotikum sowie fiebersenkende Medikamente. Seine Absicht ist, die Erreger abzutöten und den vom Fieber geplagten Organismus zu entlasten. Vielleicht erhalten Sie noch ein schleimlösendes Präparat und Zink oder Vitamin C, um die Abwehr zu stärken.

Wie geht die Naturheilkunde vor? Sie erhalten einen feuchtkalten Brustwickel, der eng um Ihren Leib geschnürt und dann von wärmenden Decken umhüllt wird. Er kühlt zwar Ihre heiße Körperoberfläche im ersten Moment und Sie fangen vielleicht zu zittern an, doch gleich danach wird Ihnen wohlig warm, weil die Regulationssysteme Ihres Organismus intensiv beginnen, sich gegen den Kälteimpuls zur Wehr zu setzen – und zwar nicht nur lokal, an der Haut, sondern auch an weit entfernten Orten Ihres Körpers. Wenn das Fieber höher steigt, wird mit Wadenwickel gegengesteuert. Um das Schwitzen anzuregen, wird zusätzlich Lindenblüten- und Holundertee verabreicht.

Den Organismus anregen

Viele Reize wirken »unspezifisch« – sie werden von sehr unterschiedlichen Reaktionen beantwortet, vor allem von Nervenreflexen und Hormonausschüttungen. Dass die Reaktionen individuell sehr unterschiedlich sein können – abhängig von der Konstitution, der Stärke des Reizes und der Häufigkeit, in der er gesetzt wird –, lässt manche Schulmediziner glauben, eine naturheilkundliche Behandlung »wirke« nicht. Doch sie verkennen das Prinzip: Während die konventionelle Medizin Krankhaftes von außen eliminiert und dabei häufig schnelle (aber kurzfristige) Erfolge erzielt, arbeitet die Naturheilkunde mit dem Herauskitzeln der Selbstheilungskraft: Sie will den Organismus dazu anregen, seine Gesundheit aus eigener Kraft wiederzuerlangen.

Das erfordert Umwege: Durch die Verarbeitung gezielter und wohldosierter Reize wird der Körper quasi wachgerüttelt, seine Aufgaben zu erfüllen. Dafür braucht der Patient Geduld – zum Beispiel muss er das Fieber aushalten (solange es sich in Grenzen hält) und seinem Immunsystem damit die Chance geben, die Erreger selbst zu bekämpfen. Vielleicht trinken Sie sogar einen Lindenblütentee, der schweißtreibend ist. Und statt eines Antibiotikums, das ohnehin nicht gegen Viren hilft, und Vitamintabletten essen Sie eine langsam gekochte Gemüsebrühe und trinken einen Ingwer-Gelbwurz-Smoothie. Beides enthält die besten Mikronährstoffe in ihrer natürlichen Form, deshalb sind sie weit effektiver als Pillen.

> Die Naturheilkunde will den Organismus dazu anregen, seine Gesundheit aus eigener Kraft wiederzuerlangen.

Wie dieses einfache Beispiel vielleicht schon klarmacht, kommt es sehr darauf an, dass die richtigen Reize in der richtigen Stärke gesetzt werden. Bei einem gesunden Kind ist Fieber ein wichtiges Training für das Immunsystem, bei einem älteren, herzkranken Menschen kann es gefährlich werden. Wie viel Dosis wie viel Wirkung erzielt, ist unter dem Begriff Hormesis (griech. = Anregung, Anstoß) ein Thema aktueller internationaler Forschung geworden. Schon im 16. Jahrhundert hatte Paracelsus, einer der ersten Pharmakologen der Neuzeit, erkannt, dass eine geringe Dosis einer Substanz, die sonst giftig wirkt, positive Wirkung ausüben kann – weil der Körper den negativen Reiz (Noxe) kennenlernt und Abwehrmechanismen entwickelt. Das Prinzip ist bekannt bei der Radioaktivität, wo Niedrigstrahlung bis zu einem bestimmten Grad sogar positive Effekte auf den Organismus entwickeln kann.

Allerdings gibt es noch viel zu wenige Daten über die genauen Dosis-Wirkungs-Beziehungen unspezifischer Reize, sodass auch hier deutlich wird, wie bedeutsam die praktische Erfahrung in der Naturheilkunde ist. So bleiben die wichtigsten Fragen bei einer naturheilkundlichen Therapie immer noch: Haben Sie die Brühe oder den Saftcocktail gut vertragen und verdaut? Oder: Werden die Füße denn schnell warm, wenn Sie im Wickel liegen? Ist beides nicht der Fall, stimmt die Dosis oder Therapie nicht – Studie hin oder her.

Die Konstitution des Patienten erkennen

Welche Reize in der Naturheilkunde gesetzt werden, hängt – typisch für unsere Sichtweise – also weniger von der Erkrankung ab, sondern vorwiegend von der Person, die davon betroffen ist, von ihrer Konstitution. Viele unserer Patienten haben schon in irgendeiner Zeitschrift getestet, ob sie Vata, Kapha oder Pitta sind, doch solche Grundtypen gibt es nicht nur im Ayurveda, sondern in allen traditionellen Medizinschulen, selbst in der klassischen europäischen Naturheilkunde. Dahinter verbirgt sich die Erkenntnis, dass Körperbau, Psyche und Körperregulation in einer Beziehung zueinander stehen, die bestimmte Symptome und Krankheiten hervorbringen kann. Diese erahnt man vom Typ her, noch bevor die Patienten ihre Probleme schildern konnten, geschweige man denn irgendeinen Laborbefund in der Hand hat. Solche Typisierungen können dann hilfreich sein, wenn man sie als Anhaltspunkt nimmt, sich aber bewusst ist, dass im wirklichen Leben vor allem Mischformen bestehen. So hat nicht jeder Übergewichtige mit einem runden Bauch (»Pykniker«) Diabetes Typ 2, und nicht jeder überschlanke Mensch mit blasser Haut leidet unter Depressionen.

Also würde ich auch nie jemandem, dem Hitze generell unangenehm ist, eine kraftvolle Überwärmungsbehandlung (zum Beispiel mit einer Infrarot-Hyperthermie) verordnen, selbst wenn die betreffende Person unter Weichteilrheuma (Fibromyalgie) leidet, wo das häufig – aber eben nicht immer – hilft. Und umgekehrt nützt der Aufenthalt in einer Kältekammer – zwei bis drei Minuten bei minus 110 Grad Celsius! – solchen Rheuma-Patienten wenig, die trotz ihrer Entzündungsneigung dauernd frieren.

Die richtige Dosierung – am Beispiel der Sonne

Temperaturreize lassen sich natürlich ebenso draußen in der Natur nutzen, am besten kombiniert mit Bewegung. In der Evolution waren zwei Dinge für das Überleben extrem wichtig: das Licht der Sonne und die Temperatur. Wie abhängig wir immer noch von solchen Reizen sind, merken wir sofort, wenn die Tage dunkler und die Nächte kälter werden. Viele Menschen werden dann schneller müde. Es gibt sogar jahreszeitliche Depressionen, die in den kühlen dunklen Wintermonaten auftreten und sich durch die Bestrahlung mit einem speziell hellen Licht sofort bessern. Die Sonne ist für uns Sinnbild für das Positive, Heitere und Schöne im Leben. Kleine Kinder malen sie mit ihren wärmenden Strahlen. Im Frühjahr strecken wir sehnsüchtig unsere Gesichter zum Himmel.

Die Sonne ist für uns Sinnbild für das Positive, Heitere und Schöne im Leben. Doch zu viel von ihr schadet uns.

Die Sonne ist zugleich hervorragendes Beispiel für die Hormesis, für die Frage, welche Dosis gut ist und wann ihre Wirkung sich ins Gegenteil verkehrt. Hautärzte erkannten vor einigen Jahrzehnten, das Risiko für bestimmte Formen von Hautkrebs, vor allem für den weißen Hautkrebs (Basaliom), durch das Ultraviolettlicht der Sonne steigt – ebenfalls das Risiko für ein Melanom, den gefürchteten schwarzen Hautkrebs. Wobei hier inzwischen eindeutig belegt ist, dass es nicht das Sonnenbaden an sich ist, sondern die Anzahl der erlittenen Sonnenbrände, die diesen gefährlichen Krebs auslösen. Rätselhaft ist aber noch, warum das Melanom häufig an

Körperstellen auftritt, die kaum oder fast gar nicht der Sonne ausgesetzt sind, wie etwa den Fußsohlen. Neue Theorien gehen davon aus, dass möglicherweise die Haut immer und überall mit der Abwehr von Melanom-Krebszellen zu tun hat, dann aber durch einen Sonnenbrand derart beschäftigt wird, dass an einer anderen Stelle ein solcher Krebs nicht mehr genügend abgewehrt werden kann.

Die Epoche der Sonnenstudios geht jedenfalls ihrem Ende entgegen, denn dass Sonnenlicht die Hautalterung fördert und damit Falten und das Krebsrisiko, ist unbestritten. Doch wissenschaftliche Studien belegen auch, dass Sonnenlicht glücklicher macht und das Wohlbefinden steigert. Dazu reicht schon das Bräunen auf UVA-Sonnenliegen. Besser noch sind UVB-Sonnenliegen, die es aber in üblichen Sonnenstudios nicht gibt. Früher wurden Sonnenbäder bei Tuberkulosekranken (nachzulesen in Thomas Manns *Der Zauberberg*) medizinisch eingesetzt oder bei Menschen, die unter Tage arbeiten mussten. Seit 1980 weiß man, dass Sonnenlicht selbst bei sehr ernsthaften Erkrankungen positiv wirkt: Cedric Garland, Epidemiologe an der University of California, zeigte in einer Studie auf, dass viele Krebsarten weitaus seltener in Regionen waren, in denen häufiger die Sonne schien. Später haben internationale Bevölkerungsstudien diesen auffälligen Zusammenhang bestätigt.

Viele Autoimmunerkrankungen wie Multiple Sklerose oder rheumatoide Arthritis, aber auch Herzinfarkte, einige Krebsarten sowie Diabetes treten viel häufiger in Landstrichen auf, die nördlicher und weiter weg vom Äquator sind. Berechnet man weitere Faktoren ein, eine andere Ernährung oder andere Sozialsysteme, besteht kaum ein Zweifel, dass die Migration der Urmenschen vor etwa 40 000 Jahren in den Norden mit einem Mehr an chronischen Erkrankungen bezahlt wird.

Unsere Nahrung deckt nur rund 5 Prozent des Vitamin-D-Bedarfs ab. Sobald wir »an die Luft« gehen, tanken wir Sonnenenergie.

Das Sonnenlicht ist auch deshalb so wichtig, weil es dazu beiträgt, dass in unserer Haut ein Vitamin gebildet wird, das viele zentrale Funktionen hat: Das Vitamin D reguliert unseren Knochenstoffwechsel, verhindert Osteoporose, kann aber auch in gewissem Maße vor Herz-Kreislauf-Erkrankungen, Krebs, Depression und

Hormesis-Prinzip

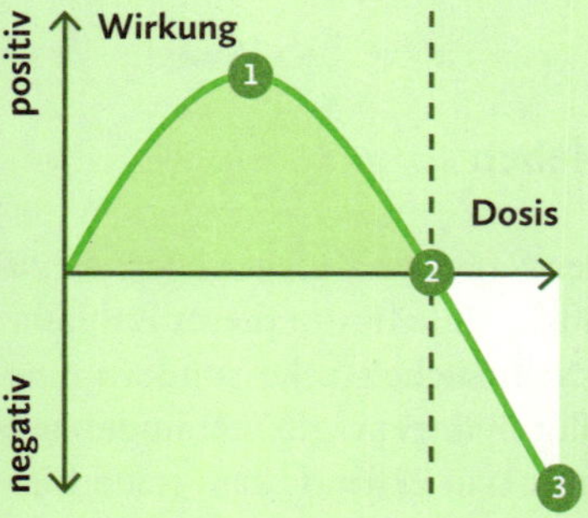

Hormesis ist das Zusammenspiel von Reiz/Dosis und Reaktion/Wirkung – die Dosis ist also entscheidend für Nutzen oder Nachteil; am Beispiel Sonne: Bis zu einer gewissen Dosis ist das »Sonne-Tanken« der Gesundheit zuträglich und förderlich. Wird der Scheitelpunkt der verträglichen Dosis überschritten (1), kommt es zum Umkehreffekt (2): Die Sonneneinstrahlung beginnt die Haut und das Erbgut zu schädigen (3).

Autoimmunerkrankungen schützen. Studien des Robert Koch-Instituts zufolge haben etwa 60 Prozent der Deutschen einen zu niedrigen Vitamin-D-Spiegel – dieser Mangel ist so eklatant, dass man vernünftigerweise aktuell daran zu zweifeln beginnt, ob die Normwerte nicht zu hoch angesetzt sind. Problematisch ist ein Vitamin-D-Mangel vor allem im höheren Lebensalter, da die Synthesefähigkeit im Körper dann abnimmt. Dies ist insbesondere deshalb kritisch, da in dieser Lebensphase Krebs und viele andere chronische Erkrankungen häufiger auftreten und außerdem ein wichtiger Faktor für die Mobilität im Alter, die Muskelkraft, abnimmt. Es hat also seinen Sinn, wenn die Naturheilkunde darauf pocht, dass es wichtig ist, »an die Luft« zu gehen. Dort tanken wir selbst bei bedecktem Himmel Sonnenenergie. Die Nahrung deckt im Übrigen nur rund fünf Prozent des Vitamin-D-Bedarfs ab. Die Vorstellung, sich mit einer besonderen Speisekarte die Aktivität an der frischen Luft ersparen zu können, ist also schlicht falsch.

Die Sonne ist somit ein klassisches Beispiel für die Frage nach der richtigen Dosierung von Reizen, denn wir stehen hier vor einem Dilemma. Einerseits kann zu viel Sonne zu weißem Hautkrebs und Hautalterung führen, andererseits brauchen wir ihr Licht für unser Wohlbefinden und die Prävention chronischer Erkrankungen und von Krebs. Wir werden also nach einem Kompromiss suchen müssen.

Im Einklang mit der Natur leben

Naturheilkunde bedeutet, mit der Natur und nicht gegen sie zu leben. Auch hier zeigen neue Studien, dass hinter dieser Empfehlung nicht einfach romantische Sehnsucht steckt, sondern eine körperliche Gegebenheit. Die evolutionär geprägte Verbundenheit unseres Körpers mit der Natur hat dazu geführt, dass seine Biorhythmen sich den Jahreszeiten anpassen. In einer viel beachteten Studie konnten Forscher aus Cambridge und München 2014 nachweisen, dass die Genaktivität von den Jahreszeiten abhängt – zumindest stellte man das an über 4000 RNA-Genen in Blutzellen und im Fettgewebe fest. (RNA-Gene sind nicht direkt an der Herstellung von Proteinen beteiligt, sondern übernehmen Steuerfunktionen.) Etwa ein Viertel unserer Gene reagiert auf das Klima und geografische Merkmale, schon bei Säuglingen konnte das festgestellt werden. Die Natur hat unseren Körper mit der Fähigkeit ausgestattet, sich flexibel an seine Umwelt anzupassen – ein wichtiger Teil der Erfolgsgeschichte des Menschen.

Wieder existiert hier ein sensibles Gleichgewicht zwischen Schutzreaktionen und Belastungsfaktoren: So neigt unser Organismus im Winter häufiger zu Entzündungen – wahrscheinlich, um gegen die erhöhte Zahl an Keimen und Bakterien zu dieser Jahreszeit anzukämpfen. Dadurch steigt ebenso die Gefahr für Herzinfarkt, Rheuma und Diabetes. Ein bestimmtes Steuerungsgen, ARNTL, ist jedoch dafür da, Entzündungen im Körper zu bremsen und hält sich hierbei im Winter zurück. Es reguliert aber auch die Körpertemperatur und das Schlafverhalten. So erklärt sich, dass wir, werden die Tage kürzer, gerne länger schlafen und träger sind als im Sommer, auch wenn wir nicht wie viele Tiere in den

Winterschlaf gehen können. Insgesamt ist es immer eine Balance, die unser Immunsystem zwischen den Einflüssen der Jahreszeiten zu halten hat.

Wenn wir nun an die Hydrotherapie zurückdenken – bis wohin ist die Kälte ein positiver Reiz und ab wann ist sie ungesund? Können wir die Kälteempfindlichkeit und das Frieren abtrainieren? »Jein«, lautet die Antwort. Im Verhältnis zu den Möglichkeiten, einen Muskel zu trainieren oder unser Herz-Kreislauf-System belastbarer zu machen, sind unsere Anpassungsmöglichkeiten an Wärme und Kälte eher bescheiden. Besonders spüren wir das im Sommer, denn mit hohen Temperaturen kommen wir auf Dauer schlecht zurecht. Trägt man bereits wenig Kleidung und schwitzt schon ordentlich, bleiben nicht mehr viele natürliche Regulationsalternativen, da hilft nur noch die Klimaanlage. Im Winter können wir selbstverständlich durch unsere zweite Haut, die Kleidung, die Körperwärme besser isolieren und speichern. Studien zeigen allerdings, dass, je größer die Menschen werden (durch zu viel und vor allem zu proteinreiche Nahrung), sie über die erweiterte Oberfläche auch mehr Wärme verlieren und sich deshalb wärmer anziehen müssen.

Grundsätzlich haben wir mehrere Vorgehensweisen, um die Temperatur in unserem Körper zu regulieren. Das Schwitzen ist davon der kraftvollste Mechanismus: Dabei entwickeln wir eine Kühl-Power wie ein Eisschrank. Da der Schweiß rasch verdunstet, können wir bei einer »Leistung« von bis zu 2500 Watt an die 3,5 Liter Flüssigkeit pro Stunde verlieren. Befinden wir uns mehrere Wochen lang in einer heißen Umgebung, verdoppelt sich sogar noch unsere Schwitzfähigkeit. Schwitzen hat zudem den Vorteil, dass Salz verloren geht. Wer sich salzreich ernährt, was fast alle Europäer tun, hat auf diese Weise einen schönen Ausgleich und kann dann auch mal eine salzige Butterbrezel mit Genuss essen. Menschen, die kaum schwitzen, sollten sich beim Salzstreuer zurückhalten.

Auf große Kälte reagieren wir hingegen mit Zittern. Zuerst ziehen sich die Muskeln der winzigen Hautgefäße zusammen: Das reduziert den Blutzufluss an die Oberfläche, der Wärmeverlust wird minimiert. Wir spüren das besonders an kalten Händen oder Füßen. Die inneren Organe werden hingegen stärker durchblutet, wobei die Kerntemperatur des Körpers konstant gehalten wird. Bleibt all dies erfolglos, spannen sich die Muskeln unter der Haut an. Diese Bewegung erzeugt Wärme. Ab einem bestimmten Grad der Anspannung beginnen zusätzlich die Muskeln zu zittern. Der Körper versucht durch stärkere Kontraktion, eine Art Zusatzheizung einzuschalten. Schließlich reagiert der Organismus auf Temperaturreize noch mit einer Veränderung der Isolationsschicht: In einer japanischen Studie wurden Frauen gebeten, während des Winters entweder kurze oder lange Röcke zu tragen. Mittels Kernspintomografie konnte gezeigt werden, dass am Ende des Winters die Frauen, die durch ihre kurze Kleidung mehr gefroren hatten, auch mehr Fett an den Beinen angesetzt hatten.

Die Kraft der Kälte- und Wärmereize

In gewissem Maße können wir also die eigene Wärmeproduktion beeinflussen und uns eine geringere Anfälligkeit für Kälte antrainieren. Deshalb hatte bereits Sebastian Kneipp dazu geraten, sich nicht immer in gut und gleichmäßig beheizten Räumen aufzuhalten, sondern uns eher kühleren Temperaturen von 18 bis 19 Grad Celsius auszusetzen. Auch Kältereize wie kalte Güsse, Wasser- oder Schneetreten sowie kalte Bäder nach einer Sauna können Signale an den Körper geben, seine Eigenproduktion an Wärme zu steigern. Wir alle kennen aus unserer Kindheit das Phänomen glühender Hände nach einer Schneeballschlacht, wenn man wieder im Warmen war. Der Körper öffnet seine Gefäße. Dieses Wechselspiel aus sogenannter Vasokonstriktion (in der Kälte) und Vasodilatation (im Warmen) ist eines der Grundprinzipien der Kneipp-Therapien und lässt sich trainieren.

Allerdings gilt es dabei, achtsam für die Reaktionen des Körpers zu bleiben. In meinem Wohnort Berlin gibt es, ähnlich wie einst Kneipp es war, besonders abgehärtete Eisbader, die selbst im Winter kurze Bäder nehmen – in zugefrorenen Seen bei vier Grad

Wassertemperatur. Dabei ist es jedoch wichtig, den Körper keinem Schock auszusetzen, sondern seine Anpassungsfähigkeit langsam und systematisch zu trainieren – also erst nur ganz kurz ins Wasser zu gehen und dann langsam die Zeiten zu verlängern.

Zu Beginn jeder Kältetherapie muss zunächst ein stabiles Wärmegefühl vorhanden sein – zum Beispiel sollen die Füße warm sein, bevor die Beine kalte Güsse erhalten. Darauf achten wir am Immanuel Krankenhaus Berlin ebenso bei der Kältekammer, in der Temperaturen von minus 110 Grad vorherrschen. Die Patienten werden auch hier durch zwei »wärmere« Kammern geschickt, um den Körper an das Temperaturmaximum (bzw. -minimum) zu gewöhnen. Dabei tragen sie – ansonsten unbekleidet – Mützen, Handschuhe und warme Socken. Zum Schluss stehen sie für maximal drei Minuten in dieser unfassbaren Kälte. Die Effekte sind beeindruckend. Schmerzen verschwinden, Entzündungen werden für Stunden oder sogar Tage gedämpft.

Neben der schmerzlindernden Wirkung von Kälte wurde in den letzten Jahren ein weiteres Phänomen der Körperregulation entschlüsselt: das »braune Fett«. Das ist spezielles Fettgewebe, das neben dem Menschen alle neugeborenen Säugetiere (Schweine ausgenommen) besitzen. Seine Zellen enthalten viele Mitochondrien, Kraftwerke zur Energiegewinnung, die diese Zellen bräunlich färben und durch Oxidation Wärme erzeugen. Das braune Fett schützt Neugeborene vor dem Auskühlen und ist wichtig für Tiere, die einen Winterschlaf halten und sich danach schnell wieder aufwärmen müssen.

Kühl schlafen verbessert den Zucker- und Fettstoffwechsel. Daher: Fenster auf im Schlafzimmer!

Glaubte man früher, dass Erwachsene kaum braunes Fett besitzen, zeigten Studien des Maastrichter Biologen Wouter van Marken Lichtenbelt, dass auch sie vermehrt braunes Fett einlagern, wenn sie über längere Zeit kühlen Temperaturen ausgesetzt sind. Das erfolgt schon bei 16 Grad Celsius. Braunes Fett reduziert das Diabetes-Risiko, und die Zuckerregulation funktioniert besser. Es ist also gesund, sich stundenweise in solchen – leicht ungemütlich – kühlen Räumen aufzuhalten, zumal man sich nach mehreren Tagen an die niedrigeren

Temperaturen gewöhnt. Wer schnell friert, sollte dennoch gezielt Kälte suchen, um mit kurzen Provokationen das eigene System zu trainieren.

Die Empfehlung von Pfarrer Kneipp, bei offenem Fenster zu schlafen, wurde am National Institute of Diabetes and Digestive and Kidney Diseases in den USA bestätigt: Eine Gruppe schlief nachts in einem kühlen Raum mit maximal 19 Grad Celsius, die andere bei höheren Temperaturen von 24 Grad Celsius. Nach einem Monat hatte die Gruppe mit kühlem Schlafzimmer mehr braunes Fettgewebe und eine Verbesserung des Zucker- und Fettstoffwechsels. Also: Fenster auf im Schlafzimmer!

Von Verdauungsfeuer und Lebenswärme

Weitergehender als in der europäischen Naturheilkunde ist das Verständnis von Energien im Ayurveda, der traditionellen indischen Medizin, wie auch in der überlieferten chinesischen Medizin. In beiden Systemen spielt die »Lebenswärme« eine überragende Rolle. In der ayurvedischen Medizin dreht sich alles um das Agni, das Verdauungsfeuer, in der chinesischen Heilkunde ist die Nierenwärme zentral. Nach beiden Lehren sollten wir bei kühlen Temperaturen die innere Wärme pflegen, das Verdauungsfeuer schüren. Dies geschieht am einfachsten durch passende Ernährung, das Trinken von heißem Wasser oder Tee, insbesondere unter Verwendung von wärmenden Gewürzen. Natürlich ist es kein Zufall, dass diese Gewürze in unserem Weihnachtsgebäck, also in der kalten Jahreszeit, Verwendung finden: Nelke, Zimt, Ingwer oder Kardamom. So ist es gut, an kalten Tagen Ingwertee zu trinken oder stark gewürzte Suppen (mit Senfkörnern oder Chili) zu sich zu nehmen. Auch die legendäre Hühnersuppe wirkt vor allem dank der darin enthaltenen Gewürze wie Ingwer, Zwiebeln oder Knoblauch und weniger wegen des Huhns.

Durch die passende Ernährung wird in der chinesischen Medizin wie beim Ayurveda das Verdauungsfeuer geschürt, die Lebenswärme erzeugt.

Entsprechend teilen diese zwei traditionellen Medizinsysteme die Nahrung in »kühl« und »warm« ein, eine einfache, aber häufig richtige Entscheidungshilfe. Kühlend sind zum Beispiel Gurke und Melone, wärmend die meisten pikanten oder scharfen Gewürze, Wein oder Honig. Früher war es so, dass die saisonal zur Verfügung stehenden Nahrungsmittel ohnehin den Jahreszeiten entsprachen – heute kann man auch an einem eiskalten Januartag Erdbeeren oder eine Wassermelone verzehren. Doch instinktiv nehmen viele Menschen davon Abstand. Eine Wassermelone als Weihnachtsdessert? Doch eher nicht …

Nicht immer »springt« die körpereigene Wärme als Reflex auf einen Kältereiz an, dann helfen Bäder und Saunagänge.

Alkohol ist auf keinen Fall ein Rezept gegen Kälte. Zwar wärmt ein hochprozentiges Getränk kurzfristig und vermittelt im Bauch ein Wärmegefühl. Da er aber auch die Wärmeabstrahlung fördert, kühlt der Organismus rascher aus. Eine Schneeballschlacht oder das Eisbaden wird deshalb am besten durch einen alkoholfreien Kräuter-Gewürz-Tee beendet.

Nicht immer »springt« die körpereigene Wärme als Reflex auf einen Kältereiz an – daran können Bewegungsmangel, Übermüdung, Stress oder auch einseitige Ernährung schuld sein. In diesem Fall hat die Naturheilkunde stärkere Methoden parat: zum Beispiel Überwärmungsbäder (Schlenzbäder, nach der österreichischen Naturheilerin Maria Schlenz). Diese Bäder lassen sich auch zu Hause in der Badewanne machen: Man beginnt bei 37 Grad Wassertemperatur (entsprechend der Körpertemperatur) und lässt das Wasser immer heißer einlaufen, bis zur Grenze des eigenen Wohlbefindens. Das Bad dauert zwanzig bis dreißig Minuten.

Eine andere Art der Hyperthermie (Überwärmung des Körpers) ist die Sauna. Da Wasser aber besser Wärme leitet als heiße Luft, wirkt ein Überwärmungsbad intensiver. Im Gegensatz zur Sauna erfolgt hier auch keine Abkühlung, sondern man lässt die Wärme voll zur Geltung kommen. Im Übrigen kann man bei einem Bad zugleich die wärmeanregende Wirkung von Gewürzen nutzen. So spüren wir bei Zugabe von Ingwerpulver noch mehr die angenehme Wärmewirkung.

Am besten kann die Körpertemperatur durch wassergefilterte Infrarotbestrahlung des gesamten Körpers erhöht werden. Solche Hyperthermie-Therapien werden mit Erfolg bei Schmerzen wie zum Beispiel beim Fibromyalgie-Syndrom eingesetzt. Außerdem kann schon eine einmalige Behandlung die Stimmung depressiver Menschen deutlich steigern – der Effekt hält über zwei Wochen an, wie eine neuere Untersuchung dazu eindrucksvoll belegt. Was zu diesem erstaunlichen Effekt führt, ist nicht ganz klar. Menschen mit Depression frieren oft und schwitzen weniger. Überwärmung führt zu einer Aktivierung der Mitochondrien, und genau diese sind bei Depressionen im Gehirn funktionell gestört. Interessanterweise werden die Mitochondrien auch maßgeblich für Alterungsprozesse verantwortlich gemacht, und so könnte das geringere Auftreten von altersbedingten Erkrankungen im warmen Süden damit zusammenhängen.

Wärmetherapien wie Bäder und Saunagänge zeigen Erfolge bei Schmerzen und bei Depressionen.

Patientengeschichte Fibromyalgie
Betroffen sind häufig die, die durchhalten wollen

Die quirlige alte Dame hat ihren grauen Bob mit Naturfarbe rosa getönt. Sie lässt sich nicht so leicht unterkriegen, obwohl sie in ihrem Leben einiges zu tragen hatte. In der DDR kam sie aus politischen Gründen ins Gefängnis, später, im Westen, verlor sie ihr Haus und ihr Eiscafé, und bis heute streitet sie vor Gericht um eine Ausgleichszahlung. Doch irgendwann waren ihre Nerven überfordert: Sie entwickelte eine Krankheit, unter der mittlerweile fast ein Prozent aller Deutschen leidet: eine Fibromyalgie.

Woher die rätselhaften Schmerzen am ganzen Körper kommen, ist noch nicht geklärt. Früher nannte man die Krankheit »Weichteilrheumatismus«, doch weil sich bei Bluttests keine körperlichen Marker finden, gibt es immer noch viele Ärzte, die psychische Probleme für die eigentliche Ursache halten. Die Patienten fühlen sich unverstanden und entwickeln oft Depressionen.

Die Patientin mit dem Bob, die lange gekellnert hatte, war irgendwann nicht mehr in der Lage gewesen, mehr als fünfzig Meter zu laufen, geschweige denn eine Treppe zu erklimmen. Auch ihre Arme versagten den Dienst, sie konnte kaum mehr etwas halten, schon gar keine schweren Tabletts. So verlor sie ihr Café und rutschte in die Altersarmut.

Heute weiß man, dass Fibromyalgie keine Einbildung ist, sondern vermutlich durch ein komplexes Wechselspiel aus gestörter Schmerzverarbeitung in den Nervenzellen, Überlastung durch Stress und Traumata und sowie feinen Störungen in der Hormonregulation resultiert. Eine schulmedizinisch medikamentöse Therapie gibt es nicht, außer der Einnahme von gewissen antidepressiv wirkenden Medikamenten, die die Schmerzempfindlichkeit senken, aber eben auch mit Nebenwirkungen behaftet sind.

In der Naturheilkunde gibt es einige Erfolge, zum Beispiel mit systemischer Kälte- und Wärmetherapie, je nachdem, was von den Patienten als angenehmer empfunden wird. Auf diese Weise wird die Weiterleitung von Schmerzsignalen blockiert. Hilfreich sind ebenso meditative Bewegungsformen wie Yoga oder Tai-Chi. Eine Fibromyalgie kann man außerdem mit einer Kombination verschiedener Elemente behandeln. Das Fasten bildet, wie so häufig, einen guten Anfang, es greift in den Botenstoffhaushalt des Körpers ein, der bei der Schmerzvermittlung eine wichtige Rolle spielt.

Die Patientin lernte Tai-Chi und Qigong. Das Meditative an diesen Übungsformen beruhigt die Nerven, die Bewegung stärkt die Muskeln. Nach zwei Aufenthalten in unserer Klinik war sie weitgehend schmerzfrei. Ein Raubüberfall im Urlaub, der sie auch finanziell schwer belastete, war ein schwerer Schock – die Fibromyalgie flammte erneut auf. Doch inzwischen weiß die Patientin, dass sie sich diesem Schicksal nicht ergeben muss. Sie fastete wieder und machte ihre Übungen regelmäßig und konnte erneut eine starke Schmerzreduktion erzielen.

Das Ursache-Wirkung-Prinzip der Hormesis-Forschung

»Alle Dinge sind Gift, und nichts ist ohne Gift; allein die Dosis macht's, dass ein Ding kein Gift sei.« Diese Erkenntnis hat Paracelsus populär gemacht. Die moderne Biologie entdeckt dieses Ursache-Wirkung-Prinzip gerade wieder – als Hormesis-Forschung.

Das Prinzip der Hormesis ist der Kern des Reiz-Reaktions-Prinzips in der Naturheilkunde.

Was steckt dahinter? Die Wirkungsbreite einer medizinischen Substanz ist oft schmal – eine Überdosierung führt schnell zum Gegenteil des erwünschten Effekts und kann den Stoff in ein Gift verwandeln. Umgekehrt aber, und das ist das Kernstück der Hormesis-Forschung, wirken sich geringe Dosen an Gift oft heilsam auf den Organismus aus. Das ist vielleicht überhaupt das Prinzip, wie Heilpflanzen agieren: Die »gesündesten« Bestandteile von Pflanzen haben meistens die Funktion, vor Fressfeinden, Parasiten oder der UV-Strahlung des Sonnenlichts zu schützen – das heißt, sie sind eigentlich giftig. Die Dosis aber beeinflusst die Art und Weise, wie unser Organismus darauf reagiert: Kleine Mengen eines an sich negativen Reizes wecken nämlich die Lebensgeister. »Nicht der Brokkoli ist gesund«, schreibt der Wissenschaftsjournalist und Biologe Richard Friebe in einem Buch über die Hormesis, »sondern die Art und Weise, wie unser Körper darauf reagiert.«

Das Gute und das Böse in einer Gestalt zu sehen, so Friebe, ist unserer abendländisch-christlichen Tradition fremd. Die asiatischen Kulturen, wo sich zum Beispiel Yin und Yang ineinanderschlingen, haben es da leichter. Allicin in Knoblauch, Curcumin in Gelbwurz, Polyphenole und Flavone in Heidelbeeren sind berühmt für ihre gesundheitsfördernden Eigenschaften – sie sind immunstärkend, entzündungshemmend, antibakteriell und wirken gegen Krebs. Und doch sind sie in höheren Dosen giftig für den Organismus. Das erleben zum Beispiel Menschen, die mit den Mengen des verwendeten Knoblauchs beim Griechen um die Ecke ihre Schwierigkeiten haben, auch wenn sie den Geschmack lieben.

Hormesis-Prinzip am Beispiel Stress

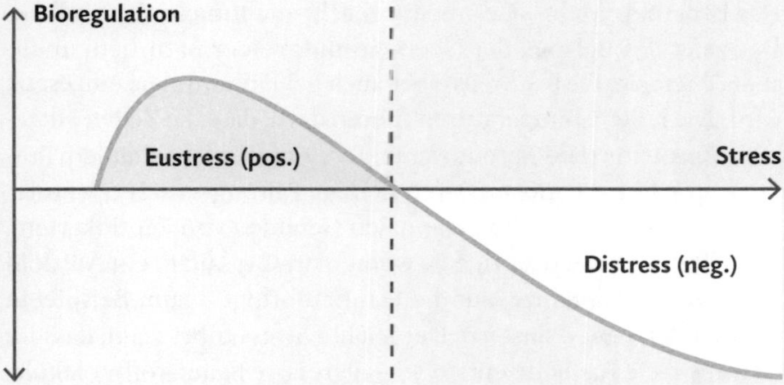

Der Körper steuert und reguliert in jeder Sekunde sein System. Der Organismus ist ein Meister der Anpassung (Bioregulation): Niedrige Dosen von Stress können wir daher als anregend und sogar stärkend empfinden = positiver Stress (Eustress). Lässt der Stress jedoch nicht nach und es kommt zu keiner Entspannungsphase, überfordern wir den Organismus und die Bioregulation gerät aus dem Gleichgewicht. Stress wirkt dann schwächend und krankmachend = negativer Stress (Distress).

Das Prinzip der Hormesis ist der Kern des Reiz-Reaktions-Prinzips in der Naturheilkunde: So wirkt körperliche Bewegung gerade dann positiv, wenn sie zu einer leichten Anstrengung wird und dabei toxische freie Radikale freisetzt. Ähnlich ist das bei radioaktiver Strahlung: Sie schädigt Zellen, doch geringe Dosen (Niedrigstrahlung) aktivieren die Reparaturmechanismen des Organismus in einem Ausmaß, dass zum Beispiel Radonstrahlung in Heilstollen gegen Rheuma und Arthritis eingesetzt wird. Und die richtige Dosis Schmutz und Bakterien, zum Beispiel auf einem Bauernhof, macht Kinder nicht krank, sondern bewahrt sie vor Allergien – weil das Immunsystem auf Trab gehalten wird.

Warum mehr Gesundes nicht immer mehr Gesundheit macht

Es gibt nichts, was nur gesund ist. Linearität ist kein Lebensprinzip. Das bedeutet: Mehr »Gesundes« macht nicht mehr Gesundheit. Das zeigt das Beispiel der Überwärmung, einer naturheilkundlichen Therapie, die bei Krebs, aber auch bei Fibromyalgie eingesetzt wird. Die hohen Temperaturen führen dazu, dass die Zellen Hitzeschockproteine (HSP) produzieren. Ihre Aufgabe ist es, andere Proteine zu schützen und auf deren richtige Faltung zu achten (Proteine bestehen aus dreidimensionalen Gebilden von Peptidketten). Das Gleiche passiert übrigens, wenn man Capsaicin, ein Alkaloid aus der Paprikapflanze, auf die Haut aufbringt – zum Beispiel in wärmenden ABC-Pflastern. Der leichte Stress führt dazu, dass im Gewebe freie Radikale entstehen, aggressive Sauerstoffmoleküle. Gegen die aber produziert der Organismus wiederum Antioxidantien, und die wirken heilsam.

Gesund ist man nicht, wenn einem nichts fehlt, denn Stillstand ist nicht das Prinzip des Lebens. Statt Homöostase, dem Gleichgewicht der Kräfte, sehen wir heute viel eher die Homöodynamik, die Fähigkeit zur Anpassung, als wichtigstes Kriterium des Wohlbefindens. Diesen Prozess des Hin- und Herschwingens versucht die Naturheilkunde durch ihre Reiz-Reaktions-Therapien in Gang zu bekommen. Das kann durch Kälte oder Wärme geschehen, bei Kneippschen Güssen oder in der Sauna, durch physikalische Reize wie eine Massage oder Akupunktur, durch chemische Einflüsse wie Heilpflanzen oder besondere Nahrungsmittel, aber auch durch Nahrungsentzug (Fasten) sowie seelisch-mentale Prozesse (Meditation, Trauma-Arbeit).

Aus der Chaosforschung haben wir gelernt, wie winzige Kräfte komplexe Systeme aus der Bahn werfen können und sie dazu bringen, sich neu zu organisieren. Das kann positiv oder negativ sein. Die Reparaturmechanismen des Körpers können dazu angeregt werden, nicht nur eine Antwort auf den spezifischen Reiz zu geben, sondern in ihrer Fülle auch in anderen Bereichen heilsam zu wirken. Dabei kommt es zu paradoxen Effekten: Die Bestrahlung mit

Radon in niedrigen Dosen scheint zum Beispiel vor Lungenkrebs zu schützen. Dieser Effekt könnte erklären, warum es nach einer lokalen Strahlentherapie eines Krebses in seltenen Fällen an entfernten Metastasen zu einem Rückgang kommt – man nennt das einen abscopalen (ungezielten) Effekt.

Dieses Beispiel verweist auch noch auf etwas anderes: So kann nämlich eine Dosis Reiz in unterschiedlichen Geweben völlig andere Reaktionen auslösen. Das sieht man beim Sport: Anstrengung führt zu mechanischem Stress, die Körpertemperatur erhöht sich, in einigen Geweben kommt es zu Sauerstoffmangel, giftige Moleküle entstehen. Aber es werden ebenso Schutz-, Reparatur- und Aufbauprozesse angestoßen. Gleichzeitig lernt der Körper. Ausdauertraining erhöht deshalb die Anpassungsfähigkeit des Organismus und stärkt die Gesundheit. Das ist der Grund, warum sich Bewegung als wirksame Therapie bei fast allen Krankheiten herausstellt, was durch immer mehr Studien eindrucksvoll bestätigt wird. Sogar bei Diabetes, der zentrale Hormesis-Prozesse des Körpers aushebelt. Zumindest teilweise kann ausreichende Bewegung dem entgegenwirken.

Bewegung stellt sich als äußerst wirksame Therapie bei fast allen Krankheiten heraus.

Die Fähigkeit des Körpers, sich selbst zu heilen

»Der Arzt verbindet deine Wunden. Dein innerer Arzt aber wird dich gesunden.« Dieses berühmte Zitat von Paracelsus verweist auf das, was das geschilderte Reiz-Reaktions-Prinzip anregt: die Fähigkeit unseres Körpers, sich selbst zu heilen.

Jeder Arzt erlebt diese fantastische Regenerationsfähigkeit des Körpers – wenn er sie hoch genug einschätzt und versteht, sie zuzulassen, anstatt sie durch Medikamente zu überdecken oder sogar zu verhindern. Das ist im Übrigen eine der wichtigsten Eigenschaften eines guten Internisten oder auch Allgemeinmediziners – dass er nicht jedes Symptom behandelt, sondern im Kontakt mit dem Patienten herausarbeitet, was wirklich wichtig ist und wo ärztliche Unterstützung überhaupt benötigt wird.

Salutogenese – wie Gesundheit entsteht

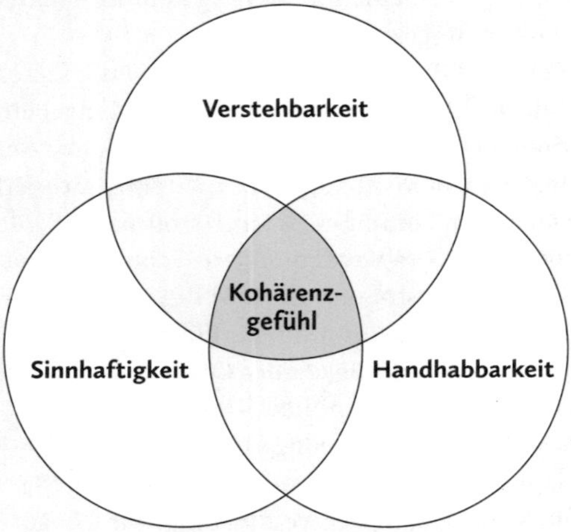

Gesundheit entsteht aus dem Zusammenspiel von Verstehbarkeit, Handhabbarkeit und Sinnhaftigkeit. Die Schnittmenge dieser Faktoren ergeben das Kohärenzgefühl = das Wissen um den inneren Zusammenhang verbunden mit einem äußeren Halt. Je stärker das Kohärenzgefühl, desto stabiler ist die psychische Gesundheit eines Menschen, was sich erheblich auf die körperliche Gesundheit auswirkt.

Vor einiger Zeit war ich drauf und dran, wegen eines hartnäckigen Schmerzes im linken Kniegelenk zu einem Orthopäden zu gehen. Nur hatte ich keine Zeit und auch keine große Lust, dieser Überlegung zu folgen. Nach etwa zwölf Wochen bemerkte ich, dass der Schmerz weniger zu werden begann. Und nach fünf Monaten war er weg. Ähnlich war es bei einer leichten Schuppenflechte, wozu ich familiär eine Neigung habe.

Oft ist es auch bei uns so, dass Patienten in der Ambulanz wegen einer langen Warteliste drei bis sechs Monate auf einen stationären

Platz warten müssen. Bei einigen von ihnen sind die Beschwerden in dieser Zeit verschwunden, da sie angefangen haben, selbst etwas zu machen. Und natürlich haben auch Selbstheilungskräfte daran ihren Anteil.

Selbstheilungskräfte – obwohl jeder Arzt sie kennt, klingt dieser Ausdruck doch in manchen Ohren leicht anrüchig, bei einigen meiner Kollegen fast sogar »esoterisch«. Und doch verbirgt sich hinter diesem Phänomen etwas zutiefst Wissenschaftliches – eine Anpassungsfähigkeit unseres Körpers an die komplexen Herausforderungen der Evolution. Schließlich sind wir täglich einer Vielzahl von möglichen Krankheitserregern ausgesetzt, Bakterien und Viren, Erdstrahlung und UV-Licht, Feinstaub und Chemikalien. Unser Erbgut wird ständig aktiviert oder stumm geschaltet, bei jeder Zellerneuerung splittet sich die DNA, die Trägerin unserer Erbinformationen, in zwei Stränge und wird repliziert – Tausende von Fehlreaktionen des Körpers könnten uns jede Sekunde krank machen. Trotzdem bleiben wir in den meisten Fällen gesund. Also sollten Mediziner sich vielleicht eher fragen: Was verhindert eigentlich, dass wir krank werden?

Das Verständnis des Patienten für den inneren Zusammenhang

Der US-amerikanische Medizinsoziologe Aaron Antonovsky, der in den Sechzigerjahren nach Israel emigrierte, wurde dort auf eine Studie aufmerksam: In einer Untersuchung über Frauen in der Menopause gaben 29 Prozent der Befragten an, sie seien seelisch stabil und gesund – obwohl sie alle die Schrecken des Krieges erlebt hatten. Was hatte, so fragte sich Antonovsky, diesen Frauen die Kraft gegeben? Er begann, nach den Ursprüngen von Gesundheit zu forschen.

Nach ausführlichen Interviews mit den Betroffenen entwickelte er eine Art Matrix als Basis für Gesundheit. Als zentrale Bedingung kristallisierte sich das Kriterium der »Verstehbarkeit« heraus. Die Frage ist dabei: Kann ich das, was passiert, in einem größeren Zusammenhang begreifen? Habe ich Erklärungen für das, was sich ereignet? Das erleichtert selbst dann, wenn die Einsicht noch nicht zu einem Ausweg führt. Als zweites Kriterium entwickelte Antonovsky die »Handhabbarkeit« – etwa die Überzeugung, dass Krisen auch zu positiven Entwicklungen führen können, oder die Erfahrung, schon mit Schlimmerem fertig geworden zu sein. Vertrauen ist ein ganz wichtiger Faktor: die Hoffnung in eine Person, die Familie, eine Gruppe oder auch das Vertrauen in eine größere Kraft. Beten wirkt beruhigend auf den Organismus – in östlichen Traditionen gehören deshalb Mantras, also das Wiederholen von religiös oder spirituell »geladenen« Wörtern, zur Heilkunst. In indischen Ayurveda-Kliniken ist meist ein Tempel integriert, und die Patienten suchen ihn am Abend, wenn die größte Hitze vorbei ist, auf, um dort zu beten. Sie halten das nicht für Aberglauben, selbst wenn sie Flugzeugingenieure oder Bankangestellte sind. Es geht um die Überzeugung, dass es Zusammenhänge gibt, die sich weder planen noch berechnen lassen, sondern die ihnen Respekt und Demut vor dem Unbekannten abverlangen. Skeptiker unter uns mögen Derartiges auf den Placeboeffekt reduzieren (siehe Seite 47 f.), das ist aber zu eng gefasst.

Je stärker der Kohärenzsinn des Patienten ist, desto stabiler ist die psychische Gesundheit.

Das, was heute als »Spiritualität« wieder verstärkt in die Medizin einzieht, war der dritte Knotenpunkt in Antonovskys Matrix, die »Sinnhaftigkeit«. Vielleicht ist Nelson Mandela hierfür ein gutes Beispiel: Fünfundzwanzig Jahre in politischer Haft konnten ihn nicht brechen, er schloss in dieser Zeit ein Jura-Fernstudium ab und wurde nach seiner Entlassung sofort wieder politisch aktiv. Er hatte ein Ziel, das Ende der Apartheid und die Unabhängigkeit Südafrikas, und wurde – tanzend und singend – fünfundneunzig Jahre alt.

Kommen die drei Matrix-Faktoren zusammen, überlagern sie sich, spricht Antonovsky von einem »Kohärenzgefühl« (lat. *cohaerere* = zusammenhängen), dem Wissen um den inneren Zusammenhang verbunden mit einem äußeren Halt. Je stärker der Kohärenzsinn ist, desto stabiler ist die psychische Gesundheit, und das hat auch enorme Auswirkungen auf den Körper. Aus diesen Überlegungen heraus entwickelte er eine Theorie zur der Frage, wie Gesundheit eigentlich entstehe – die Salutogenese. Diese war für ihn ein Gegenentwurf zur Pathogenese, die das Zentrum der konventionellen Medizin ausmacht, der Lehre von den krankheitserzeugenden Kräften.

Was macht aber den »inneren Arzt« aus und wie können wir ihn wecken? Ganz entscheidend ist die Beziehung zwischen Arzt und Patient. »Ja, wenn wir uns so viel Zeit nehmen würden wie die Naturheilkundler«, heißt es häufig vonseiten der Schulmediziner, »da ginge es unseren Patienten auch besser.« Doch abgesehen davon, dass man sich fragen kann, warum wir Ärzte uns nicht grundsätzlich anders organisieren, sondern ein System mit geschaffen haben, eine Medizin praktizieren, die wir jetzt für nicht mehr ausreichend und menschlich halten, liegt das wirkliche Geheimnis woanders: Ein guter Arzt sollte die Augenhöhe bewahren. Wichtig ist, dass ich mich aufgrund meines Berufs und meiner Institution im Rücken den Patienten gegenüber nicht überlegen fühle. Ich behandele sie nicht von oben herab. Manche Ärzte glauben, Autorität verströmen zu müssen, gehöre zum Heileffekt. Doch überwiegend ist das Gegenteil der Fall. Mir sitzen bei der Visite oder in der Praxis Menschen gegenüber, die die eigentlichen Experten sind, denn sie kennen ihren Körper viel besser als ich. Sie wissen Details, die sich nicht aus Laborwerten oder CT-Befunden herauslesen lassen. Die Kunst besteht darin, das aufzuspüren, was sie so geschwächt, was sie krank gemacht hat. Und das, was der Anfang des Knäuels sein könnte, was sie – sozusagen beim Aufrollen – wieder gesund machen kann. Zumindest sollten sich ihre Symptome dadurch deutlich bessern.

Placebo – die unbekannte Kraft der Selbstheilung

Naturheilkundlich arbeitende Ärzte werden oft von ihren schulmedizinischen Kollegen geschmäht, weil sie sich für ihre Patienten Zeit nehmen. Unsere Behandlungsmethoden werden zu oft nicht ernst genommen, und wenn sie funktionieren, dann heißt es, das sei ja »nur« ein Placeboeffekt, eine Reaktion auf das große Maß der Zuwendung oder ein spezielles »Setting«. Das könnte jeder.

Fakt ist: Das, was als »Einbildung« meistens gering geschätzt wird, ist Teil des natürlichen Heilungsvorgangs und hängt mit dem Vertrauen zusammen, dass ein Eingriff oder eine Therapie wirken wird. Denn wenn wir Ärzte Vertrauen zum Patienten aufbauen können, wecken wir Hoffnung und Zuversicht in ihm und wecken auch seinen »inneren Arzt«. Neurowissenschaftler wie der Turiner Fabrizio Benedetti haben in Gehirn-Scans gezeigt, wie durch Hoffnung bestimmte Regionen im Gehirn aktiviert werden – unter anderem wird Oxytocin ausgeschüttet, ein Bindungshormon, das eben Vertrauen signalisiert. Es wurde aber auch nachgewiesen, dass ein Scheinmedikament gegen Schmerzen allein durch die Erwartung an seine Wirksamkeit diejenigen Areale im Gehirn anspricht, die für die Dämpfung von Schmerz zuständig sind. Mediziner des Universitätsklinikums Hamburg-Eppendorf konnten mithilfe hochauflösender kernspintomografischer Aufnahmen darstellen, dass der Organismus dann körpereigene Opioide ausschüttet – auch wenn das Placebomittel nur Traubenzucker enthält.

Die Placebowirkung ist eines der komplexesten und immer noch nicht vollständig verstandenen Phänomene der Medizin.

Als immer deutlicher wurde, dass man mit der Placebowirkung kalkulieren muss und sie nicht nur als Nullsumme abtun kann, tauchte das Argument auf, es sei unethisch, den Patienten vorzuspiegeln, sie bekämen ein Medikament. Um dieses Argument zu widerlegen, führte der Harvard-Professor Ted Kaptchuk folgendes Experiment durch: Im Jahr 2010 bot er Patienten, die unter dem Reizdarmsyndrom litten, ganz offen ein Scheinmedikament an. Er erklärte ihnen, die Tabletten enthielten keinen Arzneistoff, wirkten aber bei vielen Menschen trotzdem. Tatsächlich schnitt die Gruppe, die das Placebo erhielt, im Vergleich zur Kontrollgruppe ohne Behandlung signifikant und doppelt so gut ab. Für den Erfolg eines Placebos ist es also nicht zwingend nötig, dass man sie für echt hält – solange man davon überzeugt ist, dass sie helfen.

Kaptchuk hatte zuvor in einem anderen Experiment mit Reizdarm-Patienten gezeigt, wie wichtig die menschliche Zuwendung ist: Eine Gruppe von insgesamt 262 Probanden wurde auf eine

Warteliste gesetzt und erhielt vorläufig keine Behandlung, eine zweite erhielt Akupunktur ohne besonderes Drumherum, die dritte aber konnte »in Zuwendung baden«, so Kaptchuk. Die Personen, welche die Nadeln setzten, unterhielten sich mit den Patienten, zeigten Mitgefühl und Verständnis für sie und hatten Körperkontakt. Das Ergebnis: Je mehr Zuwendung die Patienten erhielten, desto mehr gingen ihre Symptome zurück.

Die Placeboforschung zeigt also mehr und mehr auf, dass diese Effekte bei jeder therapeutischen Intervention genutzt werden können, als Teil der Behandlung. »Der Placeboeffekt«, sagt zum Beispiel der Psychologe und Verhaltensimmunbiologe Manfred Schedlowski, »ist die Aktivierung der körpereigenen Apotheke.« Er fordert, deshalb mehr Zeit für die Patienten aufzubringen.

Je mehr eine Erkrankung chronisch ist, je mehr sie durch erlebbare Schmerzen charakterisiert ist, desto höher ist die Placebowirkung.

Vor einiger Zeit hatten wir Andreas Kopf, Leiter des Schmerzzentrums am Charité-Klinikum Benjamin Franklin, zu einer Fortbildung über Placebo eingeladen. Neben seiner Tätigkeit als Schmerztherapeut, Anästhesist und Placebo-Experte hat er auch durch Kooperation mit afrikanischen medizinischen Einrichtungen viel Wissen und Erfahrungen über schamanische Rituale. Zunächst führte er die Kernelemente ritualisierter Therapien durch Schamanen oder Medizinmänner bei traditionellen und indigenen Völkern auf: die Verabreichung sedierender oder halluzinogener Drogen, das Verbringen an einen fremden Ort, die rituelle Waschung und andere Kleidung. Schließlich tritt der Medizinmann auf, der selbstverständlich verkleidet ist und über rituelle Instrumente verfügt.

An was erinnert Sie das? Als Nächstes stellte Andreas Kopf die Rituale einer modernen Operation vor: die sedierenden Drogen, das Waschen und Desinfizieren der Operationsstelle, das Überziehen des Operationshemds. Schließlich wird man in den OP gefahren, dort wartet schon das maskierte und mit OP-Kleidung verhüllte Operationsteam und packt die Instrumente aus …

Die Placebowirkung ist eines der komplexesten und immer noch nicht vollständig verstandenen Phänomene der Medizin. Prinzipiell gibt es – mit Ausnahmen schwerster akuter Notfälle – in so gut wie jedem Kapitel der Medizin Placeboheilungen. Je mehr eine Erkrankung chronisch ist, je mehr sie durch erlebbare Schmerzen charakterisiert ist, desto höher die Placebowirkung.

Selbstheilung bewusst herbeiführen

Was bedeutet das nun für die Naturheilkunde? Symbole, Rituale und auch Empathie senden Signale aus, die therapeutisch genutzt werden können. Allein der Körperkontakt – bei Akupunktur oder Wickeln und Massagen – wirkt bei unserer Arbeit positiv, ebenso die ausführliche Anamnese, die Tatsache, dass wir sehr intensiv und detailliert auf die Befindlichkeit des Patienten eingehen, weil wir uns sein Verständnis und seine Mitarbeit sichern wollen. Das ist vielleicht der wichtigste Unterschied zur rein konventionell ausgerichteten Medizin: Wir sehen nicht nur die objektiven messbaren Daten, sondern auch die vielen subjektiven Details, die einen Heilvorgang entscheidend beeinflussen können – unter anderem deshalb, weil sich der Patient ernst genommen fühlt. Das ist kein strategischer Kunstgriff – ich weiß, dass ein ganz großer Teil meiner Wirkung als Arzt davon abhängt, dass ich das Vertrauen des Patienten in sich selbst stärken kann. Ein guter Arzt sollte außerdem nie eine subjektive Krankheits- und Heilungsüberzeugung eines Patienten als absurd oder unwissenschaftlich abtun, nur weil er sie nicht mit der von ihm gelernten Wissenschaft erklären kann oder weil sie in sein eigenes Weltbild nicht passt.

Das heißt nicht, dass wir nicht auch gezielt medizinisch eingreifen müssen – doch der Schwerpunkt der Naturheilkunde liegt vor allem bei chronischen Krankheiten in erster Linie darin, über sinnvolle Therapie- und Lebensstilmaßnahmen die Selbstheilung bewusst und gesteuert herbeizuführen. Oder wie das der Wissenschaftliche Beirat der Bundesärztekammer formuliert hat: »Die Mitwirkung des Kranken, der Gehilfen und der Umstände sichern.«

Antike Therapien neu entdeckt

Blutegel, Schröpfen und Aderlass

Beim Anblick von Blutegeln sträuben wir uns im ersten Moment vor der Vorstellung, dass sich die kleinen Tiere an uns heften, um uns »auszusaugen«. Das ist eine völlig verständliche Reaktion und es ging auch mir nicht anders. Medizinisch gesehen sind Blutegel allerdings kleine Helfer mit großer Wirkung und eines der ältesten »Arzneimittel« der Welt.

Meine erste beeindruckende Begegnung mit Blutegeln hatte ich im März 1992. Ich war gerade vom ersten Teil meiner internistisch-kardiologischen Weiterbildung im Humboldt-Klinikum an die Abteilung für Naturheilkunde am damaligen Krankenhaus Moabit in Berlin gewechselt. Dort sollte ich eine neue Patientin aufnehmen, sie war Mitte sechzig. Unter anderem litt sie an einer so schweren Arthrose des Kniegelenks, dass sie kaum richtig Treppen steigen und nur schwer in ein Auto einsteigen konnte. Die Oberärztin ordnete für den nächsten Tag eine Blutegeltherapie an.

Ich war erstaunt. Zwar hatte ich gehört, dass Blutegel noch in einzelnen Bereichen der Naturheilkunde – meist von Heilpraktikern – eingesetzt wurden, aber an einer etablierten Klinik? Dass ich gleich am zweiten Tag meiner naturheilkundlichen Ausbildung mit ekligen Egeln konfrontiert werden würde, damit hatte ich nicht gerechnet. An diesem Tag hatte ich die Samstagsvisite. Auf der Station begegnete ich der Krankenschwester, die bereits mit einem Topf voller Tierchen unterwegs war. Sie fragte fröhlich, ob ich die nächsten ansetzen wolle – bei einer Kniearthrose sind es rund um das Gelenk vier bis sechs. Ich wollte alles, nur das nicht – ich konnte mich nicht überwinden, die Egel anzufassen. Und ich hatte ehrlich gesagt auch ein wenig Angst, dass sie mich selbst beißen würden.

Mit Erstaunen musste ich allerdings bald feststellen, dass es der Patientin, die viel tapferer war als ich, nach wenigen Tagen hervorragend ging. Aber wie konnte das sein? Wie konnte so ein scheinbar unwissenschaftliches, steinzeitliches Verfahren die Knieschmerzen verschwinden lassen?

Blutegel – uralte, effektive Helfer

Es gibt Hinweise, dass sie schon in der Steinzeit verwendet wurden. Sie finden sich in den Keilschriften der Babylonier, und die Ägypter der Pharaonenzeit kannten die heilende Wirkung der Egel. Auch die Sanskrit-Schriften des Ayurveda erwähnen sie – Blutegel wurden für die Therapie sogar extra gezüchtet. Chinesen und Japaner wiederum trockneten die Egel und verwendeten sie, als Pulver zerrieben, zum Einnehmen oder Trinken.

In Europa wurden Blutegel zunächst nur lokal bei Bissen giftiger Tiere eingesetzt – sie sollten die Wunde vom Gift säubern. Später bedienten sich ihrer berühmte antike Ärzte wie Plinius der Ältere oder Galen auch bei fiebrigen Erkrankungen, chronischem Kopfschmerz oder Arthritis. Nach Deutschland gelangte die Blutegelbehandlung erst im 16. Jahrhundert – aus dem Italien der Renaissance, wo die Perlen antiken Wissens wiederentdeckt wurden.

Die Behandlung mit Blutegeln gehört zu den Ausleitungstherapien wie auch Aderlass und Schröpfen, das Abführen oder Fasten. Diese Therapien hatten in der antiken Medizin vor allem die Funktion, das erneut »anzukurbeln«, was wir heute als Stoffwechsel kennen. Damals war das erklärte Ziel die Regulierung der Körpersäfte – eine Theorie, die der Humoralpathologie folgt, der Lehre von den vier Körpersäften, der gelben und schwarzen Galle, dem Schleim und eben dem Blut. Alle großen Heiltraditionen besitzen solche Erklärungsmodelle von Kräften, die in einem gewissen Gleichgewicht stehen sollen – auch wenn sie unterschiedlich benannt und beschrieben sind. Diese Modelle sind kulturell geprägt und beeinflusst von der Natur des Landes, in dem sie entstanden sind. Auch unsere moderne Vorstellung von wirksamer Medizin und was richtig heilt, ist voll davon, so zum Beispiel der lange Jahre wohl doch zu starke Glaube, dass Antibiotika – also der Gedanke, alle Bakterien eliminieren zu wollen – gut wären.

Die Behandlung mit Blutegeln gehört zu den Ausleitungstherapien wie auch Aderlass, Schröpfen, Abführen oder Fasten.

Selbst wenn wir heute mit Ausdrücken wie »gelber« oder »schwarzer Galle« nichts mehr anfangen können, so war die Humoralpathologie doch ein Spiegel des Erfahrungswissens. Wahrscheinlich wurden die Begrifflichkeiten von den vier Säften auch nicht wörtlich genommen: Es waren Metaphern für die alltäglichen ärztlichen Beobachtungen, die dazu dienten, die unterschiedlichen Merkmale und Reaktionen von Menschen besser einzuordnen. Solche Grundraster haben alle traditionellen Medizinsysteme gemeinsam, manchmal sind es drei Konstitutionstypen – auch Doshas genannt –, wie im Ayurveda (Vata, Pitta, Kapha), manchmal fünf Elemente wie bei der Traditionellen Chinesischen Medizin (Holz, Feuer, Wasser, Erde, Metall). Noch immer können wir nachvollziehen, dass einem Menschen der »zu viel Hitze« hat, also unter »Blutstau« leidet (Bluthochdruck und Kopfschmerz), etwas Kühlung guttut. Dann sollte er – wie es die Humoralpathologie vorschlägt – statt Alkohol und gewürztem Fleisch eher kühlendes Obst essen.

Seit Kurzem versucht man in der Ayurveda-Forschung die traditionellen Metaphern mit Analysen von Genen und ihrer Aktivierung zu vergleichen, also dem Muster, nach dem sie an- und ausgeschaltet werden, was viel mit Einflüssen von außen (Epigenetik) zu tun hat. Da finden sich gemeinsame Wechsel der Muster. Forscher aus den Niederlanden bestätigten das auch für die Traditionelle Chinesische Medizin: Patienten, die an Rheuma erkrankt waren, wurden entsprechend der Lehre nach ihren Hitze- und Kälte-Eigenschaften befragt, unterstützt von einer Puls- und Zungendiagnostik. Nach statistischer Aufarbeitung dieser Konstitutionsmerkmale ergab sich eine klare Entsprechung bei den Gen-Aktivierungs-Daten. Also scheinen die traditionellen Metaphern ein differenziertes Muster an Betrachtungen wiederzugeben, die wir heute in der modernen Systembiologie nachvollziehen können.

In der ersten Hälfte des 19. Jahrhunderts kam die Medizin an einen Punkt, wo das Prinzip der Säftelehre heillos übertrieben wurde. Blutegel wurden inflationär eingesetzt – nach dem Motto »Viel hilft viel« manchmal bis zu hundert Stück pro Leiden. Außerdem verordnete man sie als Heilmittel gegen alles Mögliche – vergleichbar vielleicht mit dem Antibiotika-Missbrauch der heutigen Tage. Im Verlauf dieser »blutigen Phase« stieg beispielsweise zwischen 1827 und 1850 in Frankreich der jährliche Verbrauch von Egeln von 33,6 Millionen auf 100 Millionen. Aufgrund der hohen Nachfrage verringerte sich das natürliche Vorkommen der Tiere rapide. In Deutschland gab es Gegenden, in denen die arme Landbevölkerung allein vom Blutegelfang lebte. Ab Mitte des 19. Jahrhunderts mussten Tiere aus Ägypten, Syrien, der Türkei, Russland und Zentralasien importiert werden. Zuchtanlagen entstanden. Blutegel wurden zur wichtigen medizinischen Handelsware. Erst als dann Rudolf Virchow, der berühmte Charité-Pathologe, Mitte des 19. Jahrhunderts zeigte, dass Krankheiten ihren Ursprung in Körperzellen haben und mit Zellveränderungen einhergehen, gerieten Aderlass und Blutegel langsam in Vergessenheit. Die moderne Welt stürzte sich auf die neuen, naturwissenschaftlich begründeten Erklärungsmodelle der Medizin, auf die Zellpathologie und die Mikrobiologie.

Um 1850 wurden Blutegel »inflationär« eingesetzt, danach gerieten sie langsam in Vergessenheit.

Um 1920 herum kam es dann aber plötzlich wieder zu einer kurzen Renaissance der Egel. In Frankreich wurden Thrombosen und dadurch bedingte Venenentzündungen erfolgreich mit Blutegeln behandelt. Zu dieser Zeit gab es keine wirksamen Medikamente für diese Krankheiten. Auch in der Wund- und Militärchirurgie interessierte man sich auf einmal für die Blutegel, da man beobachtet hatte, dass sich Wundheilung und Durchblutungsstörungen nach schweren Operationen nach Anlage von ein paar Blutegeln verbesserten.

Was passiert, wenn die Egel zubeißen

Der Egel hat einen spitzen Mund mit einem kleinen Saugnapf und Rezeptoren für Wärme, Berührung sowie zur chemischen Analyse. Trifft er auf einen Wirt mit einer Temperatur zwischen 35 und 40 Grad Celsius, der nach Glukose oder Schweiß schmeckt, und spürt er vielleicht noch das Pulsieren einer Ader, dann beißt er zu. Blutegel haben, wie wir heute wissen, ein Gebiss mit insgesamt 240 messerscharfen, winzigen Zähnen, die an drei Kieferplatten verankert sind. Unter dem Mikroskop ergibt das ein herzförmiges Bild. Haben die Blutegel dann zugebissen, bleibt durch die typische Anordnung der drei Kiefer eine mercedessternförmige Wunde, die einige Wochen braucht, um völlig abzuheilen. Denn in die oberste Hautschicht hatten sich die Zähnchen regelrecht eingefräst. Das tut kaum weh, denn der Egel entlässt bei seinem Biss zahlreiche lokal betäubende und auch schmerzstillende Substanzen in die Wunde – schließlich will der Egel von seinem Wirtstier oder -menschen nicht allzu schnell entdeckt werden. Manche schildern den Biss wie das Gefühl bei einem Mückenstich, bei anderen geht das schon eher in Richtung eines Wespenstichs.

Übrigens gibt sich der »Ekel vor dem Egel« bei den meisten Patienten sofort, wenn sie die Tierchen im direkten Kontakt erleben. Die Freude über die Wohltäter überwiegt schnell. Die Egel halten sich während ihrer Mahlzeit mit einem Saugnapf am entgegengesetzten Ende ihres Körpers fest und bilden einen u-förmigen pulsierenden Bogen, eine Art Erweiterung des menschlichen Körpers. Sie sind nicht feucht und glitschig, sondern warm und weich – und manchmal etwas faul. Wenn sie aufhören zu trinken, muss man sie vorsichtig streicheln, dann wachen sie – hoppla! – wieder auf und saugen weiter.

Egel sind sensible Tierchen, sie brauchen Ruhe und gedämpftes Licht, sonst geraten sie in Stress und beißen und saugen nicht oder sie erbrechen – was zu Entzündungen führen kann. Auch bei bestimmten Wetterlagen wollen sie einfach nicht zubeißen. Zudem sind sie anspruchsvoll in der Haltung. Sie benötigen sauberes Wasser, und viele Blutegel-Therapeuten schwören darauf, dass es sogar besonders ausgewähltes Mineralwasser sein muss, um die beste Leistung der Blutegel zu erzielen.

Ich selbst hatte nur einmal einen kleinen Blutegel am Arm, zum Ausprobieren sozusagen. Würden aber bestimmte Beschwerden bei mir auftreten, würde ich nicht mehr zögern, mich auf diese Weise behandeln zu lassen. Sieht man den Patienten mit ihren Egeln nur zu, wird einem klar, dass es sich bei den Tieren letztlich um Symbionten handelt – die nicht auf unsere Kosten, sondern mit uns leben. Deshalb enthält ihr Speichel ja auch zahlreiche Inhaltsstoffe, die verhindern, dass der Wirt Schaden erleidet. Diese Substanzen, die die Blutgerinnung hemmen, nutzen ähnliche Signalwege wie jene, die bei der Entzündungshemmung aktiviert werden. Am bekanntesten ist das Hirudin, ein Polypeptid (Eiweiß), das sehr effektiv die Blutgerinnung stoppt – und dabei zugleich den Zeitraum der Nahrungsaufnahme für den Egel verlängert. Die Hoffnung, diese starke Gerinnungshemmung zum Auflösen von Blutgerinnseln etwa beim Herzinfarkt oder bei einem Schlaganfall zu verwenden, hat sich jedoch zerschlagen. Hirudin war laut einigen großen Studien zwar dazu in der Lage, allerdings blockierte die Substanz aus dem Blutegelspeichel das gesamte Gerinnungssystem derart stark, dass es zu gefährlichen Blutungen kam. Dieser Forschungsbereich wurde von der Pharmaindustrie deshalb wieder aufgegeben.

> Sieht man den Patienten mit ihren Egeln zu, wird einem klar, dass es sich bei den Tieren um Symbionten handelt.

Unabhängig davon hatten Wissenschaftler der Universität Lausanne nachweisen können, dass Hirudin nicht nur der stärkste weltweit bekannte Blutgerinnungshemmer ist, sondern im Laborexperiment Gelenkentzündungen deutlich reduziert. Doch gibt es noch weitere bioaktive Substanzen im Blutegelspeichel, sodass manche hierbei auch von einer »Mini-Apotheke« sprechen. So enthält er etwa ein Enzym (Hyaluronidase), welches hilft, dass unterschiedliche pharmakologisch aktive Substanzen tiefer in das Gewebe eindringen können, zum Beispiel bis in die Gelenkkapsel eines äußerlich mit Blutegeln behandelten Kniegelenks. Schwellungen an den Gelenken verringern sich nach einer Egeltherapie wahrscheinlich ebenfalls, da die Lymphe aktiviert wird und ein kleiner lokaler Aderlass stattfindet. Weiterhin lösen Biss und Saugvorgang Nervenreize aus, die die Schmerzwahrnehmung verändern und sozusagen im Gehirn »überschreiben« – ein schmerztherapeutisches Prinzip, wie es in Teilen die Akupunktur (siehe Seite 245 f.) nutzt.

Doch was ganz genau bei einer Blutegeltherapie passiert, verstehen wir noch immer nicht bis ins letzte Detail. So zum Beispiel, warum bestimmte Patienten, abhängig von der Dicke des Bindegewebes um das Gelenk herum, besser darauf ansprechen als andere. Wir wissen ebenso wenig, wieso der Effekt derart lange, in der Regel mehrere Monate nach einer Behandlung, anhält. Sicher haben auch Blutegel einen starken Placeboeffekt, in der wissenschaftlichen Fachsprache »unspezifisch« genannt, weil die meisten Patienten sie als exotisch, außergewöhnlich und positiv empfinden – alles Faktoren, die eine Wirkung verstärken. Aber die Forschung zeigt, dass der rein therapeutische Effekt deutlich größer ist als das, was sonst bei einem Placeboeffekt zu erwarten ist.

Die immense Wirkung der Blutegelbehandlung

Die vielen Erfolge bei Kniearthrose, die ich während meiner Ausbildung am Klinikum Moabit erlebte, ließen mir keine Ruhe. Als ich Jahre später an der Klinik für Naturheilkunde in Essen die Möglichkeit bekam, selbst mit medizinischen Blutegeln zu forschen, war ich kritisch: Hatte ich die Therapieeffekte überschätzt? Denn die nicht so glücklich verlaufenden Patientengeschichten vergisst man leicht, und Patienten, die man nicht wirksam behandeln konnte, kehren oft nicht in die Klinik zurück – und damit auch nicht in den eigenen Fokus. Gründe genug, es nun genau wissen zu wollen.

Eine erste Pilotstudie wurde von mir geplant, mit insgesamt sechzehn Patienten, die unter einer Kniearthrose und erheblichen Beschwerden litten. Zehn davon waren einverstanden, die Blutegeltherapie zu erhalten, sechs wollten lieber die Standardtherapie mit intensiver Krankengymnastik, Physiotherapie und manuellen Behandlungen sowie Massagen. Zu Beginn der Studie baten wir alle

Beteiligten, ihre Schmerzen auf einer Skala von eins bis zehn einzuschätzen und diese Bewertung täglich zu wiederholen, das letzte Mal vier Wochen nach Abschluss der Behandlung.

Die Ergebnisse waren verblüffend, verblüffend eindeutig: Bei den zehn Egel-Patienten war die Wirkung der Therapie so ausgeprägt, dass ihre Beschwerden sich immens reduzierten, statt Grad sieben stuften sie sich auf Grad eins ein. Die konventionelle Physiotherapie brachte ebenfalls Erleichterung, doch sehr viel schwächer. Ich verfasste daraufhin einen wissenschaftlichen Bericht und schickte ihn an die renommierte britische Fachzeitschrift *Annals of the Rheumatic Diseases*. Ihre Herausgeber wollten unbedingt ein Foto von der Blutegel-Therapie. Nachdem sie es von uns bekommen hatten, veröffentlichten sie es auf der Titelseite. Entsprechend groß war die Medienresonanz, obwohl es sich nur um eine kleine Studie handelte.

Blutegel wirken bei Kniearthrose effektiver als Physiotherapie.

Besonders gern erinnere ich mich an den ersten Patienten dieser Studie, einen über achtzigjährigen Herrn, der durch sein Knieleiden sehr in seiner Mobilität eingeschränkt war. Er war etwas zweifelnd, was diese Therapie betraf, war aber letztlich bereit, alles auszuprobieren. Ich bat ihn, sich ein Jahr nach der Studie nochmals zu melden, und siehe da, er war immer noch weitgehend beschwerdefrei, ging auch weiterhin nicht mehr am Stock. Die schon ins Auge gefasste Operation mit einer Knietotalendoprothese – deren Erfolg unsicher ist – war kein Thema mehr.

Da die Ergebnisse der Pilotstudie so vielversprechend waren, bemühte ich mich bald um eine größer angelegte Folgestudie. Hierzu besuchte ich auch die Biebertaler Blutegelzucht in der Nähe von Gießen. Es gibt über 600 verschiedene Egel-Arten, von denen weltweit rund fünfzehn für die medizinische Behandlung eingesetzt werden. In Deutschland sind das ganz bestimmte Süßwasser-Egel (*Hirudo verbana* und *Hirudo medicinalis*), die in Europa, Nordafrika und Kleinasien verbreitet sind. Diese Egel müssen heute höchsten hygienischen Ansprüchen genügen – sie dürfen nicht einfach auf Feuchtwiesen gesammelt werden, wie das vielleicht die Landärzte vergangener Generationen noch getan haben.

Im Biebertal liegt überhaupt der erste Betrieb in Deutschland, der medizinische Blutegel züchtete. Sein Begründer, Manfred Roth, kümmerte sich mit viel Wissen und Liebe zu den Tieren um die Weiterentwicklung. Ich durfte mir die Teiche anschauen, die komplizierte Abfolge des Züchtens, Fütterns, Rausfischens und schließlich Verpackens. Sehr beeindruckt war ich von dem Engagement Roths, sich um einen »fairen Deal« mit den Blutegeln zu bemühen: Er schuf ein »Rentnerbecken«. Blutegel dürfen aus hygienischen Gründen nur einmal am Menschen eingesetzt werden – von einer Mahlzeit können sie übrigens bis zu zwei Jahre leben. In der Natur sinken sie satt zu Boden und bleiben dort in einem schlafähnlichen Ruhezustand, bis der Hunger sie wieder weckt. Dr. Roth jedenfalls fand es unethisch, die kleinen Helferchen, die dem Menschen so viel Gutes tun, einfach zu »verbrauchen«. Im abgesperrten Rentnerteich also können die Blutegel nach der Therapie ihren Ruhestand genießen – sie leben dort dann, bis sie der natürliche Tod ereilt.

Die zweite Studie sollte solide angelegt sein, mit einer längeren Nachbeobachtungszeit von drei Monaten, umfangreicheren Befragungen und einer wissenschaftlich hochwertigeren Methode. Diesmal nahmen einundfünfzig Patienten daran teil. Per Zufall wurde bestimmt, bei welchen Patienten die Blutegel zur Anwendung kamen und welche Patienten, die Kontrollgruppe, eine mehrfach täglich einzureibende entzündungshemmende Salbe (Diclofenac) zur Linderung ihrer Beschwerden erhielten. Über den Start der Studie berichteten viele Medien, die Erwartungen waren groß, und um die Patienten nicht zu enttäuschen, die in die Kontrollgruppe kamen, boten wir ihnen an, nach Abschluss der Studie ebenfalls eine Blutegeltherapie zu erhalten. Man nennt das im Studien-Jargon »Wartelisten-Design«.

Erneut waren die Ergebnisse sehr beeindruckend. Dieses Mal minimierte sich nicht nur der Schmerz, sondern wir konnten weiterhin eine Verbesserung der Kniegelenksfunktion und – mit beidem verbunden – der Lebensqualität nachweisen. Die Studie wurde dieses Mal im US-amerikanischen Fachjournal *Annals of Internal Medicine* abgedruckt. Sogar die »Bibel« der Wissenschaft, das Magazin

Nature berichtete über sie. Für die internationale wissenschaftliche Anerkennung sind solche Zeitschriften, die Arbeiten vor ihrer Veröffentlichung von sogenannten Reviewern prüfen lassen, enorm wichtig. Bei wissenschaftlichen Nachrichten spielt natürlich auch immer eine Rolle, ob sie sich gut visualisieren lassen. Bei uns war das der Fall, denn in unserer Naturheilklinik in Essen gingen Fernsehteams von der BBC bis zum US-amerikanischen Discovery Channel ein und aus, um diese exotische Therapie zu filmen.

Die Wirkung der Blutegel bei Kniearthrose übersteigt die Effektivität aller konservativen schmerzlindernden Therapien.

Wenig später führte eine andere Forschergruppe an der Universitätsklinik Aachen eine noch größere Studie zur Blutegeltherapie bei Kniearthrose durch. Um den Placeboeffekt genau bestimmen zu können – also den Effekt, der allein durch die Atmosphäre, die Freundlichkeit der Ärzte und das Anlegen der Egel bewirkt wird (unabhängig von den Substanzen, die sie abgeben) –, wurde diese Studie »verblindet«. Das hieß: Eine Gruppe erhielt tatsächlich die Blutegeltherapie, eine andere Gruppe nur einen winzigen Hautschnitt und einen dicken Verband mit »spanischer Wand« dazwischen. Wer was bekam, sollten die betroffenen Patienten nicht erkennen, weder am Schmerz noch an der Einstichstelle. Wieder erwies sich, dass die Blutegeltherapie stark wirkte, zugleich konnte aber gezeigt werden, dass sie nicht bloß durch eine Placebo-Wirkung ausgelöst wird: Der Gruppe, die die Egel erhielt, ging es danach erkennbar besser.

Durchschnittlich stellt sich drei Tage nach einer einmaligen Therapie mit vier bis sechs Blutegeln am Knie bei 80 Prozent aller Patienten eine Schmerzreduktion um mehr als die Hälfte ein, durchschnittlich um 60 Prozent. Bei über zwei Drittel der Patienten hält diese Wirkung mehr als drei Monate an. Weniger Schmerzmittel verbraucht noch nach zehn Monaten fast die Hälfte der Patienten (45 Prozent). Damit übersteigt die Wirkung der Blutegel – und das soll hier sehr deutlich gesagt sein – die Effektivität aller bisher bekannten konservativen schmerzlindernden Therapien der Kniegelenksarthrose bei Weitem. Häufig können Medikamente sogar abgesetzt und damit Nebenwirkungen reduziert werden.

Patientengeschichte Arthrose
Sport überlastet den Körper oft

Ein bewegtes Leben ist gesund, doch aktiver Sport fordert auch seinen Preis. Eine dreiundvierzigjährige Handballspielerin, früher Profisportlerin, suchte unsere Klinik auf. Nach ihrer aktiven Zeit hatte sie viel Fitness betrieben und Tennis gespielt. Doch irgendwann begannen ihre Knie leicht zu schmerzen, dann immer stärker. Weder Physiotherapie noch Schmerzmittel halfen. Fast ein halbes Jahr lief sie mit Gehstützen herum, schonte sich zu Hause auf Rat des Orthopäden, der Ruhe und das Hochlagern der Beine verordnete. Ihren Job als Leiterin eines Hotels strukturierte sie so um, dass sie das meiste vom Schreibtisch aus erledigen konnte. Aber die fehlende Bewegung machte sie nervös. Nachts schlief die Patientin nur noch unregelmäßig.

Der Orthopäde schlug vor, körpereigene Stammzellen zu entnehmen, aufzubereiten und zurück ins Knie zu spritzen, um neue Knorpelzellen wachsen zu lassen – einer der vielen neueren orthopädischen Therapieansätze, allerdings mit unsicherer Erfolgsquote. Oft wird auch Cortison gespritzt oder bei einer Kniespiegelung versucht, das Gelenk von störenden Knorpelresten zu befreien. Doch dabei kommt es nicht selten zu Infektionen. Umfassende Studien zeigen mittlerweile zudem, dass die Kniespiegelung nicht wirksamer als ein Placebo-Eingriff ist. Ein Verwandter riet der Ex-Sportlerin deshalb, alle Möglichkeiten natürlicher Methoden auszuschöpfen, bevor sie sich für eine OP entscheiden sollte. So kam sie zu uns und den Blutegeln.

Sechs Egel setzten wir an ihr linkes Knie an. Sie tranken noch, als das Gelenk schon deutlich abschwoll. Die Wunde blutete vierundzwanzig Stunden lang nach – aber die Patientin war danach schmerzfrei, komplett ohne Beschwerden. Die Wirkung hält meistens drei bis sechs Monate an, danach muss die Behandlung wiederholt werden. Diese Patientin war sogar nach einmaliger Behandlung fast zwei Jahre lang beschwerdefrei. Der Egel-Speichel kann die Arthrose selbst natürlich nicht beseitigen, doch enthält er schmerzstillende und entzündungshemmende

Substanzen. Die Wirkstoffe erreichen, so die Annahme, den gesamten Bereich des Gelenkes und seiner Umgebung, Bänder, Sehnen und Muskeln um die Bissstelle, sodass die Patientin sich unmittelbar nach der Behandlung wieder besser bewegen konnte und aus ihrer Schonhaltung herausfand. Einen Placeboeffekt haben die Tierchen sicherlich ebenfalls. Es sieht schon spektakulär aus, wenn sie sich festbeißen und im Rhythmus des Herzschlags trinken.

Die Sportlerin geht heute wieder dreimal pro Woche ins Fitnessstudio und ist ein absoluter Egel-Fan geworden: Sie hat Bekannte und Freunde zu uns geschickt – auch ihre Mutter. Bei der Neunundsechzigjährigen sind die Beschwerden nicht ganz verschwunden, haben sich aber gebessert. Deshalb kommt sie im nächsten Frühjahr zurück – zu uns »Blutsaugern«, wie sie uns liebevoll nennt.

So wird nun eine Blutegeltherapie durchgeführt

Wie wird nun eine Blutegeltherapie durchgeführt? Die zu behandelnde Stelle sollte nur mit Wasser gereinigt werden, da die Tiere Duftstoffe und Desinfektionsmittel nicht mögen und dann nicht beißen. Bei kühler, blasser Haut sollte der zu behandelnde Bereich zuvor durch ein heißes Bad oder heiße Auflagen stärker durchblutet werden. Der Blutegel wird dann sanft auf das Behandlungsareal aufgesetzt, am besten mit einem Handschuh. Eine Pinzette sollte nur in Ausnahmen verwendet werden, um den Blutegel nicht unnötig zu quälen und ihn eventuell zu verletzen. Das Wandern des Egels, sein Entfernen von der erwünschten Behandlungsstelle kann durch Überstülpen eines kleinen Schnaps- oder Schröpfglases verhindert werden. Hat der Egel gebissen, lässt man ihn ungestört, bis er nach etwa zwanzig bis sechzig Minuten abfällt.

Die Wunde wird dann locker mit einem dicken Watteverband oder einer saugfähigen größeren Windel verbunden, um das »Ausbluten« nicht zu behindern. Am nächsten Tag sollte die Bissstelle ärztlich kontrolliert werden. Kühlende Maßnahmen, ein Cool Pack oder ein Quarkwickel, lindern nach der Therapie eventuellen Juckreiz oder eine Rötung.

Blutegeltherapien können wiederholt werden – im Abstand von vier bis sechs Wochen oder nach Abklingen des Wirkeffekts – und stellen ein langfristiges Konzept der Arthrose-Behandlung dar. Sprechen die Patienten auf drei Behandlungsversuche nicht an, ist ein Erfolg unwahrscheinlich. In der Praxis hat sich bei Arthrose-Patienten eine zumindest zweimal pro Jahr durchgeführte Behandlung betroffener Gelenke bewährt.

Deutliche Erfolge auch bei Rhizarthrose, Sehnenentzündungen und Rückenschmerzen

Die Blutegelgeschichte ging erfolgreich weiter: Wir führten eine Studie zur Wirksamkeit bei Daumengelenksarthrose durch, der Rhizarthrose. Dies ist ein Leiden, das viele Menschen betrifft, besonders Frauen über fünfzig. Die Therapiemöglichkeiten sind sehr eingeschränkt, meist muss früher oder später operiert werden, um den Funktionserhalt des Gelenks zu sichern. Auch hier blieben die Blutegel ihren Erfolg nicht schuldig. Erneut zeigte sich eine deutliche Überlegenheit gegenüber der Diclofenac-Kontrolltherapie. Die Ergebnisse konnten wir im renommierten Journal *Pain* publizieren. Spätestens damit wurde die Renaissance einer uralten Therapie eingeleitet.

Blutegel wirken bei Arthrosen besser als Antirheumatika, Schmerzmittel oder Operationen.

Später konnten wir die Wirksamkeit der Blutegeltherapie auch beim sogenannten Tennisellenbogen (Epicondylitis) belegen, einer sehr schmerzhaften Sehnenentzündung, die bei chronischer Überanstrengung nach Sport, aber auch berufsbedingt auftreten kann. 2016 schließlich führte ich, nun schon am Immanuel Krankenhaus Berlin, eine Studie zur Wirksamkeit der Blutegeltherapie bei Rückenschmerzen durch – und wieder zeigte sich ein erheblicher Vorteil der Blutegeltherapie im Vergleich zu einer Standardbewegungstherapie bei diesem häufigen Volksleiden.

Aber wie geht es nun weiter mit der Blutegeltherapie? Die Ergebnisse aller Studien zur Kniegelenksarthrose wurden inzwischen von Gustav Dobos und seinem Essener Team in einer Metaanalyse zusammengefasst; das sind statistische Überprüfungen, die Unterschiede bei der Vorgehensweise herausrechnen, um so zu einer Gesamtbewertung zu kommen. Angesichts der für die Blutegel so überzeugenden Datenlage müssten sich die Krankenkassen eigentlich entschließen, die Finanzierung dieser Therapie im Bereich Arthrosen und Schmerz – das sind in Deutschland etwa 40 000 Fälle pro Jahr – zu übernehmen. In der Gesamtbewertung sind Blutegel die bestmögliche beschwerdelindernde Therapie bei schmerzhaften Arthrosen – besser als Antirheumatika, Schmerzmittel und manche Operationen. Die Vorurteile gegenüber dieser »archaischen« Therapie sind jedoch schwer zu überwinden, auch wenn alle notwendigen wissenschaftlichen Beweise vorliegen. Deshalb müssen Patienten leider das Verfahren (zwischen 50 und 120 Euro pro Sitzung) weiterhin aus eigener Tasche bezahlen, während die Kosten für orthopädische Injektionen und Gelenkspiegelungen und andere technische Interventionen, die keinesfalls wirksamer sind, übernommen werden.

> Angesichts der für die Blutegel so überzeugenden Datenlage müssten sich die Krankenkassen eigentlich entschließen, die Finanzierung dieser Therapie im Bereich Arthrosen und Schmerz zu übernehmen.

500 000 Blutegel werden bereits jährlich in Deutschland eingesetzt. Ich persönlich kenne keinen einzigen Fall einer schweren Komplikation in der naturheilkundlichen Anwendung. Die häufigsten Nebenwirkungen waren der schon erwähnte Juckreiz und Rötungen an der Bissstelle – beides verschwand wieder nach einigen Tagen – oder eine verlängerte lokale Nachblutung, auf die man sich einstellen kann. Kontraindikationen, also Gegenanzeigen, sind zum Beispiel Gerinnungsstörungen oder medikamentös verabreichte Gerinnungshemmer. Auch Patienten mit abgeschwächter Immunreaktion sollten keine Blutegelbehandlung erhalten.

In den USA gelten Blutegel als Medizinprodukt, in Deutschland hatte man sich vor mehreren Jahren entschieden, die Blutegel als Arzneimittel einzustufen. Damit wurde leider auch der bürokratische Aufwand, Studien zur Wirksamkeit durchzuführen, massiv erhöht. Einmal hatte ich das zweifelhafte Vergnügen, bei einer Anhörung am Bundesinstitut für Arzneimittel und Medizinprodukte (BfArM) in Bonn zusammen mit der Biebertaler Blutegelzucht dabei zu sein. Dort wurden wir dann salopp aufgefordert, doch große Studien mit vielen hundert bis tausend Patienten durchzuführen, um die Wirksamkeit noch besser zu belegen. Auf meine Frage, woher denn das Geld kommen solle, gab es nur Achselzucken.

Wir können nur hoffen, dass vor lauter Regulationseifer die so hochwirksamen Blutegel nicht irgendwann auf der Strecke bleiben. Bis dahin werden sie bei den Patienten immer wieder eine Berg-und-Talfahrt auslösen, von Unglauben bis zu Begeisterung, die häufig sogar in Kosenamen für die Egel endet. Als uns die Reviewer eines Forschungsantrags, den wir am National Institutes of Health in den Vereinigten Staaten gestellt hatten, mitteilten, sie könnten sich nicht vorstellen, dass sich Patienten freiwillig einer solchen Therapie unterziehen würden, führten wir eine Befragung bei fast 400 ehemaligen Patienten durch, um den »Ekelfaktor« zu ermitteln. Es stellte sich heraus, dass weniger als zehn Prozent aller Patienten eine Abscheu vor der Therapie empfanden, die in der Regel nach der ersten Behandlung verschwand.

Blutegelspeichel – entzündungshemmend und schmerzstillend

Schon nach der Publikation meiner ersten Blutegelstudie hatte ich das Vergnügen gehabt, Besuch von einer anerkannten Forscherin auf dem Gebiet des Blutegelspeichels zu bekommen: Professorin Isolda Bascova aus Moskau, eine rüstige, hellwache achtzigjährige Dame wollte unsere Essener Klinik kennenlernen und von unseren Erfahrungen hören. Sie hatte in früheren Jahren mit ihrem Team mehr als dreißig pharmakologisch aktive Substanzen aus dem Speichel der Tiere isoliert und die Ergebnisse in wissenschaftlichen Arbeiten publiziert. Die meisten der von ihr gefundenen Substanzen erwiesen sich als entzündungshemmend und schmerzstillend. Sie ging aber auch davon aus, dass noch weit mehr wirksame Substanzen im Speichel enthalten sind.

Als ich damals mit Isolda Bascova über den Einsatz der Blutegel diskutierte, übergab sie mir zum Schluss die druckfrische Ausgabe ihres neuesten Buchs. Ich verstand kein Wort des russischen Textes, aber ich staunte, als ich die Bilder sah. Offenbar wurden an ihrer Klinik viel mehr Erkrankungen mit Blutegeln behandelt als bei uns – so bei Mittelohrentzündungen, Lebererkrankungen oder Herzschwäche, bei Gicht am Zehengelenk und sogar bei Hämorrhoiden. Beim heutigen Stand unserer Forschung würde ich noch nicht so weit gehen. Erst kürzlich erfuhr ich aber, dass das Team von Isolda Bascova inzwischen mehr als 200 bioaktive Substanzen aus dem Blutegelspeichel identifiziert hat. Das Staunen über die Blutegel geht also weiter.

Im Blutegelspeichel finden sich mehr als 200 bioaktive, durchblutungsfördernde, schmerzlindernde und entzündungshemmende Substanzen.

Der Erfolg ist umso größer, je dichter man an das Gelenk kommt. Beim tiefer liegenden Hüftgelenk ist er nicht so gut – aber auf diesem Sektor arbeitet glücklicherweise die moderne orthopädische Chirurgie sehr erfolgreich. Bei Knie-, Daumen- und Handgelenks-, bei Schulter- und Sprunggelenksarthrosen setzen wir Blutegel regelmäßig ein. Leider eignet sich die Therapie nicht für die häufige Polyarthrose der Hand: Die Finger haben zu wenig Bindegewebe oder Fett, als dass die Blutegel hier ordentlich beißen und saugen könnten (außer jemand hat sehr fleischige Finger). Unseren Patienten in der Klinik und in der Ambulanz empfehle ich aber eine Blutegeltherapie auch bei anderen Schmerzzuständen wie Rückenschmerzen oder Neuralgien – dann, wenn keine andere Behandlung ausreichend lindert.

Es gibt übrigens noch ein anderes Anwendungsgebiet für die Blutegeltherapie: Seit Anfang der Achtzigerjahre werden die Tiere sehr erfolgreich in der Mikrochirurgie, vor allem nach Transplantationen, eingesetzt, wo sie venöse Stauungen reduzieren und dadurch die Versorgung des Transplantats erleichtern.

Schröpfen – eine antike Heilmethode wird neu entdeckt

Die Behandlung mit Blutegeln stellte sich also als nachweislich erfolgreich heraus. Das machte mich neugierig – könnte auch an anderen »archaischen« Heilverfahren etwas dran sein? Zum Beispiel am Schröpfen? Berichte über dessen positive Wirkung bei Schmerzen, Schwindel oder Entzündungen der Gelenke finden sich in sämtlichen traditionellen Heilsystemen – in Tibet, China und Indien genauso wie in der antiken griechisch-römischen, arabischen und mittelalterlich europäischen Medizin. Gleichzeitig sagen Skeptiker naturheilkundlicher Verfahren, dass eine lange Tradition eines Heilverfahrens noch nichts über ihre Wirksamkeit aussagt.

Genau das ist die Frage. Kann man das einfach mit Aberglauben abtun, wenn ein Verfahren über einen solch langen Zeitraum Bestand hat und erfolgreich in der Volksmedizin eingesetzt wird? Und »unplausibel«, wie Kritiker sagen, ist Schröpfen auch nicht. Das Wirkprinzip der gläsernen Schröpfköpfe ist Unterdruck – der beim Abkühlen entsteht oder durch das Abpumpen der enthaltenen Luft über einen Gummiball. Der Unterdruck hebt die Oberhaut von den tiefer liegenden Schichten ab, was die Durchblutung lokal verstärkt und den Lymphstrom anregt. Gleichzeitig wirkt das Schröpfen aber auch über spezielle Nervenbahnen auf entferntere Regionen.

Studien, welche die Anwendungsmöglichkeiten des Schröpfens systematisch testen, sind jedoch noch rar. Am Krankenhaus Moabit untersuchte eine Arbeitsgruppe unter Malte Bühring die Wirkung von blutigem Schröpfen. Beim blutigen Schröpfen wird die Haut leicht angeritzt, bevor das Schröpfglas aufgesetzt wird, das sich dann in den nächsten zehn bis fünfzehn Minuten mit einem Gemisch aus Blut und Lymphflüssigkeit füllt. Die Schröpfköpfe können auf unterschiedlichen Zonen angesetzt werden, am Rücken oder vom Nacken bis zur Hüfte. Die Behandlung wurde an der Schulter durchgeführt, und faszinierend war, dass sie auf das Karpaltunnelsyndrom (Beschwerden am Handgelenk) wirkte. In der Naturheilkunde ist so etwas aber nicht ungewöhnlich. Anatomisch sind derartige Reflexzonen, also Haut-, Muskel- und

Reflexzonen für eine Schröpfkopfmassage

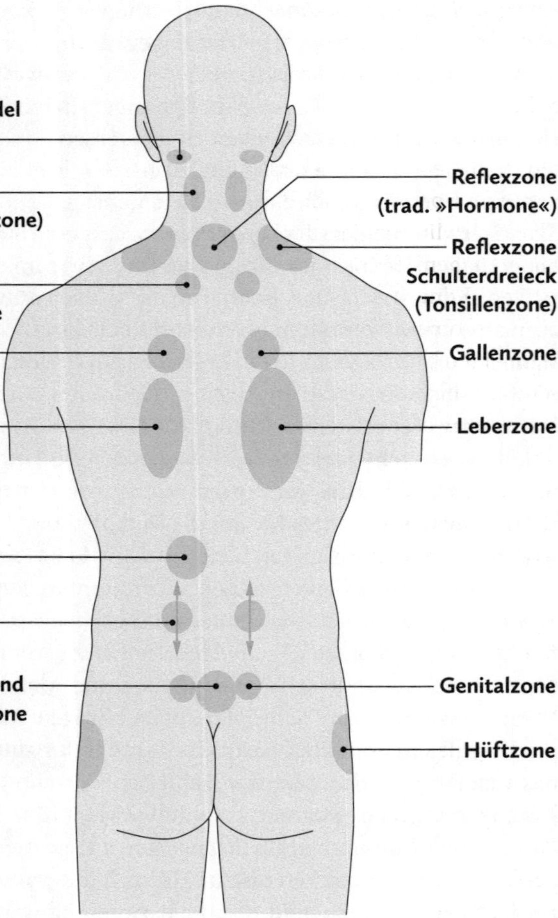

Bindegewebszonen, die die gesamte Körperdecke überziehen, schon seit über hundert Jahre bewiesen. Man kann also bei einer Gallenkolik Schmerzen am Schulterblatt haben oder bei einer Blasenentzündung Beschwerden im unteren Rücken verspüren. Und daher kann man auch mit einer Behandlung am Hals und an der Schulter eine Wirkung an den Händen auslösen.

Der Sache mit dem Karpaltunnelsyndrom wollte ich nun näher auf den Grund gehen. Der Karpaltunnel ist der Raum zwischen den Handwurzelknochen und einem Bindegewebsband. Durch ihn laufen verschiedene Sehnen und der wichtigste Nerv für die Hand, der die Empfindungsfähigkeit des Daumens, des Zeige- und zum Teil auch Mittelfingers regelt und diverse Muskeln steuert. Durch Verletzungen, hormonelle Störungen, Rheuma oder Diabetes kann sich der Kanal verengen und der Nerv wird geschädigt. Das führt zu Symptomen wie nächtlichem Kribbeln und Taubheitsgefühlen, Schmerzen beim Greifen sowie Muskelabbau. Häufig muss bei dieser Krankheit operiert werden. Wir wollten die Beschwerden aber konservativ behandeln, mit Schröpfen.

Eine nächste Studie wurde durchgeführt. Die erste Teilnehmergruppe wurde blutig geschröpft, eine zweite erhielt eine angenehme Wärmepackung auf die Schulter. Nach einer Woche waren die Ergebnisse eindeutig: Das Schröpfen führte zu einer sehr deutlichen Linderung der Beschwerden – nicht nur die Schmerzen, auch die Empfindungsstörungen waren zurückgegangen. Andere Forscherteams konnten die Wirksamkeit des Schröpfens inzwischen bei Nacken- sowie Rückenschmerzen und sogar bei Kniegelenksarthrose belegen.

Übrigens ist das trockene, einfache Schröpfen, bei dem die Haut nicht angeritzt wird, unkompliziert, die notwendigen Glasköpfe kann man in jeder Apotheke oder online kaufen. So können sich Partner oder Familienmitglieder gegenseitig schröpfen. Entspannend und schmerzlindernd ist auch die aus der chinesischen Medizin stammende Schröpfmassage, bei der ein einzelnes Schröpfglas im Zustand des Unterdrucks über die zuvor eingeölte Haut geführt wird. Das blutige Schröpfen sollte durch Therapeuten vorgenommen werden.

Der doppelte Nutzen der Blutspende

Nachdem sich nun auch das Schröpfen als seriöse Therapiemethode entpuppte, lag es auf der Hand, zum »Äußersten« zu schreiten. Der Aderlass hatte nun wahrlich einen schlechten Ruf in der modernen Medizin. Zwar gab es genügend Quellen, die auf eine sinnvolle und zielführende Praxis im alten Griechenland und Rom hinwiesen, doch im 18. und 19. Jahrhundert war dieses Wissen weitgehend verloren gegangen. Kranke wurden durch mehrere Aderlässe von jeweils einem halben Liter regelrecht entleert, man nannte das auch Vampirismus. Ein bekanntes Opfer dieser unguten Praxis war der erste US-amerikanische Präsident George Washington, dem wegen einer akuten Kehlkopfentzündung 1799 mehr als eineinhalb Liter Blut abgenommen wurden, was wohl seinen Tod im selben Jahr mitverursacht hat. Seine Ärzte hatten die Vorstellung, sie könnten so die »schlechten Säfte« beseitigen, die die Infektion ihrer Ansicht nach verursacht hatten.

Ergab es Sinn, so eine schlecht beleumundete Therapie noch einmal wissenschaftlich zu untersuchen? Vor Jahren hatte ich einmal recherchiert, ob konzentriertes oder weniger konzentriertes, also »dickes« oder »dünnes« Blut Einfluss auf die Gesundheit hatte. Dabei war mir aufgefallen, dass vieles für eine Blutverdünnung sprach, denn bei einem niedrigen Anteil von roten Blutkörperchen ereigneten sich weniger Herzinfarkte und Schlaganfälle. Forscher aus den USA vermuteten sogar aufgrund der Tatsache, dass Frauen vor den Wechseljahren weniger oft als Männer einen Herzinfarkt oder Schlaganfall erleiden, einen Zusammenhang mit ihrer Menstruationsblutung. Diese Annahme wurde allerdings nie eindeutig belegt.

Dennoch mehrten sich die Hinweise, dass bei Menschen mit zu vielen roten Blutkörperchen ein Aderlass günstig sein könnte. So publizierte der US-amerikanische Hämatologe Jerome L. Sullivan bereits 1991 einen Artikel mit der Überschrift »*Blood donation may be good for the donor*« (Blutspende kann gut sein für den Spender). Ich ging – wie ich es gelernt hatte – zurück zu den Quellen. In den übersetzten Schriften des antiken griechischen Arztes Galen fand ich eindeutige Indikationen zum Aderlass: Insbesondere würden Patienten mit »Schlagfluss«, also mit Neigung zum Schlaganfall, mit rotem Gesicht und Übergewicht, von diesem Vorgehen profitieren. Ich entdeckte auch eine Doktorarbeit, betreut von Walter Zidek, heute Ordinarius für Hypertensiologie und Nephrologie an der Charité. In ihr wurde nachgewiesen, dass sich ein Aderlass blutdrucksenkend bei Menschen mit einer Nierentransplantation auswirkte, deren Blutdruck sich medikamentös nicht regulieren ließ. Umgehend nahm ich mit meinem Kollegen Kontakt auf. Zidek bestätigte die damaligen Befunde, gab aber zu bedenken, dass ihm der Aufwand doch zu groß erscheine, um einen Bluthochdruck mittels Aderlass zu therapieren.

Aufwand hin oder her. Ich war tagtäglich mit Patienten konfrontiert, die mich verzweifelt nach Möglichkeiten fragten, um weniger Tabletten einnehmen zu müssen. Also begannen wir eine Studie zum Aderlass: Vierundsechzig Patienten mit erhöhtem Blutdruck und Übergewicht wurden in zwei Gruppen geteilt. Die eine Gruppe erhielt zwei Aderlässe im Abstand von vier Wochen mit je 400 ml Blut (der Mensch hat insgesamt fünf bis sechs Liter Blut), die andere musste auf diese Therapie warten. Die Resultate waren beeindruckend. Sechs Wochen nach Beginn der Studie war der Blutdruck in der mit Aderlass behandelten Gruppe um einiges niedriger, als hätten sie bestimmte Medikamente eingenommen. Wie konnte das sein?

Um das herauszufinden, nahm ich Kontakt mit dem US-amerikanischen Hämatologen Leo Zacharski auf, der vor mehreren Jahren eine große Studie zum Aderlass bei schweren Durchblutungsstörungen der Beine, der sogenannten Schaufensterkrankheit, durchgeführt hatte. Mehr als 1200 Risikopatienten nahmen an ihr teil, wobei einige mehrmalig Aderlässe erhielten, andere keine zusätzlich Therapie. Zacharski wollte belegen, dass ein Aderlass nicht nur die Durchblutung verbessere, sondern auch das Leben dieser Risikopatienten verlängere. Das zeigte sich jedoch nur bei den unter fünfundsechzigjährigen Studienteilnehmern. Dieses Ergebnis war für mich trotzdem nicht enttäuschend, da selbst die antiken Ärzte schon darauf hingewiesen hatten, dass der Aderlass vor allem für jüngere Menschen zu erwägen sei.

Leo Zacharski hatte die Vermutung, dass die blutdrucksenkende Wirkung des Aderlasses nicht allein durch die Reduzierung des

Flüssigkeitsvolumens in den Adern komme, sondern mit der Absenkung des Eisenspeicherproteins Ferretin im Blut zusammenhänge. Schon länger nahm man an, dass ein hoher Ferritin- und Eisenspiegel sich ungünstig auf die Gefäßgesundheit auswirken könnte. Studien aus Skandinavien hatten bereits mehrfach gezeigt, dass bei einem erhöhten Ferritinspiegel Herzinfarkte und Schlaganfälle zunehmen. Wir konnten dann auch bestätigen, dass der blutdrucksenkende Effekt mit dem Absenken des Ferritins in einem Zusammenhang stand.

Zu viel Eisen im Blut schadet

Viele Menschen haben durch eine extrem fleischreiche Ernährung einen zu hohen Ferritinspiegel. Eine wichtige Rolle spielt bei Menschen mit stark erhöhten Ferritinwerten aber auch häufig ein Gen, das Hämochromatose-Gen. Dieses Gen ist in der europäischen Bevölkerung nicht selten und führt bei voller Ausprägung zu ernsten Organerkrankungen durch die dadurch hervorgerufenen Eisenablagerungen. Man fand aber auch heraus, dass Menschen, die durch dieses Gen mehr Eisen in ihrem Körper speichern, gleichzeitig weniger Eisen in den Abwehrzellen ihrer Mundhöhle besitzen. Es wird vermutet, dass Träger dieses Gens zuzeiten der großen Pestepidemien einen Überlebensvorteil hatten, denn Erreger benötigen Eisen, um sich erfolgreich im Körper ausbreiten zu können. Jedenfalls kam es insbesondere im Mittelalter zu einer schnellen Ausbreitung dieses Eisenspeicher-Gens. Allerdings wird das bessere Überleben bei Pest mit späteren Nachteilen der Eisenüberladung erkauft.

Inzwischen konnte nachgewiesen werden, dass ein erhöhter Eisengehalt zu vermehrter Spannung in den Blutgefäßen sowie deren innerer Schichten (Endothel) und zu einer verstärkten Oxidation von Blutfetten führt. Die Eisenüberladung kann aber auch bei der genetischen Erkrankung Hämochromatose Organe schädigen. Forscher um den US-amerikanischen Endokrinologen Donald A. McClain von der Wake Forest School of Medicine konnten in

Experimenten nachweisen, dass Eisenüberladung das Adiponektin reduziert, ein Hormon, das vor Diabetes schützt. Gleichzeitig erhöht es die Insulinresistenz der Zellen, was die Bauchspeicheldrüse weiter erschöpft. Ein Aderlass erhöht in der Folge den Spiegel dieses Hormons, senkt den Insulinspiegel und verbessert damit die Zuckerregulation. Zu den Zusammenhängen zwischen Diabetes und Gefäßerkrankungen passt, dass Frauen vor der Menopause weniger anfällig für Diabetes und Gefäßerkrankungen wie Herzinfarkt sind. Danach gleicht sich ihr Risiko an das der Männer an. Schließlich müssen wir bei unseren heutigen Lebensbedingungen nur sehr selten länger blutende Verletzungen ertragen. Auch hier verlieren wir kein Eisen mehr.

Das Entfernen von zu viel Eisen aus dem Körper kann möglicherweise auch vor Krebs schützen. In einer Langzeit-Auswertung seiner Studie nach fünf Jahren fand Leo Zacharski in der Gruppe, die regelmäßig zur Ader gelassen wurde, auch eine deutlich niedrigere Anzahl von Krebsfällen. Die im *Journal of the National Cancer Institute* publizierten bemerkenswerten Ergebnisse wurden dort mit einem wertschätzenden Begleitkommentar versehen: »Die Resultate erscheinen fast zu schön, um wahr zu sein.«

Zurück zu unserer eigenen Studie. Nach ihrer Veröffentlichung bekam ich sehr viele Briefe, in denen mir Patienten unter anderem berichteten, dass ihr Blutdruck immer normal gewesen sei, solange sie regelmäßig zum Blutspenden gegangen seien. Den Hochdruck hätten sie erst, seit sie aus Altersgründen dies nicht mehr tun dürften. Gut in Erinnerung ist mir ein eigener Patient geblieben, der mich inständig darum gebeten hatte, einen Aderlass durchzuführen, da auch er seit zwei Jahren nicht mehr Blut spenden könne. Seither steige sein Blutdruck. Er hatte das, was die Ärzte der Antike als »Fülle« beschrieben: rote Wangen, leicht schwitzend, nur mit einem T-Shirt bekleidet, obwohl es draußen frisch war. Wir einigten uns auf einen Aderlass, nur um zu sehen, ob es half, und tatsächlich – der Blutdruck sank sehr deutlich.

Diese Erlebnisse machten mir Mut. Wie wäre es also, fragte ich mich, eine Blutspende als »Aderlass« zu nutzen? Schon 1998 war das von einer finnischen Forschergruppe um J. T. Salonen postuliert worden. Warum sollte man nicht Gutes tun und dabei Gutes erfahren? War das nicht eine klassische Win-win-Situation?

Ich kontaktierte Abdulgabar Salama, Professor für Transfusionsmedizin an der Charité. Salama hatte sich mit der Geschichte der arabischen Medizin beschäftigt und kannte den Aderlass durch Ibn Sina, den legendären persischen Arzt aus dem 11. Jahrhundert, auch Avicenna genannt. Kurz darauf machten wir uns ans Werk mit rund 300 Patienten aus dem Charité-Transfusionsdienst. Ihnen wurde empfohlen, den gesetzlichen Empfehlungen folgend, maximal alle drei Monate (Frauen) oder alle zwei Monate (Männer) zur Blutspende zu kommen. Wir erfassten ein Jahr lang sehr genau ihren Blutdruck und andere Risikofaktoren für Herz- und Gefäßkrankheiten. Ungefähr die Hälfte der Patienten wies einen zu hohen Blutdruck auf – hier interessierte uns natürlich besonders der Verlauf durch die regelmäßige Blutspende. Das Ergebnis: Je höher der Blutdruck war, desto ausgeprägter die Blutdrucksenkung.

Geben wir etwas von unserem Blut ab, werden umgehend junge, elastische rote Blutkörperchen gebildet.

Die Wirksamkeit des Aderlasses in der Bluthochdrucktherapie war nun belegt. Beide Studien waren von der Carl und Veronica Carstens-Stiftung unterstützt worden, die auch forderte, dieser Therapie mehr Aufmerksamkeit zu schenken. Da weltweit ein Mangel an Blutkonserven herrscht, scheint es eine gute Sache zu sein, Spender und potenzielle Kandidaten auf ihren eigenen gesundheitlichen Nutzen hinzuweisen. Und das gilt auch für ältere Patienten.

Möglicherweise kommt aber noch ein weiterer Aspekt hinzu, der die Wirkung von Blutspende und Aderlass bei Bluthochdruck erklärt. Geben wir etwas von unserem roten Saft ab, stimulieren wir das Knochenmark, das umgehend mit der Bildung neuer roter Blutkörperchen beginnt. Ein normales Blutkörperchen lebt etwa 120 bis 160 Tage. Es überrascht nicht, dass junge Blutkörperchen geschmeidiger und flexibler sind als alte. Werden wir nun zur Ader gelassen, erhöht sich die Rate an jungen Blutkörperchen und der Blutfluss funktioniert auch in den kleinsten Kapillaren. Am Ende kann auch das zu einem niedrigen Blutdruck führen. Somit ist der Aderlass eine Art hauseigene »Frischzellenkur«.

Überhaupt gibt es noch vieles im Blutkreislauf zu entdecken: So wurde in einer Tierstudie älteren Mäusen Blut von jüngeren Tieren übertragen. Danach verlangsamte sich der Abbau ihrer Hirnleistung, die Atrophierung der Nervenzellen wurde gebremst. Man vermutet, dass im älteren Blut ein sogenannter »Aging«-Faktor, das β2-Mikroglobulin, vorhanden ist, das auf diese Weise reduziert wurde. Vielleicht ließe sich dieser Faktor auch durch Aderlass beeinflussen, doch das können wir bislang noch nicht beweisen.

Die Ferritinabsenkung ist mithin aber nicht für alle kardiologischen Patienten und vor allem nicht für welche mit Herzschwäche geeignet. Aufgrund der dabei bestehenden schlechteren Sauerstoffversorgung ist es sogar sinnvoll, wenn sie Infusionen mit Eisen bekommen. Hingegen hilft regelmäßiger Aderlass bei der immer häufiger auftretenden und gar nicht so ungefährlichen Fettleber. Sie bildet sich hierbei zurück. Noch besser wäre allerdings eine vegetarische und damit eisenarme Ernährung. Das aber gilt natürlich auch für viele Bluthochdruck-Patienten, für die gesünderes Essen, eine Gewichtsabnahme, mehr Bewegung und eine Stressreduktion die wichtigsten Therapiemaßnahmen wären. Der Aderlass darf nicht zur Ausflucht vor einer Lebensstiländerung werden.

Patientengeschichte Schlaganfallrisiko
Blutverlust mit Gewinn

»Kleine Wattebäusche« hätte sie im Kopf gehabt, beschrieb eine Zahnärztin Anfang sechzig ihren Zustand, als eine große Ader in ihrem Gehirn weitgehend verstopft war – sie hatte bereits Mühe gehabt, Worte zu finden. Ihr oberer Blutdruckwert lag bei 230 statt der normalen 120! Die Zahnärztin hatte Stress an vielen Fronten: Die Praxis stand unter wirtschaftlichen Zwängen, der Ehemann überließ die Familie ihr, die jüngere Tochter betrieb Leistungssport und musste zu den Wettbewerben begleitet werden. Es war einfach viel zu viel.

Nach dem Schlaganfall-Alarm blieb die Patientin einige Tage im Krankenhaus, danach versuchte ihr Kardiologe, den Blutdruck in den Griff zu bekommen – vergeblich. Über ein halbes Jahr lang probierte er mit allen möglichen Medikamenten, eine Besserung zu erzielen. Schließlich gab ihr ein Labormediziner der Charité den Tipp, das Thema ganzheitlich anzugehen – und sie meldete sich in unserer Mind-Body-Medizin-Abteilung an.

Um die Zahnärztin erst einmal von ihren hohen Werten herunterzubringen, haben wir sie zur Ader gelassen: Das fördert die Bildung junger Blutzellen, die noch geschmeidig sind und besser durch die Äderchen gleiten. Als weiterer Effekt wird das Eisenspeicherprotein reduziert, das mit dazu beiträgt, dass sich die Gefäßwände verhärten und unelastisch werden. Zweimal im Abstand von sechs Wochen haben wir insgesamt 500 Milliliter Blut entnommen. Das senkte den Druck deutlich ab.

Vom Mind-Body-Team lernte die Zahnärztin, ihr Verhalten zu verändern. Keiner von uns kann Stress wirklich abstellen – aber wir können ihn uns bewusst machen und eine neue Art finden, wie wir mit ihm umgehen. Es klingt scheinbar einfach, aber sie hat sich angewöhnt, »nein« zu sagen. Die Patientin hat ihre Arbeitszeit auf die Hälfte reduziert und eine zusätzliche Kraft eingestellt. Sie hat Qigong eingeübt, eine Bewegungsart, die sie nicht zusätzlich durch Leistung stresst.

Weiterhin hat die Zahnärztin den Mut gefunden, sich gegenüber ihrer Familie besser abzugrenzen. Am Anfang machte ihr Mann noch Bemerkungen wie: »Mein Mantel hängt leider noch in der Reinigung, meine Frau ist ja donnerstags immer nicht da …« Doch inzwischen hat ihre gesamte Familie verstanden, dass sie sich selbst manchmal in den Vordergrund stellen muss, um gesund zu bleiben. Sie nimmt sich Zeit für sich, besucht alte Freunde, macht regelmäßig Aderlass und eine Musiktherapie.

Wenn der Stress die Zahnärztin heute packt, greift sie auf einen »Quickie« zurück – eine kurze Atemmeditation, bei der sie einatmet, von zehn rückwärts zählt und erst wieder ausatmet, wenn sie bei eins angelangt ist. Und war der Tag besonders schlimm, nimmt sie abends ein Bad mit Lavendelöl. Sie kann messen, dass das ihren Blutdruck sofort um zehn Punkte senkt. Im Moment ist er im Schnitt bei 140 / 80. Fast perfekt.

Die Alten hatten doch recht

Das Wort »blutarm« ist in unserem Sprachgebrauch negativ besetzt, und tatsächlich kann es, vor allem bei jüngeren Frauen, durch heftige Menstruationsblutungen oder regelmäßige Blutspenden auch zu einem Eisenmangel kommen. Eisen im Körper ist ein typisches zweischneidiges Schwert. Haben wir zu wenig davon und eine Blutarmut, ist es ungut, wenn wir aber zu viel davon haben, entstehen andere, nicht weniger gewichtige Probleme. Generell ist ein Eisenmangel in unseren westlichen Wohlstandsgesellschaften allerdings eher sehr selten. Er ist ein großes Problem in Ländern mit unzureichender Nahrungsversorgung.

Wenn ich Studien zu den »*big three*« der traditionellen Heilverfahren betrachte, zu Blutegeln, Schröpfen und Aderlass, so wird deutlich, dass auch vor Hunderten von Jahren Ärzte hochwirksame Verfahren – unter den damaligen technischen Bedingungen – eingesetzt haben. Eine Überprüfung solcher tradierten Verfahren lohnt sich allemal. In der Wissenschaftsszene fehlt aber die Neugierde dafür – mangels Sponsoren. Vergangenes wird als altmodisch oder überholt abgelehnt. So hatte mir auch Leo Zacharski erzählt, dass er bei seinen Publikationen ganz bewusst die Ferritin-Reduktion in den Vordergrund gestellt hatte: »Wenn du von Aderlass schreibst, bist du draußen«, warnte er mich, »das will niemand hören.« Ich hielt das für übertrieben, wurde aber eines Besseren belehrt. Bei Einreichung des Manuskripts an Fachzeitschriften bekam ich zunächst eine Absage nach der anderen. Offen wurde mir zu verstehen gegeben, die wissenschaftlichen Daten seien ja beeindruckend, aber man würde nicht glauben, dass so eine »antiquierte« Therapie einen Platz in unserer modernen Medizin hätte.

Die Öffentlichkeit jedoch reagierte völlig anders. Als wir zum Beispiel in der *Westdeutschen Allgemeinen Zeitung* Probanden für unsere erste Aderlass-Studie suchten, konnte ich mich kaum vor Anfragen retten. Dieses Verfahren hat eine riesige Akzeptanz und hat sich als sinnvolle und vielversprechende Erweiterung der therapeutischen Möglichkeiten etabliert. Ich empfehle jedoch immer eine ärztliche Begleitung und Überprüfung der Werte.

Wasser als Heilmedium

Die Hydrotherapie

Von frühester Kindheit an gehörte die Kneippsche Wasserheilkunde, Teil der modernen Hydrotherapie, zu meinem Alltag, denn schon mein Vater und Großvater hatten ja Kneippmedizin betrieben. Für mich war ein Leben mit kalten Güssen und Bädern ganz normal – auch wenn ich nicht so recht verstand, warum mein Vater noch im November sein morgendliches Bad im Garten nahm, im eiskalten Wasser unseres kleinen Schwimmbeckens. Da hätten mich so kurz vor dem Winter keine zehn Pferde hineingebracht.

Damals war die große Zeit der Kurortmedizin in Deutschland. Bei uns zu Hause im kleinen Kurort Bad Waldsee, aber auch in Städten wie Essen gab es Parkanlagen mit Becken zum Wassertreten für die breite Bevölkerung. In lokalen Kneippvereinen wurde die Hydrotherapie von Generation zu Generation gepflegt und weitergegeben. Doch als ich meine ärztliche Ausbildung absolvierte, hatte sich das Blatt schon gewendet. Während es bis in die Achtziger- und Neunzigerjahre noch selbstverständlich war, dass jedes Krankenhaus eine Abteilung für Physikalische Therapie und auch Hydrotherapie hatte, so schwand deren Bedeutung rapide. Badewannen wurden entfernt, und Behandlungsräume für Kneipp-Güsse verstaubten, bis sie endgültig für Endoskopien, Lungenprüfungen und andere funktionsdiagnostische Tests umgebaut wurden.

Leider sind nach und nach die Physikalische und die Hydrotherapie aus unseren Krankenhäusern verschwunden.

Wasser – das vielleicht älteste Heilmittel der Welt

Wasser ist eines der ältesten Heilmittel der Welt. Die Thermen in Rom hatten einen klassischen Aufbau, beginnend mit einem Heißwasserraum, dem Caldarium, der mit Holzschuhen betreten wurde, da der geheizte Boden Temperaturen von bis zu 50 Grad Celsius erreichte. Man konnte dort in Wannen mit heißem Wasser steigen. Nach einem Zwischenbereich folgte das Frigidarium mit einem Kaltwasserbecken, in dem man sich abkühlte. In den römischen Caracalla-Thermen befanden sich im Kaltbad 1600 Marmorsessel, auf denen man sich sitzend mit kaltem Wasser begießen lassen konnte. In den großen antiken Badeanlagen existierten auch Schwitzbäder ohne Wasser, vergleichbar mit unserer modernen Sauna, und Behandlungsräume für Masseure und Ärzte.

Schwitz- und Wannenbäder gab es seit dem Mittelalter auch im nördlichen Europa – Ritter und Soldaten hatten diese Bräuche von ihren Kreuzzügen mitgebracht. Doch ansteckende Erkrankungen wie die Pest oder die Syphilis, aber auch der Bannstrahl der katholischen Kirche, der das vergnügliche Treiben in den Badehäusern ein Dorn im Auge war, führten dazu, dass die Bäder nach und nach geschlossen wurden. Erst im Barock wurde die Heilkraft des Wassers wiederentdeckt, von Vater und Sohn Hahn, zwei schlesischen Ärzten. Der Sohn, Johann Siegmund Hahn, schrieb 1783 das Buch *Unterricht von Krafft und Würckung Des Frischen Wassers In die Leiber der Menschen, besonders der Krancken Bey dessen Innerlichen und äusserlichen Gebrauch*, das rund hundert Jahre später den Theologiestudenten Sebastian Kneipp inspirierte.

Wasser ist das Medium, das am besten Wärme und Kälte transportiert – bei Wärme entspannt sich die Muskulatur, die Durchblutung wird angeregt und die Körpertemperatur kann angehoben werden. Die Folge dieser Prozesse sind jede Menge positiver Effekte auf den Körper – Abwehrzellen werden aktiviert sowie Hormone und andere Botenstoffe ausgeschüttet. Kältereize durch Wasser wirken wiederum schmerzlindernd und entzündungshemmend. Dadurch, dass sich die Gefäße zusammenziehen und der Körper entgegenarbeitet, kommt es zu einer ausgeprägten Reiz-Reaktion, die den gesamten Stoffwechsel beeinflusst. Am effektivsten sind deshalb Wasseranwendungen, die Wärme und Kälte im Wechsel zuführen.

Die Kneipp-Wasserheilkunde wiederentdecken

Die Kneipp-Medizin war also in den Achtziger- und Neunzigerjahren völlig aus der Mode gekommen; es fehlte ihr zum Beispiel die Exotik der sich immer mehr verbreitenden Akupunktur. Viele Bemühungen wurden unternommen, um das Image zu ändern: Porträts von Pfarrer Kneipp wurden im Andy-Warhol-Stil poppig gestaltet, auch wurde nach neuen Marketing-Begriffen gesucht, etwa »Kneippness«, doch alles ohne wesentlichen Erfolg. Kneipp war »out« und blieb es, zumindest für die jüngeren Generationen. Zeige ich in meinen Vorlesungen Bilder vom Wassertreten und frage, wer diese Therapie kennt – dann sind die Meldungen der Studenten spärlich.

Am effektivsten sind Wasseranwendungen, die Wärme und Kälte im Wechsel zuführen.

Vor allem hat Kneipp in der Medizin keine Lobby mehr. Leider. Für eine Kneipp-Anwendung in einer ärztlichen Praxis oder in einem Krankenhaus war die Vergütung lächerlich gering, zumal die Personal- und Wasserkosten immer mehr stiegen. Schließlich machten Kliniken und Ärzte mit jeder durchgeführten Kneipp-Therapie ein Minus, weshalb noch die letzten Gussanlagen und Wannenbäder verschwanden – mit Ausnahme in der Rehabilitationsmedizin und in den Kliniken für Naturheilkunde. In meiner Zeit als Assistenzarzt bei Malte Bühring im Krankenhaus Moabit gab es für jeden Patienten täglich mindestens eine, am besten zwei hydrotherapeutische Anwendungen. So auch heute noch am Immanuel Krankenhaus Berlin. Eingesetzt werden Brust- und Leibwickel, Arm-, Schenkel- und Kniegüsse, Fuß- und Vollbäder sowie verschiedene feuchte Auflagen, zum Teil kombiniert mit Heilkräutern.

In der klinischen Praxis hat die Kneippsche Therapie eine hervorragende Wirkung als ergänzende Therapie. Meine allererste klinische Studie beschäftigte sich sogar mit der Hydrotherapie. Patienten mit einer Herzschwäche (Herzinsuffizienz) erhielten die

Anweisung, zweimal täglich eine Kneipp-Hydrotherapie zu Hause durchzuführen, mit genauen Anleitungen für Knie- und Schenkelgüsse sowie für Wickel. Die Behandlungen sollten insgesamt sechs Wochen lang praktiziert werden. Die eine, nach dem Zufallsprinzip ausgewählte Hälfte der Patienten wurde instruiert, sofort mit der Therapie zu beginnen, die andere angehalten, sie erst von der siebten bis zwölften Woche durchzuführen. So erhielten wir zwei Vergleichszeiträume in jeder Gruppe. Neben der Lebensqualität untersuchten wir auch die Leistungsfähigkeit auf dem Fahrrad-Ergometer, weiterhin den Anstieg von Blutdruck und Puls. In der Studienphase in der jeweils die Hydrotherapie praktiziert wurde, stellten wir eine Verbesserung der Lebensqualität fest und weniger Beschwerden, ebenso einen geringeren Anstieg der Herzrate (Puls), was bei Herzschwäche ein wichtiger Indikator des Behandlungserfolgs ist. So klein die Studie war, so erbrachte sie doch eine erste Evidenz von Kneippbehandlungen.

Die Hydrotherapie ist eine wirksame ergänzende Behandlung bei Herzschwäche.

Die positive Wirkung von Wasser, Dämpfen und Wärme wird ebenso von dem japanischen Forscher Chuwa Tei und seinem Team beschrieben. In Japan haben öffentliche Badehäuser (Sentōs) überhaupt lange Tradition, und spezielle Saunabäder (Waon-Therapie) werden auch bei Herzschwäche eingesetzt, meist mit täglichen Behandlungen über fünfzehn Minuten bei 60 Grad Celsius. In ihrer ersten aufsehenerregenden Studie zur Überprüfung der Wirksamkeit der Saunabäder bei Herzschwäche wurden die Patienten sogar mit liegendem Rechtsherzkatheter in die Sauna geschickt. Die Studienresultate zeigten, dass sich die Herzfunktion durch das tägliche Saunieren deutlich besserte. Durch die Wärme kommt es zu einer Weitstellung der Gefäße und einer Blutdrucksenkung. Das Herz muss sich weniger anstrengen, die Luftnot bessert sich.

Trotz dieser vielversprechenden Resultate haben Hydro- und Hydrothermo-Therapie bislang bei uns im Westen in der Kardiologie keinen Platz gefunden. Dies liegt aber nicht nur an den schlechten Vergütungsmodalitäten, es hat auch damit zu tun, dass im angloamerikanischen Raum die Wassertherapie keine Tradition hat. 1996 präsentierte ich auf einem internationalen Kongress für

Komplementärmedizin die Ergebnisse meiner Forschungen zur Hydrotherapie. Als ich meinen Vortrag beendet hatte, erhob sich ein britischer Arzt und meinte etwas provokant, in England würden sich die Menschen auch jeden Morgen waschen, aber keiner würde darauf kommen, das als Therapie zu bezeichnen. Ich versuchte, in der Kürze der Zeit etwas von Reiz und Reaktion, Wärme und Kälte im Wechsel zu erzählen. Aber ich glaube nicht, dass ich damit Erfolg hatte. So bleibt die Kneipp-Wasserheilkunde bis heute eine eher deutsche oder deutschsprachige Angelegenheit.

Warum warme Füße beim Einschlafen helfen

Haben Sie schon einmal darüber nachgedacht, ob Sie vielleicht deshalb schlecht einschlafen, weil Ihre Füße kalt sind? 1990 wurde das in einer Studie von Kurt Kräuchi und seinem Team vom Universitätsspital Basel nachgewiesen – die Ergebnisse nahm sogar das Wissenschaftsjournal *Nature* so ernst, dass sie dort publiziert wurden. Während die Einschlafzeit bei warmen Füßen im Schnitt zehn Minuten betrug, dauerte sie bei kalten Füßen fünfundzwanzig Minuten.

Die Einschlafzeit bei warmen Füßen beträgt im Schnitt 10 Minuten, bei kalten Füßen 25 Minuten.

Die enorme Zeitdifferenz liegt in der unterschiedlichen Durchblutung der kleineren Blutgefäße, die unser Gewebe versorgen, und der peripheren Gefäße, die Einfluss auf die Kaskaden von Botenstoffen haben, die uns in den Schlaf wiegen. Die Wärmflasche ist also nicht verkehrt. Mehr noch hilft, wenn man vor dem Zubettgehen ein warmes Fußbad nimmt. Dabei können auch Kräuterzusätze wie Senfmehl (vorsichtig dosieren!) oder Ingwer verwendet werden, die den Effekt verstärken.

Für die allgemeine gesundheitliche Vorbeugung und das Training des Immunsystems sind jedoch wechselwarme Anwendungen – kalte und heiße Güsse, Bäder oder Wickel – den rein warmen Anwendungen überlegen. In der DDR, wo die Hydrotherapie einen hohen Stellenwert hatte, belegen Studien aus den Siebzigerjahren, dass Schulkinder, die regelmäßig in die Sauna gingen, deutlich weniger anfällig für Infekte waren und seltener dem Unterricht fernblieben. Auch das Wassertreten, so konnte nachgewiesen werden, wirkt sich positiv auf das Immunsystem aus. Der legendäre »Storchengang« durch kaltes Wasser hat natürlich nicht den Zweck, die Füße abzukühlen, sondern erwärmt sie nach dem Ende der Behandlung, weil es nach dem Wassertreten als Gegenreaktion physiologisch zu einer Weitstellung der Gefäße an Beinen und Füßen kommt. Diese Signale an das Immunsystem bauen einen Schutz vor Erkältungen auf. Warum kalte Füße überhaupt zu Erkältungen führen, ist im Detail noch nicht erklärt, aber jeder von uns kennt das Phänomen. Vor allem Frauen führen so manche Blasenentzündung darauf zurück. Auch hierfür sind heiße Fußbäder oder kaltes Wassertreten ein guter Behandlungsansatz.

Wichtig ist auch bei der Kneipptherapie die richtige Dosis. Menschen, die besonders kälteempfindlich sind, ständig kalte Hände oder Füße haben, stellen sich leichter um, wenn sie in der ersten Woche nur mit warmem Wasser Kontakt haben und ab der zweiten zu wechselwarmen Güssen oder Tautreten übergehen. Hilfreich ist dabei eine genaue Selbstbeobachtung. Vielleicht haben Sie das schon selbst in der Sauna erlebt: Hat man es mit der Länge der Saunagänge oder mit ihrer Zahl übertrieben, erreicht man nicht selten das Gegenteil. Am nächsten Tag ist eine Erkältung im Anmarsch oder man fühlt sich schlapp. Der Charme der Kneipp-Methoden besteht ja gerade darin, dass sich viele von ihnen für die individualisierte Selbstanwendung eignen. Das bedeutet aber auch, Verantwortung für das eigene Wohlergehen zu tragen und auf sich zu achten.

Viele der Kneipp-Methoden eignen sich für die individualisierte Selbstanwendung.

So geht Kneippen in der Dusche

Jeden Morgen nach einer heißen Dusche mache ich einen aufsteigenden Ganzkörperguss mit kaltem Wasser. Ich beginne dabei außen am rechten Fuß, dann geht es hoch bis zur Leistenbeuge, innen wieder hinunter; danach sind der linke Fuß und das linke

Bein dran. Nach dem gleichen Prinzip gehe ich bei den Armen vor, gefolgt von kreisenden Bewegungen über den Brustkorb und das Gesicht, zum Schluss ein Guss über den Rücken. Bin ich müde oder erschöpft, belasse ich es bei einem kleinen Knieguss (der im Übrigen häufig auch bei Kopfschmerzen hilft).

Die so leicht durchzuführenden Kneippschen Therapien sind ein wunderbares Präventionsmittel – selbst für Kinder. In den Kneipp-Kitas, die der Kneipp-Bund ins Leben gerufen hat, lernen Kinder, wie man sich mit geringem Aufwand fit halten kann. Und mein Charité-Kollege Benno Brinkhaus, Universitätsprofessor für Naturheilkunde, versucht Kneipp-Ansätze in die Behandlung älterer Patienten zu integrieren, die meist multimorbid sind, also unter mehreren, einander verstärkenden Krankheiten leiden.

Kneippen ist also, sieht man sich die Studienergebnisse und die klinischen Erfahrungen an, kein bisschen altmodisch, sondern eine hochaktuelle Therapie. Neben dem Reiz-Reaktions-Prinzip gilt hier auch das Prinzip der Selbstwirksamkeit, des nachhaltigen besseren Umgangs mit der eigenen Gesundheit. Außerdem lieben die meisten Menschen Wasser. Wichtig wäre hier, mehr therapeutische Kenntnisse in Bäder- und Thermalanlagen einzubringen. Denn keineswegs ist es gesund, eine Stunde lang im warmem Thermalwasser zu schwimmen oder den vierten Saunagang mit Aufguss nach einem anstrengenden Tag zu machen. Nicht ohne Grund gibt es eine fundierte Ausbildung zum Kneipp-Bademeister.

Bessere Effekte durch Wasseranwendungen als durch Medikamente

Am Immanuel Krankenhaus Berlin wenden wir Kneipp-Therapien als ergänzende Behandlung von Schmerzen, Schlafstörungen, Erschöpfungs- und Stresszuständen, Depressionen, chronischen Herzerkrankungen und Kreislaufleiden an. Gerade beim Bluthochdruck zeigt sich die enorme Wirkung von Wasseranwendungen: In einer akuten Bluthochdruckkrise kann der Druck gezielt und effektiv gesenkt werden. Die Unterarme werden dazu in körperwarmes

Ganzkörperguss

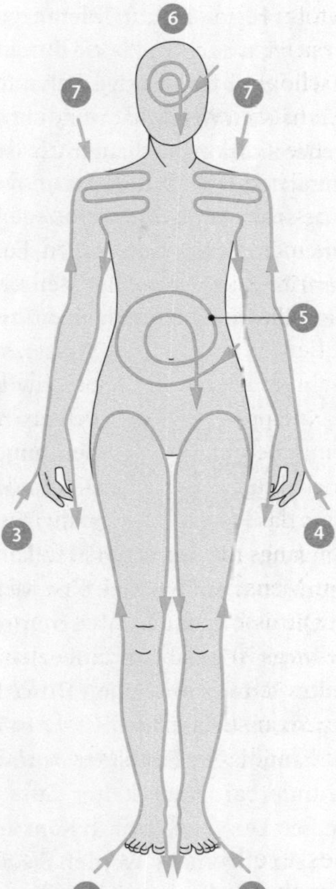

1. Beginnen Sie mit dem rechten Bein außen und führen Sie den Wasserstrahl über Gesäß und Hüfte zur Innenseite des Beins und dann wieder abwärts.
2. Wiederholen Sie den Vorgang am linken Bein.
3. Dann der rechte Arm: Den Wasserstrahl von der Hand außen aufwärts bis zur Schulter führen, dort das Wasser über die rechte Körperhälfte fließen lassen, vorne wie hinten, anschließend an der Innenseite des rechten Arms wieder abwärts bewegen.
4. Den gleichen Vorgang – am linken Arm beginnend – wiederholen.
5. Den Bauch im Uhrzeigersinn begießen.
6. Den Kopfguss über Stirn und Gesicht ebenfalls im Uhrzeigersinn
7. Zum Schluss ein Guss über den Rücken

Die Regeln sind einfach:

- Von rechts nach links, von außen nach innen, von unten nach oben
- Ein Wasserstrahl (kein Duschregen)
- Wassertemperatur bis zu zehn Grad
- Kalte Anwendungen nur auf warme Hautregionen
- Kurze Anwendung, bis ein Kribbeln oder Rötung einsetzt
- Wechselwarme Anwendungen warm beginnen und kalt abschließen
- Nicht abtrocknen, wenn möglich

Wasser in das Waschbecken getaucht, dann fließt immer wärmeres Wasser hinzu, bis zur Toleranzgrenze bei etwa 42 Grad Celsius. Das kann man auch zu Hause durchführen.

Für eine langfristige Behandlung von Bluthochdruck sind die Warm-Kalt-Wechselanwendungen wirkungsvoll. Hierzu konnte der Rehabilitationsmediziner Christoph Gutenbrunner von der Medizinischen Hochschule Hannover schon vor rund zwanzig Jahren eine spannende Studie vorlegen. Bei über 600 Patienten, die sich einer Kneippkur unterzogen, beobachtete er detailliert den Verlauf der Blutdruckwerte. Bei Menschen mit stark erhöhten Werten fiel der Blutdruck deutlich ab, während er bei denen mit zu niedrigen Werten stieg (und die dadurch an Kreislaufbeschwerden litten): Das Reiz-Reaktions-Prinzip hatte die Selbstregulation des Körpers angeregt und eine Normalisierung bei unterschiedlichen Startbedingungen hergestellt. Ein solcher Effekt in beide Richtungen kann nie durch ein Medikament erreicht werden, denn das ist immer nur auf ein Ziel, eine Richtung fokussiert.

Der erzielte Effekt bei Warm-Kalt-Wechselanwendungen kann nie durch ein Medikament erreicht werden.

Die wohltuenden Wasseranwendungen sollten Sie auf jeden Fall in Ihren Tagesablauf einbeziehen. Sie brauchen dafür nicht viel: kaltes Wasser und einen Duschkopf, der sich auf einen gebündelten Strahl umstellen lässt. Er ist in jedem Baumarkt für wenig Geld zu kaufen. Für Fußbäder benötigt man einen Eimer, mehr nicht. Wunderbar ist ein kalter Guss morgens nach dem warmen oder heißen Duschen, je nach Konstitution auch nur bis zum Knie. Täglich durchgeführt, werden Sie den Trainingseffekt bemerken. Zuerst wird es Ihnen schwerfallen, das kalte Wasser auf den Becken- und Genitalbereich zu lenken oder auf den Rücken. Nach einiger Zeit aber werden Sie die belebende oder erfrischende Wirkung sogar vermissen. Das Wasser sollte am besten unter 18 Grad Celsius haben. Besonders erfrischend sind kalte Gesichtsgüsse.

Für das Wochenende oder den Urlaub, wenn mehr Zeit zur Verfügung steht, sind auch Brust- oder Leibwickel stärkend und zugleich entspannend. Diese Wickel, so sagen unsere Patienten, gehören zu ihren eindrucksvollsten Erfahrungen. Der Oberkörper wird dabei in feuchtkalte Tücher aus Leinen eingeschlagen und dann in ein baumwollenes Zwischentuch und eine Wolldecke eingepackt. Nach wenigen Minuten stellt sich eine wohlige Wärme ein, man dünstet sozusagen im Wickel vor sich hin. Viele schlummern durch die Entspannung ein. Achtung: Vor Beginn müssen die Füße warm sein, sonst stellt sich der gewünschte Effekt nicht ein. Sind die Füße kalt, kann man ein warmes Fußbad oder eine wärmende Sport- oder Bewegungsrunde vorschalten.

Ein heißes Fußbad sollte auch immer die erste Maßnahme bei Schlafstörungen sein – auf jeden Fall ist es viel nebenwirkungsärmer als Medikamente, zudem oft erfolgreich. Sollten Sie über einen Garten verfügen, so probieren Sie Tautreten im Frühjahr und Herbst oder Schneetreten im Winter aus. Kneipp meinte, man solle sich dabei vorstellen, dass die ganze Nacht die Sternlein auf die Wiese geschienen hätten ...

Abhärtung – so wenig attraktiv dieser Begriff aus deutschem Mund klingt, weil er Erinnerungen an den Drill und die Ideologie der Nazizeit wachruft, so stimmig ist er bei gesundheitlicher Prävention: Reize und Herausforderungen stärken uns! Diese Tatsache hat der Genfer Aufklärer Jean-Jacques Rousseau aufgegriffen, als er in seinem Erziehungsroman *Émile oder über die Erziehung* die Abhärtung lobte – und damit auch Barfußlaufen, Schlafen auf hartem Bett, Hunger, Durst, Müdigkeit und Kälte. Wir können in unserer Wohlstandsgesellschaft froh sein, dass wir solchen Reizen nicht existenziell ausgeliefert sind, umso wichtiger ist es, den Körper immer wieder gut dosiert vor Herausforderungen zu stellen.

Die Wassertherapien von Sebastian Kneipp gehören jedenfalls für mich zu den wirkungsvollsten Therapien, die jeder bei sich selbst anwenden kann.

Wertvoller Verzicht

Fasten als Impuls der Selbstheilung

»*There is no love sincerer than the love to food*« – nichts geht über die Liebe zum Essen, so der Dramatiker und Vegetarier George Bernard Shaw, und doch kann Hunger trotzdem der beste Freund sein. Damit Sie verstehen, wie ich das meine, muss ich zunächst ein paar Bemerkungen zur Bedeutung von Ernährung machen.

Sicher variieren die genauen Zahlen darüber, in welchem Umfang die großen chronischen Erkrankungen, unter denen wir in der westlichen Welt, aber zunehmend auch in Asien und Afrika leiden, durch eine gesunde Ernährung verhindert werden können. Aber eins ist klar: Es ist ein hoher Anteil. Wir sprechen von Arthrose, rheumatischen Entzündungen, Bluthochdruck, Diabetes mellitus, Demenz, Herzinfarkt und Schlaganfall sowie von den vielen Krebserkrankungen, die Jahr für Jahr an Häufigkeit zunehmen und die Krankenhäuser und Arztpraxen füllen.

Nun sind Ernährung und Prävention ungeheuer wichtige, aber undankbare Themen. Das Problem wird in der Fachwelt als »Belohnungsaufschub« bezeichnet. Was interessiert es einen Jugendlichen oder jungen Menschen, ob er einen Schlaganfall in fünfzig Jahren erleiden wird? Und wenn sich dann achtundvierzig Jahre später die Krankheit andeutet, ist es natürlich sehr spät, um noch etwas dagegen tun zu können. Bei keinem anderen Thema wird so deutlich, dass wir mehr Bewusstsein wecken müssen. Glauben Sie mir: Wie Sie sich ernähren, entscheidet darüber, ob Sie die zweite Hälfte Ihres Lebens gesund oder krank erleben oder vielleicht sogar früh sterben.

Die richtige Ernährung schützt vor Krankheiten

Der andere Faktor, der die Diskussion so schwierig macht, sind widersprüchliche Aussagen der »Wissenschaft«. Wenn es um Lebensmittel geht, treten viele Lobbyisten und pseudowissenschaftliche Institute in Aktion, die Industrie lässt Nebelraketen los, und so entsteht der Eindruck, als ob niemand genau wisse, was denn nun eigentlich wirklich gesund sei. Das Gegenteil aber ist der Fall.

Wenn man die gesamte Forschung – experimentelle Labor- und Tierversuche, epidemiologische Erhebungen, klinische Studien und Erfahrungen – zusammennimmt, besteht kein Zweifel darüber, was eine gesunde Ernährung ist. Jeder dieser fünf Erkenntnisbereiche hat allerdings seine Schwächen. Deshalb werden die Ergebnisse gedreht und gewendet, bis zum Beispiel eine einzige Bevölkerungsstudie für die Aussage herhalten muss, dass tierische Fette »gar nicht soooo« ungesund seien.

Wie Sie sich ernähren, kann darüber entscheiden, ob Sie die zweite Hälfte Ihres Lebens gesund oder krank erleben.

Das ist unseriös, denn aus einzelnen Bevölkerungsbefragungen, wie sie dann zitiert werden, kann keinerlei Rückschluss auf eine gesunde Ernährung gezogen werden. Stellen Sie sich vor: An einem bestimmten Tag in einem bestimmten Jahr wird ein Patient gebeten, einen Fragebogen zu seiner Ernährung auszufüllen. Vielleicht hat er an diesem Tag schlechte Laune, vielleicht hat er gerade die letzten Tage nicht besonders gesund gegessen und würde das am liebsten vergessen – und schwindelt ein bisschen. Vielleicht achtet er ohnehin nicht darauf, was er isst, oder er hat keine Ahnung, was in seinen Mahlzeiten steckt, weil er sie überwiegend in Restaurants oder Kantinen zu sich nimmt oder daheim seine Frau für ihn kocht.

Jedenfalls wird zwanzig Jahre später, wenn dieser Patient einen Herzinfarkt erleidet, dieser Fragebogen wieder hervorgezogen und daraus geschlossen, ob das Essen etwas damit zu tun haben könnte. Unschwer lässt sich erkennen, dass diese Methode sehr fehleranfällig ist. Aber auch Labor- und Tierexperimente sind nicht eindeutig. Aus der Medikamentenforschung wissen wir, dass es von den zunächst positiv getesteten Substanzen letztlich nur 10 bis 20 Prozent zur Zulassung schaffen. Warum sollte es bei der Ernährung anders sein?

Wir sind also angehalten, alle Daten einschließlich der ärztlichen Erfahrung und des gesunden Menschenverstands zusammenzutragen. Am gesündesten sind vegetarische oder vegane Gerichte mit Zutaten wie Linsen, Bohnen, Reis, Spinat oder Möhren – aber haben Sie schon mal Werbung in einer Zeitung oder einen TV-Spot für Broccoli gesehen? Geld verdienen lässt sich am meisten mit fettigen, salzigen und süßen Fertigprodukten, die in knallbunten Verpackungen locken. Und da hier genügend Forschungsgelder fließen, gibt es auch Studien, die dann ihre Harmlosigkeit oder irgendeinen funktionellen Zusatznutzen belegen sollen. So kann man dann durchaus argumentieren, dass Cola auch gesund ist, weil sie viel Wasser enthält. Doch kehren wir noch mal zurück an den Anfang. Welche Ernährung ist denn nun wirklich gesund?

Dem Körper schadet vor allem der Nahrungsüberfluss

Erste Antworten auf diese Frage erhielt ich in meiner Zeit als Assistenzarzt am damaligen Berliner Lehrstuhl für Naturheilkunde unter Malte Bühring. Bereits an meinem ersten Arbeitstag, das war im März 1999, staunte ich nicht schlecht. Schließlich kam ich direkt aus der Kardiologie, wo wir mit Herzkathetern, modernsten Medikamenten, Operationen und intensiv-medizinischen Maßnahmen – also mit dem ganzen Repertoire der Hightech-Medizin – Leben retteten. Hier stand ich nun in einem Krankenzimmer, in dem nichts von dem zu sehen war. Die beiden männlichen Patienten nahmen gerade ihr Mittagessen ein: Der eine saß vor einem kleinen Teller blasser Gemüsesuppe, während der andere kleine Scheibchen eines altbackenen Brötchens langsam kaute und dazu etwas Milch löffelte. Der Erste fastete nach Anweisungen des Arztes Otto Buchinger, einem der Begründer des Heilfastens, der andere nach der Methode des österreichischen Kurarztes Franz Xaver Mayr. Trotz des kargen Mahls waren die beiden Herren sichtlich bester Dinge und erzählten begeistert, wie sehr sich ihre Beschwerden bereits in den wenigen Tagen des Fastens gebessert hätten.

Fasten sei unnatürlich, argumentieren die Gegner dieser Methode. Es stimmt auch: In der Geschichte der Evolution war die Suche nach Nahrung die wichtigste Antriebskraft. Doch trotzdem spielt auch das Fasten eine Rolle: Viele Tiere verzichten auf Nahrung, wenn sie krank sind, und tragen dabei intuitiv zu ihrer Genesung bei. Dann gibt es die vielen Lebewesen, die Winterschlaf halten oder ähnliche Ruhepausen einlegen und deren Stoffwechsel sich dabei umstellt. Und nicht zuletzt fasten jedes Jahr Millionen Menschen auf dem Planeten und üben sich im Nicht-Essen.

Bei richtigem Lebensstil können wir 90 Prozent der Risikofaktoren für Herz-Kreislauf-Krankheiten ausschließen.

Fasten als religiöse Praxis ist fast so alt wie die überlieferte Menschheitsgeschichte. Entsprechende Rituale gibt es im Christentum, im Islam, im Hinduismus und im Judentum (Jom Kippur), aber auch im Bahaiismus, Jainismus und vielen weiteren Glaubensrichtungen. Von Buddha, Moses und Jesus heißt es, dass sie für jeweils vierzig Tage fasteten.

Manchmal ist die Medizin so sehr auf ihre wissenschaftlichen Daten und Details fixiert, dass sie den Wald vor lauter Bäumen nicht mehr sieht. So reicht doch schon der gesunde Verstand für die Einsicht, dass die Menschheit längst nicht mehr existieren würde, wenn wenige Tage ohne Essen schwere gesundheitliche Probleme auslösen würden. Der Körper muss präzise Programme für solche Notzeiten haben, die Körpertemperatur, den pH-Wert des Bluts oder die Zuckerzufuhr für die Nervenzellen des Gehirns auch unter veränderten Umständen regeln.

Bis vor wenigen Jahrzehnten war es eher die Regel menschlichen Lebens, dass Essen nicht rund um die Uhr zur Verfügung stand. Es gab gute und schlechte Ernten, harte Winter und allzu oft auch Kampf um das Essen. Unser Körper hat sich auf diesen regelmäßigen Mangel in seiner genetischen Entwicklung hervorragend eingestellt.

So hervorragend der Körper aber – aufgrund dieser langen Anpassung – mit Hunger und Fastenzeiten umgehen kann, so wenig ist er imstande, das Überangebot an Nahrung zu verkraften, an das sich unsere Gene noch nicht adaptiert haben. Jährlich steigt die Anzahl der Übergewichtigen (vor allem der Männer), nehmen die schweren chronischen Erkrankungen wie Diabetes und Bluthochdruck zu, auch Krebs und Arthrose. Und nicht nur, weil wir älter werden. Trotz aller punktuellen Erfolge in der Kardiologie und Bluthochdrucktherapie – die Prävention auf diesem Sektor ist eine Geschichte des Scheiterns. 90 Prozent der Risikofaktoren für Herz-Kreislauf-Krankheiten könnten wir ausschließen, wenn wir uns richtig ernähren, viel bewegen und unseren hektischen Lebensstil vermeiden.

Fasten stärkt die Immunabwehr

> »Wenn man merkt, dass man gegessen hat, hat man schon zu viel gegessen.«
> Sebastian Kneipp

Kinder haben den natürlichen Impuls, Nahrung zu verweigern, wenn sie krank sind, zum Beispiel eine Grippe haben. Oft versuchen Eltern es dann – gut gemeint – mit Überredung: »Kind, du musst essen, du musst wieder zu Kräften kommen!« Einige grundlagenwissenschaftliche Arbeiten konnten aber zeigen, dass Fasten während einer Krankheit nicht schwächt, sondern die Immunabwehr fördert. Immunologen der nordamerikanischen Yale University um Ruslan M. Medzhitov konnten 2016 nachweisen, dass Bakterien dann vom Immunsystem effizienter bekämpft werden, wohl als Folge der durch das Fasten verstärkt bereitgestellten Ketonkörper, Stoffwechselverbindungen, die bei Energiemangel wie Hunger entstehen (siehe Seite 102 ff.). Anders ist es bei Viren: Hier benötigen die Immunzellen zur Abwehr Energie aus Glukose. *»Feed a cold and starve a fever«* heißt es im angloamerikanischen Raum: »Füttere eine Erkältung, aber hungere Fieber aus.« Bei fieberhaften oder eitrigen Infekten hilft also Fasten.

Dass Nahrungsverzicht – sofern er nicht übertrieben wird – die Gesundheit fördern kann, haben die Ärzte aller Zeiten beobachtet, ob das Hippokrates war oder auch Kneipp. Letzterer sagte: »Wenn man merkt, dass man gegessen hat, hat man schon zu viel gegessen.« Als ich begann, mich mit den naturheilkundlichen Traditionen auf der Welt zu beschäftigen, stellte ich fest, dass Fasten in allen Kulturkreisen praktiziert wird. Überhaupt ist es faszinierend, dass so viele Therapieansätze und Methoden in auffallend ähnlicher Form weltweit zu finden sind, häufig ohne direkten Kontakt oder Austausch. Das gilt ähnlich für das Schröpfen (siehe Seite 67 f.) als Mittel gegen Schmerzen.

Im japanischen Okinawa liegt eine der legendären »Blue Zones«, in denen die Menschen besonders alt werden. Dort gilt die Regel, man möge nur essen, bis man zu 80 Prozent gesättigt sei – »Hara Hachi Bu«. Ähnlich heißt es in der traditionell chinesischen Medizin »Chi fan qi fen bao, san fen han« – wer gesund bleiben will, soll sich nur »zu 70 Prozent satt essen und zu einem Drittel (zu) kühl kleiden«. Im Ayurveda gilt der Grundsatz, man solle den Magen zu einem Drittel mit Flüssigkeit, einem anderen Drittel mit Speise füllen und den Rest leer lassen.

Regelmäßig Fasten heißt, gesünder und länger zu leben

Auf der naturheilkundlichen Station im Krankenhaus Moabit wurde Fasten bei nahezu allen Patienten eingesetzt, die dort wegen chronischer Leiden waren. Dazu zählten, ich erwähnte es bereits, Diabetes, Bluthochdruck, Rheuma, Darmerkrankungen und viele Schmerzsyndrome, vor allem Migräne, Arthrosen und Rückenschmerzen. Schnell wurde mir aber auch klar, dass Heilfasten mehr ist als nur das Weglassen von Essen. Die angewandte Fastentechnik war ein ausgeklügeltes System aus speziellen Speisen, begleitenden Therapien wie Leberwickeln und Kneipp-Güssen sowie Bädern, Bewegung und Atemtechniken. Besonderen Wert wurde auch auf den richtigen Einstieg in das Fasten und den Übergang in die normale Ernährung gelegt. Entlastungstage mit Obst oder Reis bereiteten den Körper und Darm langsam und schonend auf den Übergang zum Fasten vor. Noch wichtiger war das Fastenbrechen, das einen vorsichtigen, stufenweisen Aufbau hin zu einer normalkalorischen

Kost vorsah. Die Patienten feierten gleichsam gemeinsam in einem kleinen Ritual den ersten Biss nach dem Fasten, zelebriert durch das achtsame Essen und Kauen von frisch geschnittenen Apfelstückchen.

Für alle, die erstmals fasten, ist dieser Moment eine große Überraschung – wie unglaublich geschmackvoll und sinnlich das Kauen auf einem Apfelstück doch sein kann! Diese Wahrnehmung ist entscheidend für die Motivation, sich auch später gesünder und maßvoller zu ernähren. Denn nach dem Fasten ist die Gelegenheit günstig: Die Geschmacksrezeptoren und alle Sinne sind besonders wach und sensibel. Was vorher vielleicht gut schmeckte, eine salzige Wurst oder eine fettige Pizza, wird nun als überwürzt und schwer verdaulich erlebt. Der Aufbau nach dem Fasten, am besten über drei Tage, ist also sehr wichtig.

Weil ich das als Student noch nicht wusste, ging auch mein erstes Fasten – sozusagen im Selbstversuch – schief. Damals hatte ich mit meiner damaligen Freundin beschlossen, eine kleine Fastenkur in unserer Kreuzberger Wohnung durchzuführen. Wir bereiteten uns die Säfte und Suppen ordentlich zu. Doch nach dem Ende, am sechsten Tag, waren wir zu ungeduldig und feierten das Fastenbrechen mit Pizza. Danach gab es noch Kuchen und Kaffee. Den Rest des Tages verbrachten wir mit Bauchschmerzen und uns war übel.

Betrachtet man täglich die Zunge der Fastenden und nimmt auch das Gesicht und die Gesichtsfarbe medizinisch wahr, erkennt man den wunderbaren Effekt des Fastens. Die Gesichtsmuskeln lockern sich, das Bindegewebe wird entwässert und die Haut beruhigt sich. Bei Rückenschmerzpatienten kann man an Bindegewebe und Rückenmuskeln in vielen Fällen sehen, wie sich das Gewebe entspannt. Monate- oder sogar jahrelange Rückenschmerzen verschwinden bei vielen Patienten in wenigen Tagen komplett.

Fasten entwässert, lockert die Gesichtsmuskulatur und beruhigt die Haut.

Durch Malte Bühring lernte ich auch die Nachfahren des bedeutendsten deutschen Fastenarztes Otto Buchinger (1878–1966) kennen, der in den Zwanzigerjahren eine rheumatische Arthritis im Selbstversuch durch Fasten geheilt hatte. Die von seinen Enkeln geleiteten Kliniken in Überlingen, Marbella und Bad Pyrmont sind noch heute Flaggschiffe der Fastentherapie. Übrigens sollten Sie Heilfasten nicht mit einer Abnehmkur verwechseln – der Gewichtsverlust ist nur ein angenehmer Seiteneffekt. Es geht nicht um Kalorienreduzierung – wenn Sie einfach weniger essen, ist der Effekt nicht derselbe. Es geht darum, durch den fast kompletten Nahrungsentzug den Körper im Sinne der beschriebenen Reiz-Reaktion (siehe Seite 42) in leicht dosierten Stress zu versetzen, der den Körper entgiftet und neu reguliert.

»Nach einem 19-tägigen Fasten bei Dr. Gustav Riedlin in Freiburg war ich schwach und dünn, konnte aber meine Gelenke wieder wie ein junger Mann bewegen!« Otto Buchinger

Aber auch andere Fastenkliniken wie die Kurparkklinik in Überlingen oder die Klinik von Weckbecker in Bad Brückenau machten bereits in den Neunzigerjahren anhand ihrer Daten und publizierten Erfahrungen deutlich, dass es beim Fasten um mehr als einen reinen Wellnesseffekt geht. Doch bis zur wissenschaftlichen Anerkennung des therapeutischen Fastens vergingen noch viele Jahre. Kurz vor Weihnachten 2015 lud ich, zusammen mit Kollegen der Charité, Valter Longo aus den USA zu einem Gastvortrag ein. Longo ist ein US-amerikanischer Biogerontologe italienischer Abstammung, der an der University of Southern California einen der bedeutendsten Lehrstühle für Altersforschung hat. Der Saal im Max-Delbrück-Centrum in Berlin war voll. Gebannt blickten viele Wissenschaftler auf die präsentierten Daten. Über Jahre hatte Longo in unzähligen Experimenten an Bakterien, Bäckerhefe, an Würmern und Nagetieren die Wirkungen des Weniger-Essens und des Fastens systematisch erforscht. Am Ende dieser aufwendigen, weil kleinteiligen Forschung stand ein erstaunlich konsistentes Erkenntnisgebäude. Sein Ergebnis: Für alle lebenden Organismen gibt es auf dieser Erde eine Methode, um die Lebensspanne gezielt zu verlängern und dabei möglichst gesund zu bleiben – indem man in regelmäßigen Abständen fastet oder, als Alternative, sich täglich nicht satt isst, sondern die Kalorien um etwa 20 bis 40 Prozent reduziert.

Patientengeschichte Rheuma
Fasten verändert das Leben

Kurze dunkle Haare, dunkle Schatten unter den Augen, blass: Diese Patientin war selbst Ärztin, um die fünfzig Jahre alt. Rheumatoide Arthritis hatte sie unverhofft befallen; ihre zierlichen Finger schwollen an und schmerzten. Sie konnte nicht mehr operieren. Im Verlauf eines längeren Anamnese-Gesprächs stellte sich heraus, dass die Frau viele Sorgen hatte. Seit mehreren Jahren steckte sie mit ihrem Mann in einem Scheidungskrieg: Es ging ums Geld. Auch die Praxis, die sie mit einer anderen Ärztin eröffnet hatte, war hoch verschuldet. Die Patientin erzählte von Stress, Einsamkeit und Existenzangst.

Der Rheumatologe verordnete ihr das Zellgift Methotrexat (MTX) und Cortison. Beide Medikamente können bei rheumatoider Arthritis sehr hilfreich sein – bei dieser Patientin jedoch wurden die Beschwerden durch deren Einnahme nicht besser. Wohl aber litt sie unter den heftigen Nebenwirkungen der starken Arzneimittel. Deshalb kam sie in unsere internistisch-naturheilkundliche Abteilung.

Ich fragte meine ärztliche Kollegin, ob sie bereit sei, zu fasten. Sie zögerte erst und fragte, ob das nicht ein ziemlicher Unfug sei. Sie war auch unsicher, ob sie das schaffen würde. Aber am Ende war sie bereit, es auszuprobieren. Schon nach ein paar Tagen gingen die Schwellungen an den Händen zurück – ein typischer Effekt. Sofort hellte sich ihre Stimmung auf, was wiederum positive Effekte auf ihren Körper und ihr Wohlbefinden hatte.

Nach dem Fasten stellte sie ihre Ernährung um. Heute kommen Fleisch und Fisch nur noch etwa alle zwei Wochen auf den Tisch. Außerdem hat sie mit einer Ordnungstherapeutin über die Konflikte in ihrem Leben gesprochen und über die Frage, welche Anstrengungen ihr Geld und Lebensstandard wert sind. Natürlich können solche Gespräche Probleme nicht lösen, aber die Patienten können lernen, ihre Prioritäten zu überprüfen und sich den eigenen Druck zu nehmen.

Ihr Rheumatologe hatte der Patientin gesagt, sie müsse sich darauf einstellen, ihren Job nicht mehr lange ausüben zu können. Ihre Krankheit sei chronisch und würde schlimmer werden. Das entwickelte sich anders. Trotz des damals durch die Nebenwirkungen notwendig gewordenen Absetzens der MTX-Medikation und einige Monate später auch des Cortisons ist sie heute völlig schmerzfrei – nur wenn der Stress um sie herum zu groß wird, kehren die Schwellungen an den Fingern zurück, vorübergehend. Die Patientin hat deshalb den Entschluss gefasst, die konfliktreiche Praxisgemeinschaft zu verlassen und wieder eine eigene, kleinere Praxis zu führen. Natürlich schlummert die Krankheit weiterhin in ihr, aber die Ärztin hat für sich Wege gefunden, sie im Zaum zu halten. Röntgenaufnahmen der Gelenke zeigen heute, drei Jahre nach der Behandlung, keine Schäden.

Ein Experiment mit erstaunlichem Ausgang

Valter Longos Mentor war Roy Walford, jener Arzt und Pathologe, der mit sieben anderen Wissenschaftlern 1991 zwei Jahre lang in einem von der Außenwelt abgeschotteten Kuppelbau in der Wüste Arizonas gelebt hatte. Das Projekt »Biosphäre 2«, das internationale Berühmtheit erlangte, war von einem Mäzen finanziert worden und sollte zeigen, ob ein künstlich geschaffenes Ökosystem sich selbst erhalten kann. Die NASA unterstützte es, weil man sich Aufschluss darüber erwartete, ob man unwirtliche Planeten wie den Mars auf diese Weise besiedeln könnte.

Das Experiment jedoch scheiterte grandios. Die Betonkonstruktion des Habitats absorbierte den Sauerstoff, deshalb wurde die Luft bald knapp und musste von außen zugeführt werden. Bald gab es auch Probleme mit Kakerlaken und Spinnen, vor allem aber blieben die Ernten an Gemüse, Obst und Getreide hinter den Erwartungen zurück. So bedeuteten die zwei Jahre Biosphäre für die Insassen zwei Jahre Hunger.

Valter Longo war dort, als die Wissenschaftler die Station verließen, und erlebte sie als »*hungry and angry men*«, als hungrige und verärgerte Männer. Aber obwohl Roy Walford und seine Kollegen spindeldürr waren, zeigte sich bei den medizinischen Untersuchungen, dass sie nicht mangelernährt waren. Fast alle Risikoparameter – vom Blutdruck bis zum Cholesterinspiegel – hatten einen unglaublich niedrigen und gesunden Wert erreicht. Longo war so beeindruckt, dass er beschloss, sich statt der Jazz-Rockgitarre (eine Leidenschaft, die wir teilen) der Altersforschung zu widmen.

Walford propagierte nach seiner Biosphären-Erfahrung die kalorische Restriktion, also das permanente leichte Hungern, als den probaten Weg, 120 Jahre alt zu werden (er selbst starb mit neunundsiebzig Jahren an der Erbkrankheit ALS, erreichte aber für dieses unheilbare Leiden ein hohes Alter). Es gründete sich eine Fangemeinde, die CRONERs (Calorie Restriction with Optimal Nutrition), von denen einige bis heute das Prinzip der täglichen kalorischen Restriktion praktizieren, darunter Walfords Tochter Lisa. Sie lernte ich 2008 in Mumbai kennen, als der neunzigste Geburtstag des indischen Yoga-Gurus B. K. S. Iyengar gefeiert wurde. Lisa ist eine bekannte Yoga-Lehrerin in den USA und hat kaum einen Gramm Fett am Körper. Die Croners essen im Schnitt 1800 Kilokalorien täglich (statt 2000 bis 2500 Kilokalorien).

Die Heilwirkung des intermittierenden Fastens

Doch die Probleme dieser kalorischen Restriktion waren und sind evident: Wer sich längerfristig unterernährt, bezahlt das mit Stimmungsschwankungen, einer deutlichen Neigung zum Frieren und übrigens auch mit geringer Fruchtbarkeit: Croners würden wohl aussterben. Die ständige Kalorienreduzierung ist wenig attraktiv für die meisten Menschen. Und sicherlich muss man hier auch auf die Folgen einer möglichen Mangelernährung achten, bei manchen strengen Fans wird sich möglicherweise eine Magersucht dahinter verstecken. Dass eine dauerhafte Kalorienverringerung kein sinnvoller Weg ist, das war auch Valter Longo klar. Also suchten er und sein Kollege

Um die Lebenspanne gezielt zu verlängern, sollte man in regelmäßigen Abständen fasten.

Luigi Fontana wie auch andere nach Auswegen. Im Tierversuch zeigten sie, dass man gar nicht ständig hungern muss. Es reicht stattdessen aus, regelmäßige Fastenperioden einzulegen – in der Summe erzielt man damit eine bessere Wirkung. Die Forscher testeten verschiedene Varianten aus, zum Beispiel Wechseldiäten wie die Every-Other-Day-Diet: Die Versuchstiere, Ratten, durften einen Tag lang so viel essen, wie sie wollten, und am anderen Tag wurde gefastet, immer im Wechsel. Dies führte weder zu Gewichtsverlust noch zu Mangelernährung, beugte aber ebenso den meisten Zivilisationskrankheiten vor. Die Versuchstiere, die sich diesem intermittierenden Fasten unterziehen mussten, hatten nicht nur keinen Diabetes, keinen Bluthochdruck und sehr selten einen Herzinfarkt oder Schlaganfall, sie bekamen auch sehr viel seltener neurologische Erkrankungen wie Multiple Sklerose, Demenz oder Parkinson. Ihr Risiko, an Krebs zu erkranken, war deutlich minimiert.

Gezieltes Fasten verbessert die Krebstherapie

Zurück ins Max-Delbrück-Centrum: Besonders beeindruckend waren die Daten, in denen Valter Longo zeigen konnte, dass bei bereits an Krebs erkrankten Tieren das Fortschreiten des Tumorleidens gebremst wurde und sie länger lebten. Doch Longo war vorsichtig genug zu betonen, dass diese Ergebnisse aus Tierversuchen keinesfalls einfach auf den Menschen übertragbar seien. Er stellte aber die These auf, dass Chemotherapie und Bestrahlung unter intermittierendem Fasten deutlich verträglicher und mit weniger Nebenwirkungen behaftet sein müssten. Er nannte das »differenzielle Stressresistenz«.

Was besagt das? Unsere Körperzellen kommen mit Nahrungsentzug – zumindest eine Zeit lang – gut zurecht. Sie verfügen über ein jahrtausendealtes Programm, das für das Überleben schlicht notwendig war, da nicht immer Nahrung zur Verfügung stand. Denn, wie es ein Buchtitel von Detlev Ganten, dem langjährigen Charité-Vorstand, bezeichnet: *Die Steinzeit steckt uns in den Knochen*. Regelmäßig morgens, mittags und abends zu essen und vielleicht zwischendurch auch noch zu snacken, ist, gemessen an der langen Phase unserer Evolution, eine sehr neumodische Kulturerrungenschaft – und ungesund.

In der Entwicklungsgeschichte war es eher die Regel, dass man, wenn es einmal reichlich Nahrung gab, diese schnell verzehren musste, bevor sie verdarb oder sie jemand einem streitig machte. Über ausgedehnte Perioden war Hunger das tägliche Brot. Insbesondere der Winter war karg und wurde mit viel Schlaf und wenig Essen durchgestanden. Unsere Gene, unsere Proteinsynthese und unsere Hormone sind, wie erwähnt, auf dieses Wechselprogramm gut eingestellt. Sobald die Energiezufuhr durch Nahrung gedrosselt wird und dieser Zustand länger als zwölf bis vierzehn Stunden anhält, gehen daher gesunde Körperzellen in einen Protektionsmodus, das Zellwachstum und die Stoffwechselaktivität werden so abgebremst. Sie befinden sich sozusagen in einem leichteren Winterschlaf, einer Art Ruhemodus, der sie dann auch wie ein Schutzschild vor äußeren Angriffen wie zum Beispiel vor Giften schützen kann.

> Zwischendurch zu snacken ist eine sehr neumodische Kulturerrungenschaft – und ungesund.

Diese Fasten-Eigenschaft der gesunden Zelle war es, die Longo auf die Idee brachte, ein Tabu zu brechen: Er schlug eine Fastentherapie für Krebserkrankungen vor. Bis dahin waren sich Onkologen einig, dass ein Tumorpatient vor einer Gewichtsabnahme bewahrt werden müsse, da eine solche bei Krebs eine schlechte Prognose darstellt. Aber Longo und sein Team mutmaßten, dass bei kurzzeitigem Fasten die gesunden Zellen im Gegenteil robuster gegen die Chemotherapie würden. Das würde bedeuten: weniger Übelkeit, weniger Durchfall, weniger Nervenschäden, mehr Lebensqualität.

Die Krebszelle hingegen ist durch ihre Onkogene auf unkontrolliertes und ungebremstes Wachstum und Produktivität programmiert. Onkogene sind charakteristische Gen-Mutationen, die die Krebszelle befähigen, schneller zu wachsen, ohne dass dafür Wachstumssignale notwendig wären. Sie gehorchen auch nicht, im Gegensatz zu gesunden Körperzellen, auf Stoppsignale. Während beim Fasten die normale Körperzelle einen uralten Schutzmodus einschaltet, »ignoriert« die Krebszelle diesen Mangelzustand und wächst ungebremst weiter. Für die Chemotherapie wird sie in dieser Situation besonders anfällig, während die gesunde Körperzelle weniger beschädigt wird. Für die Zukunft der Krebsbehandlung könnte das bedeuten, dass durch Fasten die Chemotherapie und möglicherweise auch die Bestrahlung selektiver und damit weniger nebenwirkungsreich werden.

Für die Zukunft der Krebsbehandlung könnte Fasten die Nebenwirkungen der Chemotherapie reduzieren.

So weit die Theorie. Ob die Krebszellen durch Fasten wirklich anfälliger werden, kann man sicher erst nach mehreren Jahren Forschung beantworten. Dass es die gesunden Zellen robuster gegen die Tumortherapie macht, wurde aber von unserer Forschergruppe der Charité und am Immanuel Krankenhaus Berlin in einer Pilotstudie überprüft. Sie begann 2014. Wir schlossen vierunddreißig Patientinnen mit diagnostiziertem Brust- oder Eierstockkrebs und geplanter Chemotherapie ein, die meisten hatten sechs geplante Behandlungen. Nach einem Zufallsprinzip wiesen wir sie an, die eine Hälfte der Chemotherapie über insgesamt sechzig bis maximal zweiundsiebzig Stunden – mindestens sechsunddreißig Stunden vor Beginn der Infusion und bis vierundzwanzig Stunden nach Ende der Infusion – zu fasten und sich in der andere Hälfte normal zu ernähren. Mit aufwendigen Fragebögen zu Lebensqualität und Nebenwirkungen versuchten wir dabei, die Verträglichkeit der Chemotherapie zu erfassen.

In den Resultaten bestätigte sich der Befund der Tierversuchsdaten von Longo auch beim Menschen: Tatsächlich wurden die Chemotherapie-Zyklen, in denen die Patientinnen fasteten, von ihnen besser toleriert, es kam nur zu einer geringeren Abnahme der Lebensqualität. Bei den Zyklen mit normaler Nahrungsaufnahme hingegen war ihre Befindlichkeit nicht so gut, hier nahm die Lebensqualität deutlich ab. Fazit: Viele der Patientinnen empfanden die positive Wirkung des Fastens so eindeutig, dass sie beschlossen, auch nach Beendigung der Studie im Fall weiterer Chemotherapien erneut zu fasten.

Dennoch ist beim Thema Fasten und Krebs noch Vorsicht angebracht. Als Nächstes wollen wir mit einer großen Studie und den

Daten von 140 Patientinnen die Frage klären, ob Fasten tatsächlich bei Krebserkrankungen die Therapie erleichtert. Vielleicht reicht es aber auch schon, sich während der Chemotherapie oder Bestrahlung etwas kalorienärmer und ohne tierische Eiweiße und ohne Zucker zu ernähren. Klare Antworten können hier nur durch zukünftige Studien erhalten werden.

Zwei erste kleine Pilotstudien am Menschen scheinen jedoch die Theorie Valter Longos zu erhärten. In ihnen zeigen seine eigene Arbeitsgruppe und Forscher aus Leiden, dass Chemotherapie unter Fasten die Erbsubstanz gesunder Körperzellen etwas weniger schädigt und die Blutbildung im Knochenmark weniger beeinträchtigt. Diese »differenzielle Stressresistenz« beim Fasten während der Chemotherapie könnte also auch für den Menschen gelten. Ob Fasten die Krebszellen besser beim Menschen bekämpfen hilft (siehe Seite 100), werden nur Langzeitstudien aufklären können.

Neben diesem ganz grundsätzlichen Unterschied im Verhalten von gesunden Zellen und Krebszellen während des Fastens unter einer laufenden Chemotherapie spielen vermutlich auch einzelne Hormone und Nahrungsmittel für die mögliche krebspräventive Wirkung eine Rolle. So belegen viele epidemiologische Studien eine krebsfördernde Wirkung tierischer Proteine. Daher wurden 2015 von der Weltgesundheitsbehörde Fleisch und vor allem Wurst als krebsfördernd eingestuft. In zahlreichen tierexperimentellen Studien sind es besonders die schwefelhaltigen tierischen Eiweiße wie Methionin und Cystein, die krebsfördernd sind – diese reduzieren sich durch regelmäßige Fastenphasen und fallen bei veganer Ernährung ganz weg.

Eine wichtige Rolle scheint auch Zucker im Stoffwechsel einer Krebszelle zu spielen. Der Verzicht auf Zucker und schnell resorbierbare Kohlenhydrate (Weißmehl, Alkohol) senkt die Blutspiegel von Insulin und IGF-1, zwei Faktoren, die für das Krebswachstum von Bedeutung sind. Longos Daten zeigen vor allem für IGF-1 eine das Krebswachstum fördernde Wirkung. Sein Spiegel wird durch wiederholtes Fasten deutlich abgesenkt. Zudem entstehen durch Fasten oder Verzicht auf Kohlehydrate Ketonkörper, die ebenfalls entzündungs- und wachstumshemmend in den Stoffwechsel eingreifen können.

Wie sich der Körper selbst reinigt und entgiftet

»Entschlacken – was soll das denn für eine ›Schlacke‹ sein?« Mediziner, die von Naturheilkunde nicht viel verstehen, machen sich häufig lustig über die Vorstellung, da gäbe es etwas loszuwerden im Bindegewebe. Doch inzwischen kennen wir zwei Wirkmechanismen, die für die guten Effekte des Fastens verantwortlich gemacht werden: der Keton-Stoffwechsel und die Autophagie, ein Prozess, bei dem die Zelle falsch gefaltete Proteine und beschädigte Zellorganellen abbaut und neu verwertet.

Wenn wir hungern oder fasten, stellt sich der Stoffwechsel innerhalb weniger Tage um und verlangsamt sich – er verbraucht weniger Energie. Um wichtige Körperfunktionen zu erhalten, greift der Organismus auf seine Speicher zurück – zuerst auf das Glykogen in der Leber, dann auf das Fett der Fettpolster – und zu einem geringeren Anteil auf das Eiweiß der Muskeln und des Bindegewebes. Bei ihrer Umwandlung werden Glycerin und glukogene Aminosäuren freigesetzt, die nun Energie liefern, vor allem auch für das Gehirn, das relativ viel Energie benötigt. Besonders wichtig sind dabei jene Ketonkörper, die bei der Oxidation von Fettsäuren entstehen. Ihr Vorhandensein macht sich nach einigen Tagen des Fastens durch leichten Acetongeruch in der Atemluft bemerkbar.

Ketonkörper entstehen auch bei Bewegung, wenn Fett verbraucht wird. Fasten und sportliche Aktivität haben hier erstaunliche Gemeinsamkeiten. Die beste Vorbeugung vor degenerativen Hirnerkrankungen wie Morbus Parkinson oder Demenz müsste demnach sein, nach längerem Nachtfasten noch vor dem Frühstück eine Runde im Park zu joggen oder zu walken. Beides, Fasten und Bewegung, verbessert auch unsere Denkfähigkeit, die Kognition. Wissenschaftler des Universitätsklinikums Schleswig-Holstein haben herausgefunden, dass Ketonkörper nicht nur das Gehirn ernähren, sondern es auch vor Entzündungszellen schützen (die zum Beispiel bei degenerativen Hirnerkrankungen eine wichtige Rolle spielen).

Eine längere ketogene Diät allerdings ist freudlos. Auch wenn es in Berlin inzwischen trendige Keto-Cafés gibt, ein Leben ganz ohne Brot, Nudeln, Reis, Kartoffeln oder Süßes ist für die meisten

Menschen nicht vorstellbar. Auf Dauer muss der Energiebedarf dann auch durch Eiweiß und Fette gedeckt werden. Dabei kommt man kaum ohne tierische Produkte aus. Das aber ist langfristig kontraproduktiv, weil die tierischen Eiweiße ein schädlicher Faktor für die meisten Zivilisationskrankheiten sind, aber auch für Krebs.

Derzeit wird spekuliert, ob man den Keton-Haushalt nicht durch den Verzehr von Kokos- und Palmölen erhöhen kann. Diese enthalten zu zehn Prozent mittelkettige Fettsäuren, die direkt in der Leber verstoffwechselt werden können und zur Bildung von Ketonkörpern führen. Lange Zeit hatten Kokos- und Palmöl einen schlechten Ruf, da sie sehr viele gesättigte Fettsäuren enthalten, mehr noch als Butter oder Fleisch. Möglicherweise aber sind die darin enthaltenen gesättigten Fette gesundheitlich anders zu bewerten und nicht so ungesund wie die tierischen gesättigten Fette. Ob dies jedoch die Nachteile ausgleicht, ist mehr als fraglich. In den meisten bisher vorliegenden Studien führt der reichliche Verzehr von Kokos- und Palmöl jedenfalls zu einer Erhöhung des für die Herzgesundheit ungünstigen LDL-Cholesterins. Nun wird versucht, Extrakte mit den mittelkettigen Fettsäuren als therapeutischen Ansatz in der Klinik einzusetzen. Hier sind die Ergebnisse weiterer Studien abzuwarten. Zum jetzigen Zeitpunkt würde ich nicht zum reichlichen Verzehr von Kokos- oder Palmöl raten.

Ich rate nicht zum reichlichen Verzehr von Kokos- und Palmöl, denn Studienergebnisse hierzu bleiben abzuwarten.

Es kommt nicht nur darauf an, was man isst, sondern wann man es tut

Die Verleihung des Medizinnobelpreises 2016 war für viele eine Überraschung, für andere aber längst überfällig. Der japanische Autophagieforscher Yoshinori Ohsumi hat herausgefunden, dass es in den Körperzellen eine Art Recyclingprogramm gibt, das es ihnen ermöglicht, alte, beschädigte oder falsch gefaltete Proteine bis hin zu kleinsten Strukturen (Organellen) ab- und dann wieder zu neuen Komplexen aufzubauen. In jahrelangen Experimenten konnte er nachweisen, dass eine Zelle erkennt, wenn Teile von ihr nicht mehr funktionieren, diese dann mit einer Haut (Lysosom) umgibt und mithilfe von Enzymen Stück für Stück zerkleinert. Dieser Vorgang wird vor allem dann eingeleitet, wenn die Zelle gestresst ist – zum Beispiel beim Fasten. Sie baut dann nicht benötigte Bestandteile ab, um Energie freizusetzen. Diese nutzt sie anschließend, um dringend gebrauchte Moleküle herzustellen. Rund fünfunddreißig Gene steuern den internen Verdauungsprozess.

Zellreparatur findet vor allem dann statt, wenn der Körper kein Insulin ausschüttet.

Frank Madeo von der Universität Graz ist einer der Experten auf dem Gebiet der Autophagie (griech. = Selbstverzehren). Der deutsch-italienische Altersforscher untersucht seit vielen Jahren die Signalketten, die im Körper zur Autophagie führen. Recycelt, so hat er herausgefunden, wird vor allem dann, wenn der Körper kein Insulin ausschüttet. Das Bauchspeicheldrüsen-Hormon, das nach jeder Mahlzeit zur Verdauung freigesetzt wird, dämpft die molekulare Autophagie-Maschinerie.

Der US-amerikanische Biologe Satchidananda Panda vom Salk Institute in La Jolla, Kalifornien, hat dazu ein Experiment durchgeführt. Er gab Mäusen rund um die Uhr fettreiche Nahrung. Sie bekamen eine Fettleber, schütteten viel Insulin aus, bis die Bauchspeicheldrüse erschöpft war, und erkrankten dann an Diabetes. Dabei entwickelten sie jene Art von Entzündungen, die auch an der Arteriosklerose in den Gefäßen beteiligt sind. Eine zweite Gruppe von Mäusen erhielt genau die gleiche Menge an Kalorien – aber nur während acht Stunden am Tag. Erstaunlicherweise blieben diese Tiere schlanker und viel länger gesund.

Ergebnisse wie diese zeigen, dass es nicht nur darauf ankommt, was man isst, sondern wann man es tut. Madeo zieht aus seiner Arbeit den Schluss, dass wir die Zahl unserer täglichen Mahlzeiten auf ein Minimum reduzieren sollten – denn die Zellen brauchen Zeit, sich zu reinigen. Diese Zeit fehlt, wenn der Körper als Reaktion auf Nahrung ständig Insulin ausschüttet.

Eine permanente Kalorienkürzung ist also freudlos, eine ketogene Diät über längere Zeit kontraproduktiv, wie wir gesehen haben. Die Erforschung der Autophagie und des Insulin- und Wachstumshormonstoffwechsels weist jedoch darauf hin, dass das intermittierende Fasten ein Ausweg sein könnte – also Hungern von Zeit zu Zeit, aber regelmäßig. Eine positive Wirkung hat es schon, mehrmals wöchentlich für vierzehn bis sechzehn Stunden keine Kalorien zu sich zu nehmen (also auch nicht in flüssiger Form).

Eine positive Wirkung tritt schon ein, wenn wir mehrmals wöchentlich für 14 bis 16 Stunden keine Kalorien zu uns nehmen.

Die Autophagie könnte sogar dazu beitragen, degenerative Erkrankungen des Alters auszubremsen. So haben Madeo und sein Team eher durch Zufall eine Substanz entdeckt, die für den zellulären Reinigungsprozess wichtig ist und ihn anregt, selbst wenn Insulin im Blut kursiert. Es handelt sich dabei um Spermidin, eine Flüssigkeit, die in allen Körperzellen vorkommt, vor allem aber – daher der Name – in Samenzellen. Sie nimmt mit steigendem Alter ab. In aufwendigen Versuchen fütterten die Forscher in Graz zunächst Hefezellen, später auch Würmer, Fruchtfliegen und Mäuse mit Spermidin. Die Organismen lebten länger als die Vergleichsgruppen.

Spermidin verlangsamt, fand Madeo heraus, die Zellalterung, indem es die Autophagie ankurbelt. Bei Fruchtfliegen steigert es die Gehirnleistung. Da bei der Alzheimer-Krankheit Proteine verklumpen und die Nervenzellen dadurch lahmlegen, wird nach Mechanismen gesucht, die Reinigungsprozesse der Zelle wieder zu aktivieren. Bis das im Gehirn vielleicht möglich sein wird, ist aber noch viel Forschung notwendig, und erst klinische Studien werden uns Klarheit bringen, ob diese Prozesse auch beim komplexeren menschlichen Organismus so wirkungsvoll sind.

Der Rhythmus der Mahlzeiten ist der Schlüssel

Bis sich die Erkenntnis, dass der Rhythmus der Mahlzeiten entscheidend ist, durchsetzt, gibt es allerdings noch einige Hürden zu überwinden. Zum Beispiel die Empfehlungen der Deutschen Gesellschaft für Ernährung, die sich nur an den Anteilen der lebensnotwendigen Nährstoffe orientieren und keine Aussagen zum Rhythmus des Essens machen. In unserer To-go-Gesellschaft achten wir nicht mehr auf regelmäßige Mahlzeiten. Es ist aber wichtig, über den Tag nicht immer wieder unkontrolliert zu essen, sondern sich auf möglichst zwei gute Mahlzeiten zu beschränken.

Reparaturpausen braucht übrigens der Darm: Der Verdauungstrakt bewegt sich in einer Abfolge von Muskelkontraktionen, die in verschiedenen Phasen der Intensität vom Magen über den gesamten Dünndarm und Teile des Dickdarms reichen. Nach dem Essen ruht der Magen-Darm-Trakt weitgehend, damit die Nahrung aufgeschlossen werden kann. Dann setzen in ungeordneten Abständen Kontraktionen ein, die schließlich in heftigen Bewegungen kulminieren. Wie Besenstriche »durchfegen« sie den gesamten Verdauungstrakt, um ihn von Nahrungsresten zu reinigen. Man nennt diesen Vorgang Housekeeper-Effekt. Diese »Putzwellen« sind es übrigens, die wir als Magenknurren wahrnehmen, weil dabei Luft durch den Magenausgang gepresst wird und Wirbel entstehen. Der gesamte Prozess dauert bis zu eineinhalb Stunden und wiederholt sich, solange nichts gegessen wird. Der Ablauf wird jedoch durch Snacks gestört, die viele von uns zu sich nehmen – aber auch gesunde Zwischenmahlzeiten könnten den Ablauf durcheinanderbringen.

Auch gesunde Zwischenmahlzeiten können die Reparaturphasen des Darms durcheinanderbringen.

Was fängt man jetzt im Alltag mit diesen Weisheiten an? Ich persönlich versuche, täglich eine nahrungslose Phase von vierzehn Stunden am Stück einzuhalten. Das ist gar nicht so schwer, denn den Großteil dieser Zeit schlafe ich, und mein Schlaf wird dabei sogar noch unterstützt. Manche Menschen lassen das Abendessen weg, für mein Leben ist es aber wichtig, abends mit meiner Familie am Tisch zu sitzen. Also frühstücke ich nicht und nehme mittags meine erste Mahlzeit ein. Bis dahin meide ich Snacks und trinke höchstens einen schwarzen Espresso – übrigens hat Frank Madeo herausgefunden, dass das die Menge von Spermidin im Körper steigert – endlich mal eine erfreuliche Nachricht zum Thema Kaffee!

Heilung durch Verzicht

Fasten beginnt also schon bei einem Zeitraum von vierzehn bis sechzehn Stunden und hat positive körperliche Auswirkungen – egal, ob man es konstant für eine lange Nacht oder vielleicht auch nur einen Tag die Woche tut, oder mit ärztlicher Begleitung sieben bis vierzehn Tage – wenn man es richtig macht. Das klassische Heilfasten hat aber trotz vieler neuer Erkenntnisse immer noch einen hohen Stellenwert in der Medizin und große therapeutische Wirkung.

Dass dem so ist, habe ich in der naturheilkundlichen Abteilung von Malte Bühring wie auch später in meiner Zeit als Oberarzt an der Fachklinik in Bad Elster oder an den Kliniken Essen-Mitte immer wieder beobachten können – einen unmittelbaren Effekt sieht man vor allem bei rheumatischen Erkrankungen. Fasten als Rheuma-Therapie wurde bereits 1990 wissenschaftlich belegt und publiziert, ist aber vielen Rheumatologen noch heute unbekannt. Statt die entzündungshemmenden Wirkungen als ergänzende Therapie zu nutzen, werden vielfach nur Cortison oder Rheumamittel wie Ibuprofen und Diclofenac zur Linderung der Beschwerden verschrieben. Diese erleichtern zwar das Leben mit der Krankheit, haben aber mit der Zeit schwere Nebenwirkungen.

Fasten wirkt auf viele Hormone und reguliert den Zucker- und Fettstoffwechsel.

Eine skandinavische Arbeitsgruppe um den norwegischen Mediziner Jens Kjeldsen-Kragh unterteilte Patienten mit rheumatoider Arthritis nach dem Zufallsprinzip in eine konventionell behandelte Gruppe und in eine, die sich einem zehntägigem Fasten unterzog, gefolgt von einer veganen und später vegetarischen Ernährung. Nach einem Jahr hatten sich bei der zweiten Gruppe die Schmerzen deutlich reduziert, die Schwellungen der Gelenke gingen zurück, auch die Steifheit. In drei weiteren Studien konnte dieser Effekt belegt werden, und 2002 wurde sogar eine (zusammenfassende) Metaanalyse zu diesem Thema veröffentlicht, ein wichtiger Meilenstein auf dem Weg zur wissenschaftlichen Untermauerung.

Studien wie diese hatten dazu geführt, dass wir bereits in meiner Zeit in der Reha-Klinik in Bad Elster Heilfasten als zentrale Therapie einplanten. Der Großteil der dortigen Patienten litt unter Schmerz- und rheumatischen Erkrankungen. So gut wie allen, sofern nichts dagegen sprach, empfahlen wir das Heilfasten. Schnell hatten wir in der Umgebung den Spitznamen »Hungerburg«. Das war keine charmante Bezeichnung. Wenn ich abends von der Klinik nach Hause ging, sah ich immer wieder Taxis bereitstehen, die einige unserer angeblich fastenden Patienten über die naheliegende Grenze in ein böhmisches Restaurant fuhren, wo sie sich unbeobachtet fühlten. Wichtig ist, das habe ich daraus gelernt, dass Heilfasten nicht von oben verordnet wird, sondern freiwillig und von eigener Motivation getragen ist.

Damals begannen wir auch, das Heilfasten systematisch zu erforschen. Gustav Dobos und ich schlossen eine Kooperation mit dem Göttinger Hirnforscher Gerald Hüther, um die Rolle der Stresshormone während des Fastens weiter aufzuklären. Hüther hatte zuvor in Tierexperimenten festgestellt, dass die Reduktion des Nahrungsangebots über eine gewisse Zeit zu vermehrter Verfügbarkeit des sogenannten Glückshormons Serotonin im Gehirn führt. Das konnte ich bei meinen Patientinnen und Patienten nachvollziehen: Die ersten beiden Tage des Fastens waren für sie etwas mühsam, manche wurden von Kreislaufproblemen oder Kopfweh geplagt. Doch nach drei bis vier Tagen waren alle bester Dinge! Der Puls wurde langsamer, der Blutdruck sank – klare Zeichen von Entspannung.

Fasten wirkt auf viele Hormone, die das Wachstum und den Zucker- und Fettstoffwechsel regulieren und steuern. Irritiert war ich aber, als bei unseren Messungen des Nachturins herauskam, dass auch die Stresshormone während des Fastens anstiegen. Das Ergebnis war eindeutig und wurde von uns in der Fachzeitschrift *Nutritional Neuroscience* publiziert. Erst später hat die Wissenschaft dieses Phänomen mit dem Begriff Hormesis (siehe Seite 31) erklärt. Heute verstehe ich, dass es sich dabei um einen kontrollierten Stress handelt, einen Eustress im ursprünglichen Sinne, der den Körper zu einer gesunden Reaktion bewegt, wie dann später die Arbeiten von Longo, Fontana und Madeo im Detail zeigten.

Heilfasten ist keine Diät

Auch wenn der biologische Vorgang »Hungerstoffwechsel« genannt wird, Hungergefühle sind beim Fasten selten und treten nur in den ersten zwei bis drei Tagen auf. Zudem verbessert sich der Schlaf, wie wir zeigen konnten. Fasten ist also, zumal unter ärztlicher Aufsicht, leichter, als viele Patienten denken. Viele Menschen sind verunsichert von dem Chor kritischer Einwände, die jedes Jahr zur Fastenzeit geäußert werden. Sie haben sich zwar inzwischen als Legende und Fehleinschätzung erwiesen, verschwinden aber, wie üblich bei Legenden, eben nie ganz. Die meisten Warnungen kommen von »Experten«, die selbst nie gefastet haben und noch keinen einzigen Fastenpatienten betreut und erlebt haben.

Eine immer wieder vorgebrachte Behauptung ist, dass Fasten dem Herzmuskel schade und ihn abbaue, lässt sich widerlegen. Wenn man die Originalquellen der dieser Aussage zugrunde liegenden Fälle in den Siebzigerjahren in den USA überprüft, stellt sich heraus, dass diese nichts mit der in der Naturheilkunde praktizierten Fastentherapie zu tun hatten, denn die schwer übergewichtigen Patienten wurden über mehrere Monate auf eine Nulldiät oder eine Diät mit Eiweiß-Shakes gesetzt. Das ist beides nicht gesund.

Sämtliche Abnehm-Diäten, egal, welcher Logik sie folgen, führen über einen längeren Zeitraum zur Gewichtszunahme. Nicht so das Heilfasten.

Der zweite Mythos ist der berüchtigte Jo-Jo-Effekt, der die Erfolge des Fastens zunichtemache, weil die Patienten danach umso schneller wieder zunehmen würden. Dieser Effekt findet sich zwar bei den üblichen Frühlings-, Crash- und anderen Diäten, die mehr oder weniger willkürliche Strategien zum Gewichtsverlust verfolgen. Studien zeigen, dass sämtliche Abnehm-Diäten, egal, welcher Logik sie folgen, über einen längeren Zeitraum zur Gewichtszunahme führen. Beim Heilfasten scheint das aber anders zu sein: Die bisher vorliegenden Beobachtungsstudien fanden keinen Jo-Jo-Effekt.

Natürlich nehmen auch die Fastenden nach ihrer Kur wieder von dem verlorenen Gewicht zu – ein Teil ist durch die Einlagerung von Wasser bedingt, das durch das Salz in der Ernährung im Gewebe gebunden wird. Beim Fasten werden meist ein bis zwei Kilogramm Wasser verloren, mithin »ausgeschwemmt«, die aber zu einem gewissen Anteil nach dem Fasten wieder zurückkehren. Einige Menschen legen auch erneut an Fettmasse zu. Der Körper hat nach der Kalorieneinschränkung zunächst einen erniedrigten Energiebedarf, da er viele »Produktionsabläufe« verlangsamt hat und ebenso die »Betriebstemperatur« abgesenkt ist. Wird dann mit Heißhunger zu viel gegessen, sind die verlorenen Pfunde schnell wieder zurück. Durch ein richtig angeleitetes Heilfasten verändert sich jedoch das Ernährungsbewusstsein, deshalb finden wir in unseren fortlaufenden wissenschaftlichen Datenerhebungen eben keine Hinweise auf Jo-Jo-Effekte. Einige der Menschen, die jährlich fasten, erreichen zwar nach zwölf Monaten wieder ihr Ausgangsgewicht vom Vorjahr, aber auch das kann als Erfolg gewertet werden, denn in Europa und den USA ist die Gewichtszunahme mit jedem Lebensjahr ab vierzig die Regel.

Wer sich überwindet, erfährt den Erfolg

Es gehört natürlich Überwindung dazu, zu fasten, das ist normal. In meiner Heimat Schwaben wurden die Maultaschen nur zu dem Zwecke erfunden, um das darin enthaltene Fleisch während der religiösen Fastenzeiten zu verstecken, daher auch ihr zweiter Name: »Bescheißerle«. Die Geschichte der Starkbierbraukunst in den Klöstern hat ebenfalls damit zu tun, trickreich die Fastengebote zu umgehen. Es menschelt also auch beim Fasten. Doch inzwischen zeigt eine Fülle von wissenschaftlichen Studien das enorme Potenzial des Fastens als Heilmethode. Und während ich noch vor zehn Jahren müde belächelt wurde, wenn ich einem Kollegen Fasten als Therapie für seinen Patienten vorschlug, stoße ich heute auf große Bereitschaft.

Die Erfolgsgeschichte des Fastens wurde vor wenigen Jahren von den französischen Filmemachern Sylvie Gilman und Thierry de Lestrade in der Arte-Dokumentation *Fasten und Heilen* erzählt. Auch bei uns am Immanuel Krankenhaus Berlin wurden dazu Fastenärzte und Patienten interviewt. Bei uns fasten jährlich etwa tausend Patienten, doch auch an meinen früheren Arbeitsstätten in Moabit, Bad Elster und Essen hatte die Fastentherapie eine zentrale Rolle inne. Deshalb konnte ich bisher rund 20 000 fastende Patienten und die Verläufe ihrer Erkrankungen ärztlich begleiten – an Rheuma Erkrankte, Diabetes- und Bluthochdruck-Patienten, solche mit chronischen Schmerzen, auch zunehmend mit Multipler Sklerose und Parkinson, dem Reizdarmsyndrom und den unterschiedlichsten Nahrungsunverträglichkeiten.

Kann man den Körper entgiften?

Vor allem wenn Sie zum ersten Mal fasten, sollten Sie dies unter Anleitung eines Arztes tun. Doch auch hier ist Vorsicht geboten. Einige Privatkliniken verdienen mit Detox-Marketing viel Geld. Diesen Praktiken stehe ich sehr kritisch gegenüber. Viele Menschen haben falsche Vorstellungen von »Giften«. Es kommt immer auf die Dosis an, wie eine Substanz im Körper wirkt, und grundsätzlich, das zeigte ebenfalls die Hormesis (siehe Seite 31), kann unser Körper hervorragend mit missliebigen Substanzen in kleinen Mengen umgehen.

Aber es gibt natürlich sehr viele Umweltgifte (einschließlich ihrer Wechselwirkungen), und die negativen Folgen stellen sich erst dann heraus, wenn die Substanzen längst in der Umwelt sind. So weiß man heute, dass der Feinstaub aus der Luft ein erhebliches Risiko für Herz-Kreislauf-Erkrankungen birgt. Die Frage, was Amalgam im Körper auslöst, ist trotz vieler Studien immer noch nicht beantwortet. Und sicherlich tut man seinem Körper etwas Gutes, wenn durch einen bevorzugten Verzehr von Nahrungsmitteln aus Bio-Anbau die Belastung durch Pestizide aus der Nahrung gering gehalten wird. Und genauso wie die Belastung des Wassers durch Bleirohre glücklicherweise vorbei ist, sollten wir heute möglichst keine Plastik-Wasserflaschen verwenden. Aber ganz schützen können wir uns nicht vor Umweltgiften, zu sehr sind sie über die Luft, das Wasser und die Erde bereits verbreitet.

Möglicherweise aber sind es bei vielen Betroffenen, die sich belastet oder vergiftet fühlen, weniger die Substanzen selbst, die den Zellen und dem Körper zu schaffen machen, sondern eher Stress oder viele Jahre mit ungesunder Ernährung und zu wenig Bewegung. Auch wissen wir aus der Hormesis-Forschung, dass kleine Dosen einer giftigen Substanz für den Körper nicht abträglich sein müssen. Aber wo ist die individuelle Grenze, wo beginnt möglicherweise eben doch eine Krankheit durch Umweltgifte? Schwierig bleibt das im Einzelfall herauszufinden, noch schwieriger ist die Frage zu beantworten, ob es denn eine Entgiftungstherapie gibt.

Viele der Betroffenen, die sich belastet oder »vergiftet« fühlen, leiden unter Stress, falscher Ernährung und zu wenig Bewegung.

Können wir unseren Körper durch Fasten von solchen Giften reinigen? Tatsächlich reichern sich organische Umweltgifte vermehrt in Fettgewebe an. Laut einer Studie von 2011 steigt aber die Konzentration schwer abbaubarer Chemikalien (POPs, persistente organische Schadstoffe) im Blut bei übergewichtigen Menschen, die abnehmen, zunächst an. Ob dies allerdings eine gesundheitliche Bedeutung hat, ist zum jetzigen Zeitpunkt völlig unklar. Fest steht nur, dass bei einer Gewichtsabnahme generell Übergewichtige gesundheitlich profitieren.

Da beim Fasten der Gallenfluss massiv gesteigert wird, sollten Menschen mit kleinen Gallensteinen einen sanfteren Einstieg wählen, wenn möglich nicht mit Glaubersalz, sondern mit Bittersalz oder einer Vorbereitung wie bei einer Darmspiegelung. Auch Menschen mit einer Neigung zu Gicht sollten sich auf jeden Fall während des Fastens medizinisch begleiten lassen.

Die Selbstreparatur des Körpers

Das Fasten bringt also einiges in Bewegung. Zum Beispiel Instandhaltungsprozesse in den Zellen. So konnten der US-amerikanische Altersforscher Mark Mattson und Mitarbeiter von der Johns Hopkins University zeigen, dass sich nach einer ambulanten Fastenkur über eine Woche die Reparaturfähigkeit des Körpers verbesserte: Die Schäden an der Erbsubstanz durch negative Einflüsse wie UV-Strahlung oder diverse Gifte wurden effizienter behoben. Eine Arbeitsgruppe der Demenzforscherin Agnes Flöel von der Charité konnte in einer ersten kleineren Studie nachweisen, dass sich auch die kognitiven und Gedächtnisfunktionen nach einem modifizierten Fasten mit einer Trinknahrung steigerten. Vielleicht liegt das daran, dass mehr nervenstärkende (neurotrophe) Faktoren ausgeschüttet werden, vielleicht aber werden auch die Proteine, die sich bei Alzheimer als Plaque auf die Nervenzellen legen, verstärkt abgebaut, da Enzyme ihre Aktivität beim Fasten verstärken.

Eine Arbeitsgruppe von Angelika Bierhaus, damals Professorin an der Universitätsklinik Heidelberg, veröffentlichte vor einigen Jahren maßgebliche Erkenntnisse über »karamellisierte« Eiweiße. Der Fachbegriff ist Advanced Glycation Endproducts (AGEs). AGEs beschleunigen Arterienverkalkung, Herz- und Nierenerkrankung und andere Prozesse, die durch chronische Entzündungen hervorgerufen werden. Wir nehmen sie mit dem Essen zu uns – meist entstehen sie in industriellen Prozessen bei der Erzeugung von Fertignahrung, wenn Eiweiße, Zucker und Fett stark erhitzt und dann konsumiert werden. Am bekanntesten wurde vor vielen Jahren das Acrylamid, das beim Frittieren aufkommt und zuerst in Kartoffelchips gefunden wurde. Es steckt aber auch in Kaffee, Knäckebrot und Keksen, wenn diese über 120 Grad erhitzt wurden.

Nach einem modifizierten Fasten mit Trinknahrung steigern sich die kognitiven und die Gedächtnisfunktionen.

Diese industriell geschaffenen AGE-Proteine sind derart komplex und groß, dass der Körper sie nicht mehr mit üblichen Reinigungsmechanismen entsorgen kann. Möglicherweise gelingt ihr Abbau beim Fasten – es gibt aber noch keinen eindeutigen Nachweis dafür. Eine japanische Arbeitsgruppe konnte immerhin in einer ersten Studie zeigen, dass AGE-Proteine vermehrt mit dem Urin ausgeschieden werden, wenn eine mehrwöchige Diät mit zwischenzeitlichen Fastenphasen durchgeführt wurde.

Was passiert aber nun, wenn die Fettpolster mit den im Fettgewebe eingelagerten Giftstoffen wie Dioxin oder den Schwermetallen Blei, Quecksilber und Kadmium beim Fasten »schmelzen«? Dies ist bis heute unklar geblieben, man weiß nicht, ob sie mobilisiert und ausgeleitet werden – möglich ist es schon. Vielleicht werden sie über die Mobilisierung aus dem Fettgewebe über die Galle in den Darm abgegeben. Darin könnte der Sinn traditioneller Fastentechniken liegen: Bei den Panchakarma-Kuren im Ayurveda werden medizinisches Ghee und Öle verabreicht, und da die angesprochenen Gifte fettlöslich sind, würde man sie auf diese Weise binden, um sie besser über den Darm ausscheiden zu können. Ähnlich könnte es sich mit der beim Klosterfasten oftmals angewandten Heilerde verhalten, die ebenfalls Gifte bindet.

Vielleicht sind es diese unklaren Toxin-Bewegungen, die daran schuld sind, dass Menschen, die immer wieder stark an Gewicht zu- und abnehmen – also bis zu fünfzehn Kilogramm und mehr –, etwas öfter einen plötzlichen Herztod durch Herzrhythmusstörungen erleiden, wie es die Ergebnisse einer neueren, auf dem US-amerikanischen Kardiologen-Kongress vorgestellten wissenschaftlichen Arbeit nahelegen.

Beim richtigen Fasten aber ist keine Sorge angebracht, da die Betroffenen nicht diese extremen Gewichtswechsel erleiden und sich außerdem viele andere wichtige Stellgrößen der Herzgesundheit wie Herzrate (Puls), Blutdruck und die sogenannte Herzfrequenzvariabilität verbessern.

Fasten reguliert den Stoffwechsel und wirkt stark blutdrucksenkend

Eine der wichtigsten Wirkungen des Fastens, soweit man das bisher sagen kann, ist eine Umsteuerung der Hormone. Sinkt die Körpertemperatur, werden auch die für Stoffwechselaktivität zuständigen Hormone wie Insulin oder T3, ein Schilddrüsenhormon, zurückgefahren, ebenso der Spiegel des Wachstumsfaktors IGF-1. Im Gegensatz dazu kommt es sofort zu einem Anstieg der Hormone, die die Urinausscheidung fördern, ein Effekt, den jeder Fastende sofort am ersten Tag bemerkt.

In unseren Studien konnten wir weiterhin zeigen, dass ein deutlicher Abfall des Fetthormons Leptin verzeichnet werden kann. Leptin ist ein Sättigungs- und Stoffwechselhormon, vor allem wird es im Fettgewebe produziert. Wird der Körper zu sehr mit fetter und süßer Nahrung geflutet, schützt sich die Zelle vor diesem Zuviel an Energie durch eine Leptinresistenz (ähnlich gilt das für Insulin). Die Zellen verschließen sich für diese Hormone. Der Körper versucht dann, dem entgegenzuarbeiten und schüttet noch mehr Leptin aus. Leider haben ein hoher Leptin- wie auch Insulinspiegel ungünstige Wirkungen auf den gesamten Körper. Sie tragen zur Entstehung von Herz-Kreislauf- und Krebserkrankungen bei.

Durch Fasten wird das ganze System sozusagen »auf null« gestellt. Der Abfall von Leptin und Insulin sowie die wasserausscheidende Wirkung erklären vermutlich den stark blutdrucksenkenden Effekt des Fastens. Den konnten wir in eigenen Studien immer wieder belegen. Eindrucksvoll dokumentierte der US-amerikanische Naturheilkundler Alan Goldhamer in zwei Publikationen, dass der systolische Blutdruck bis zu 30 mmHg (Millimeter Quecksilbersäule) abfällt, das entspricht der Wirksamkeit von zwei bis drei Medikamenten. Deshalb kann es notwendig sein, vor dem Heilfasten eventuelle Blutdruckmedikamente zu reduzieren, manchmal müssen sie ganz weggelassen werden. Nach dem Fasten steigt der Blutdruck zwar wieder an, aber meistens nur auf die Hälfte des früheren Werts.

Heilerfolge bei Diabetes

Geradezu dramatisch positiv wirkt sich eine starke Kalorienreduzierung auf Patienten mit Diabetes mellitus aus – aktuelle Arbeiten von Sarah Steven an der University of Oxford belegen das. Von neunundzwanzig Patienten mit Diabetes, die über acht Wochen fastend täglich nur 600 Kalorien zu sich nahmen, erzielten die meisten ohne Medikamente normale Blutzuckerwerte. Auch die Fettleber, eine häufige Folge der Zuckerkrankheit, besserte sich deutlich.

Weshalb das so ist, fanden Forscher vom Helmholtz Zentrum in München und vom Deutschen Institut für Ernährungsforschung (DIfE) in Potsdam heraus: Der »Fastenstress« bewirkt, dass in der Leber ein spezielles Protein gebildet wird, das zum Abbau des krank machenden Fettgehalts in diesem Organ führt. Wir kombinieren bei Diabetes und / oder Fettleber oft das Fasten mit dem Aderlass (siehe Seite 70 ff.). Auch für diese Methode sind gute Wirkungen auf beide Erkrankungen nachgewiesen, und eine kombinierte Anwendung verstärkt den Heileffekt.

Fasten hat zudem einen stark entzündungshemmenden Effekt – dies konnte bis auf die molekulare Ebene belegt werden. Nach einer üppigen Mahlzeit kommt es zu einem vorübergehenden Anstieg der weißen Blutkörperchen – man nennt das die postprandiale Leukozytose. Das ist eine Reaktion auf eine leichte Entzündung, die in der Zelle durch die Verkettung molekularer Abläufe bei der Verdauung von Nahrung entsteht. Der Umkehrschluss liegt nahe: Wenn jede Nahrungszufuhr zu einer leichten Entzündung des Körpers führt, sollten sich auch Entzündungen reduzieren, wenn gefastet wird. Essen bedeutet letztlich immer eine Auseinandersetzung unseres Organismus mit nicht körpereigenen Eiweißen und anderen fremden Stoffen. Der Darm muss versuchen, einen Kompromiss zu finden – zwischen fremden und giftigen Stoffen, die ausgeschieden werden müssen, und wichtigen, die für uns notwendig sind. Insgesamt kann der Körper die Nahrungsverarbeitung nur mithilfe einer leichten Entzündungs- und Schutzreaktion leisten. Fasten wir, so bleibt diese aus.

Fasten stärkt den Energiehaushalt der Zelle

Sauerstoff kann Metall zum Rosten bringen. Auch im Körper greift er Moleküle an und reißt sie auseinander. Das ist einer der wichtigsten Gründe dafür, dass unsere Zellen altern. Essen wir weniger oder fasten wir, so reduziert sich der oxidative Stress für unsere Zellen erheblich. Je weniger Nahrung die Mitochondrien, die Energiefabriken der Zellen, zu verarbeiten haben, desto geringer ist der oxidative Stress und desto weniger freie Radikale entstehen. Das sind chemisch besonders reaktionsfreudige Moleküle oder Atome. Sie haben ein freies Elektron, und auf der Suche nach einem Partnerelektron können sie andere Verbindungen wie zum Beispiel Proteine oder die Erbsubstanz DNA schädigen. Die freien Radikalen im Körper kommen vor allem aus den Mitochondrien. Dort wird zur endgültigen Verdauung unserer Nahrung Zucker und / oder Fett in Energie verwandelt. Dies geschieht mit Unterstützung von Sauerstoff, der jedoch nicht komplett im Zaum gehalten wird. Etwa durch Rauchen oder zu viel Sonne kann oxidativer Stress vermehrt entstehen.

Es ist ganz wichtig, den oxidativen Stress auf natürliche, körpereigene Art zu reduzieren.

Es ist ganz wichtig, den oxidativen Stress auf natürliche, körpereigene Art zu reduzieren. Viele Menschen denken, es reicht aus, Vitamintabletten oder andere Mikronährstoffe einzunehmen, die als Antioxidantien beworben werden. Antioxidantien haben einen guten Ruf. Doch so einfach ist die Sache nicht. Die Mitochondrien und die Zellen wollen nämlich etwas trainiert sein. Wird der Körper während eines körperlichen Stresses, etwa bei sportlichem Training, parallel mit Vitamintabletten (als Antioxidantien beworben) versorgt, so schadet das am Ende sogar. Der gute Trainingseffekt der Bewegung auf den Stoffwechsel bleibt aus. Das sind jedenfalls die Ergebnisse eines beeindruckenden klinischen Experiments von Michael Ristow, Internist und Professor für Energiestoffwechsel an der Eidgenössischen Technischen Hochschule Zürich.

Erleidet der Körper Stress, werden die Mitochondrien angeregt, Energie zu liefern – sei es für die Verdauung oder um eine anstrengende sportliche Betätigung zu befeuern. Dabei entstehen vermehrt freie Radikale. Der Körper aber ist klug. Er nutzt das als Signal, um seine Schutzmechanismen hochzufahren – extrem wirksame körpereigene Antioxidantien. Dazu muss der Organismus aber den Bedarf erkennen. Wenn wir ihm Extraportionen Antioxidantien aus Vitamin C, E oder Beta-Carotin-Tabletten zuführen, verhindern wir dies wahrscheinlich.

Das war der Ausgangspunkt der Studie von Ristow: Die Teilnehmer sollten sich einem vierwöchigen sportlichen Trainingsprogramm unterziehen. Sport führt zu den bekannten erfreulichen Wirkungen auf den Fett- und Zuckerstoffwechsel, daher schützt er auch vor Diabetes. In der Studie war der Stoffwechsel jener Teilnehmer deutlich besser, die keine Vitamine, sondern Placebos einnahmen. Dieses Ergebnis stellt die Praxis vieler Freizeit- und Leistungssportler in Frage, die im Glauben, die Fitness zu steigern, Vitamintabletten einnehmen. Tatsächlich entstehen, wenn wir anstrengende sportliche Tätigkeiten ausüben, sehr viele freie Radikale. Der Körper aber reagiert prompt. Es werden mehr körpereigene Radikalfänger produziert und verstärkt Reparaturprozesse in den Zellen der Muskeln und Gefäße in Gang gesetzt. Beim wiederholten Sporttreiben macht sich dies in besserer Leistungsfähigkeit positiv bemerkbar. Durch eine reichliche Vitaminzufuhr während des Trainings werden diese Selbsthilfe-Mechanismen des Körpers aber ausgehebelt.

Das soll keineswegs heißen, dass Vitamintabletten immer schädlich sind. Aber es kommt auf die richtige Dosis und die individuelle Verfassung an. Ein kranker oder sehr alter Mensch, der sich nicht günstig ernähren kann oder dessen Körper nicht mehr genügend Selbstheilungskräfte aufweist, vermag von ihnen zu profitieren. So gibt es durchaus vielversprechende Studienergebnisse bei geriatrischen oder multipel erkrankten Menschen oder Patienten mit fortgeschrittener Herzschwäche. Für Gesunde bleibt es aber dabei, dass die Einnahme von Vitaminen nur dann Sinn ergibt, wenn sie im natürlichen Gesamtpaket, also mit Obst und Gemüse, zugeführt werden. Wenn es denn unbedingt Tabletten sein sollen, empfehle ich diese nur in einer eher geringen Dosis und höchstens zweimal die Woche, so wird die Eigenherstellung von Antioxidantien nicht massiv unterdrückt.

Nicht nur durch Sport werden die körpereigenen antioxidativen Kapazitäten angekurbelt, sondern auch durch Fasten.

Nicht nur durch Sport werden die körpereigenen antioxidativen Kapazitäten angekurbelt, sondern auch durch Fasten. Es gibt nicht nur weniger oxidativen Stress, sondern für die Zeit danach stehen auch mehr und frisch überholte Energiefabriken – Mitochondrien – zur Verfügung.

Diese neueren wissenschaftlichen Erkenntnisse ließen mich dann auch die Ergebnisse meiner ersten Fastenstudie, die wir gemeinsam mit Gerald Hüther durchgeführt hatten, besser verstehen. Zu unserer Überraschung sahen wir unmittelbar nach Beginn des Fastens deutliche Anstiege der Stresshormonproduktion im Körper – Adrenalin, Noradrenalin und Cortisol waren erkennbar erhöht. Die Erklärung war einfach: Fasten setzt den Körper tatsächlich zu Anfang in einen leichten Stress, denn Zucker und Nahrungsenergie fehlen zunächst. Doch durch die Stresshormone wird die gesunde körpereigene Gegenreaktion angestoßen. Die Glykogenspeicher in der Leber werden leer geräumt, der Fettabbau wird gestartet. Und relativ zügig geht die Körperzelle in den ruhigeren protektiven Modus über, flankiert von der entwässernden, blutdrucksenkenden und darmentlastenden Wirkung und der vermehrten Verfügbarkeit von Glückshormonen. Daher waren unsere fastenden Patienten trotz dieser Stresshormone entspannt und hatten einen langsameren Puls und niedrigeren Blutdruck.

Wenn wir zudem länger fasten oder immer wieder fasten, wird der gesunde Gegeneffekt umso ausgeprägter. So konnten Daten von der Arbeitsgruppe von Lars Göhler an der Charité auch schon in den Neunzigerjahren belegen, dass das Level der Stresshormone nach zwei bis drei Wochen wieder fällt und sogar geringer ist als zu Beginn des Fastens. Viele Fastende unserer Klinik wissen auch zu berichten, dass mit der Anzahl der Fastenerfahrungen und -kuren der Körper umso schneller in den Entspannungs- und Selbstheilungsmodus findet.

Fasten regt die Produktion von Stammzellen an und es setzt ein »verjüngender« Effekt ein.

Und so scheint es beim Fastenstress nicht anders zu sein als beim Alltagsstress und psychischem Stress. Wichtig ist, dass er kontrolliert, gut dosiert und selbstbestimmt ist. Dieser Stress macht uns eher gesund, und dies gilt für das Fasten wie für Sport, Kneipp-Wasseranwendungen und »guten« psychischen Stress.

Im Übrigen führt Fasten zu einer vermehrten Produktion von Stammzellen. In einigen ihrer neuesten Forschungsarbeiten konnte die Arbeitsgruppe von Valter Longo das belegen, ein Befund, der erneut auf die regenerativen und »verjüngenden« Wirkungen des Fastens hinweist.

Die Darmbakterien passen sich an

Seit einigen Jahren gibt es eine wachsende Zahl von Studien, die das Mikrobiom, die Summe unserer Bakterien, mit der Entstehung und dem Verlauf bestimmter Erkrankungen in Verbindung bringt. Es wird immer klarer, dass die Bakterien im Körper – besonders die im Darm – die Gesundheit des Körpers mitentscheiden, zum Guten wie zum Schlechten. Die Beziehung zwischen Mikrobiota (Darmflora), Nerven- und Immunsystem ist grundlegend für die Selbstregulation (Homöostase) des Körpers.

Im Darm lebt eine verwirrende Vielfalt von Lebewesen – ungefähr vierzig Billionen Bakterien, die sich in Kolonien auf einige Hauptstämme und wenige hundert Arten reduzieren. Von wem wir besiedelt werden, hängt von unserer Umwelt ab. Schon der Weg durch den Geburtskanal ist mit Bakterien gepflastert, und die nächsten holt sich der hungrige Säugling von Brustnippeln und der Haut seiner Mutter. Sie helfen, die aufgenommene Nahrung zu verwerten und verändern ihre Zusammensetzung auch relativ schnell, wenn wir unsere Essgewohnheiten ändern.

Wer zum Beispiel von normaler Mischkost zu vegetarischer Ernährung wechselt, bei dem lassen sich innerhalb weniger Tage erkennbare Veränderungen der Mikrobiota feststellen. Noch ist es schwer, solche Modifikationen medizinisch eindeutig zu bewerten. Was ist gut, was ist schlecht? Fest steht, dass die Vielfalt der Darm-Mikrobiota positiv ist. Menschen aus Industrieländern weisen eine geringere Diversität (Vielfalt) ihrer kleinen Helferchen auf als Menschen aus anderen Regionen der Welt. Nach einer Fastenwoche jedoch steigt die Vielfalt, vermutlich, weil durch das Drosseln der Energiezufuhr Bakterienarten eine Chance bekommen, die zuvor nur eine Nischenexistenz geführt haben. Aber erst die nächsten Jahre werden zeigen, was für Veränderungen durch das Fasten entstehen und wie nachhaltig sie sind.

Durch Fasten entsteht Brennstoff für das Gehirn

Die Ketonkörper wurden schon mehrfach erwähnt. Sie scheinen, was die gesundheitsfördernden Effekte des Fastens angeht, zentral zu sein. Zur Erinnerung: Wenn wir fasten, stellt der Körper für etwa zwölf bis vierundzwanzig Stunden zunächst die Glycogenreserven in der Leber für die Energie- und Zuckergewinnung zur Verfügung. Dieses Glykogen wird rasch zu Zucker umgebaut – insbesondere das Gehirn benötigt diesen Nährstoff ohne Pause, weil seine Nervenzellen keine anderen Energiequellen nutzen können.

Fasten liefert unserem Gehirn neuen Brennstoff – es regt die Bildung von Ketonkörpern an.

Sind die Glykogenvorräte aufgebraucht, wird der körpereigene Fettabbau gestartet, die Lipolyse. Die frei werdenden Fettsäuren werden zur Energiegewinnung genutzt. Für das Gehirn aber produziert der Körper einen speziellen Brennstoff, die Ketonkörper. Auch Eiweiß kann zu einem bestimmten Teil Energie liefern, doch je länger man fastet, desto mehr sind die Ketonkörper dran.

Eine ketogene Diät ohne Zucker und Kohlehydrate ist gerade in Mode, aber letztlich nicht gesund, weil sich der Energiebedarf aus Fett und Eiweiß mit pflanzlichen Quellen nur schwer decken lässt – und die Menschen infolge dessen zu viel tierische Lebensmittel wie Fleisch, Eier und Milchprodukte zu sich nehmen, was den gesundheitlichen Nutzen zunichtemacht und das Risiko für Arteriosklerose steigen lässt. Ketonkörper können aber durch intermittierendes Fasten ähnlich gut bereitgestellt werden, denn das passiert schon nach zwölf bis vierzehn Stunden. Dass diese Ketonkörper auf Nervenkrankheiten eine gute Wirkung haben, ist schon lange bekannt. Sie werden zur Behandlung der Epilepsie seit Jahrzehnten eingesetzt. Im antiken Rom wurden Menschen, die unter schweren Krampfanfällen litten, eingesperrt und für mehrere Tage ohne Nahrung gelassen. Damals glaubte man, auf diese Weise die Dämonen austreiben zu können. Vermutlich aber sind die Anfälle wohl eher durch die erzwungene Produktion von Ketonkörpern gelindert worden.

Fasten macht glücklich

Neben diesen physiologischen Markern fasziniert mich vor allem der Effekt, den Fasten auf die Psyche der Fastenden hat: Ab dem dritten bis fünften Tag sind die meisten Menschen sehr positiv gestimmt und zufrieden, manche sogar euphorisch – bis zum Ende der Fastenperiode. Eine solche Erfahrung geht tief. In der Regel empfinden wir eher Glücksgefühle, wenn wir ein schmackhaftes Gericht verzehren, wenn wir zum Essen eingeladen sind oder selbst für andere kochen. Wieso stellen sich auch beim asketischen Verzicht Glück und Zufriedenheit ein? Die Antwort gibt uns die Evolution.

> Ab dem dritten bis fünften Tag sind die meisten Fastenden positiv gestimmt und zufrieden, manche sogar euphorisch.

Sicherlich würden wir heute nicht mehr den Planeten so zahlreich bevölkern, hätten unsere Vorfahren, die Urmenschen, sich bei Hunger apathisch oder depressiv in die Höhle zurückgezogen. Stattdessen ist ihr Gehirn besonders aktiv geworden – Tatendrang ist sicherlich einer der besten Wege für eine erfolgreiche Nahrungssuche. In einer Publikation aus dem Jahr 2005 haben wir übrigens das Ernährungsverhalten ein halbes Jahr nach einem stationären Aufenthalt verglichen – zwischen einer Gruppe, die sich dabei einem einwöchigen Heilfasten unterzog, und einer anderen, die eine gesunde Mittelmeerkost ohne Fasten zu sich nahm. Nach einem halben Jahr war das Ernährungsverhalten der Fastenden deutlich besser, wenn es um den Gemüse- und Obstverzehr und den Verzicht auf Fleisch und Wurst – also um eine gesündere Ernährungsweise – ging. Zusammen mit dem französischen Psychiater Guillaume Fond vom Institut national de la santé et de la recherche médicale (Inserm) wurden diese Erkenntnisse zum Einfluss des Fastens auf die Stimmung 2010 und 2013 in Fachzeitschriften publiziert.

Die Ursachen für die emotionale Zufriedenheit beim Fasten liegen zum einen in einer verbesserten Verfügbarkeit des Serotonins im Gehirn. Gerald Hüther konnte schon 1997 in einer Studie belegen, dass dieses Hormon unter kalorischer Restriktion und Fastenzuständen verstärkt im Gehirn ausgeschüttet wird. Aber auch Endorphine, also Opiate, die der Körper selbst herstellt, werden unter dem Fasten vermehrt vom Körper produziert. Einer der bekanntesten Hirnforscher und Neurobiologen weltweit, Mark Mattson, konnte durch unzählige Experimente in seinem Labor außerdem nachweisen, dass Nervenwachstumsfaktoren maßgeblich dazu beitragen, dass das Gehirn gesund und bei guter Stimmung bleibt. Am bekanntesten ist der BDNF (Brain-derived neurotrophic factor). Sport und regelmäßige Bewegung, aber auch Fasten und weniger Kalorien führen zu einem deutlichen Anstieg des BDNF.

Aber nicht nur das: Versuchstiere in Mattsons Labor, die intermittierend fasteten, hatten ein deutlich geringeres Risiko, später an Morbus Parkinson, einer Multiplen Sklerose oder an Alzheimer-Demenz zu erkranken. Selbst nicht abwendbare Erbkrankheiten wie Chorea Huntington ließen sich im Tierversuch durch wiederholtes Fasten hinauszögern. In einer eigenen, 2016 publizierten Studie konnten wir gemeinsam mit der Arbeitsgruppe von Valter Longo und dem Charité Exzellenzcluster NeuroCure nachweisen, dass sowohl Heilfasten, gefolgt von gesunder Mittelmeerkost, als auch eine pflanzlich betonte ketogene Ernährung das Befinden und die Lebensqualität bei Patienten mit Multipler Sklerose verbesserten. In einer laufenden Studie untersuchen wir, wie sich das langfristig entwickelt. Das alles sind Anzeichen dafür, dass Fasten auch als neue Heilmethode bei Nervenerkrankungen vielversprechend ist.

So fasten Sie richtig

Auf einmal ist Fasten also medizinisch sehr in Mode, in den USA und Europa ist es ein absoluter Trend. Experten, die noch vor wenigen Jahren das Fasten als gefährlich brandmarkten, wechseln auf die Seite der Befürworter. Was ist passiert? Der Durchbruch kam durch die beeindruckende experimentelle Datenlage. Dazu muss betont werden, dass, auch wenn verschiedene Formen des Fastens bei Tieren in einer Laborsituation hervorragende Wirkung zeigten, die Ergebnisse sich nicht einfach auf den Menschen übertragen lassen. Unter anderem sind Zeittaktung und Lebensspanne von Tieren nicht mit der von Menschen identisch. Vierundzwanzig Stunden Fasten bedeuten für eine Maus etwas anderes als für einen Menschen. Daher befinden wir uns derzeit mit unseren Erkenntnissen in einer Art Sturm-und-Drang-Phase: Es zeigt sich zwar, dass intermittierendes Fasten in vieler Hinsicht gut für den Körper ist, aber sehr viel schwerer lässt sich sagen, welche Variante des Fastens am besten ist.

Was ist von Diäten zu halten, die das Fasten imitieren? Ein Teil seiner positiven Wirkung hängt mit ziemlicher Sicherheit damit zusammen, dass Zucker (gemeint ist damit nicht nur Haushaltszucker, sondern ebenso der, zu dem Kohlehydrate abgebaut werden) und tierische Proteine in der Nahrung fehlen. Valter Longo entwickelte daraufhin mit einer kalifornischen Firma Diätkonzepte für die Prävention (ProLon) und für die Chemotherapie (Chemolieve), die für vier bis fünf »Fastentage« eine komplette tägliche Packung von Fertignahrung mit 600 bis 800 Kilokalorien enthalten. Was davon zu halten ist, ist derzeit schwer einzuschätzen. Longo, der die Erlöse in eine Stiftung zur Förderung der Fastenforschung einbringt, geht davon aus, dass nur durch solche Fertigprodukte regelmäßiges Fasten lebenslang erfolgreich umgesetzt werden kann.

Fasten vermittelt eine komplexe neue Erfahrung, körperlich wie seelisch.

Ich bin anderer Meinung. Longos Produktlinie ist eine deutliche Abwendung vom naturheilkundlichen Ansatz des Fastens. Tütensuppen und Mandelriegel werden hier nicht eingesetzt, sondern man will eine komplexe neue Erfahrung vermitteln, körperlich wie seelisch. Für ein regelmäßg wiederholtes Fasten ist es sicher vorteilhafter und vor allem auch kostengünstiger, eine eigene Fastenküche mit den persönlichen Geschmacksneigungen zu entwickeln.

Die Hoffnungen, die positiven Effekte des Fastens zu genießen, ohne auf Nahrung verzichten zu müssen, haben sich bisher nicht erfüllt. Den Fastenwirkungen kommt neben dem »imitierten Fasten« (Fast Mimicking Diets) noch das altbewährte Diabetes-Medikament Metformin am nächsten, das aber aufgrund seiner unklaren Wirkung auf die Darmbakterien außerhalb einer Diabetesbehandlung mit Skepsis zu betrachten ist. Resveratrol, ein sekundärer

Pflanzeninhaltsstoff aus der Haut der Weintraube, soll ebenfalls die Anti-Aging-Wirkung des Fastens haben. Aber die notwendige Dosis ist hoch und ließe sich – insbesondere bei Wein – nicht ohne andere Risiken erreichen.

Meine Empfehlung aus der klinischen Erfahrung

In der Tradition der Naturheilkunde und nach meiner eigenen Erfahrung erscheint es am besten, das Heilfasten unter ärztlicher Aufsicht mit intermittierendem Fasten im Alltag zu kombinieren, zum Beispiel wie folgt:

- Ein- bis zweimal jährlich ein ein- bis zweiwöchiges **Heilfasten** zur Unterstützung der Therapie bei chronischen Erkrankungen wie Rheuma, Psoriasis (Schuppenflechte), Fibromyalgie, Diabetes, Bluthochdruck, Schmerzen, Migräne oder Reizdarm.
- Dazu ein **intermittierendes Fasten** im Alltag (auch für Gesunde als Prävention geeignet): Lassen Sie das Abendessen oder das Frühstück weg, sodass Sie über einen Zeitraum von mindestens vierzehn Stunden nichts zu sich nehmen (und in diesem auch keinen Alkohol trinken). Essen Sie generell nur, wenn Sie wirklich hungrig sind. Verzichten Sie auf »kleine Sünden« zwischendurch. Machen Sie zudem jede Woche einen Fasten- oder einen Entschlackungstag mit Reis oder Obst – mit nicht mehr als 800 kcal – oder jeden Monat zwei.

Das Heilfasten sollten Sie möglichst ganzheitlich durchführen, sich also mit Ruhe und Konzentration darauf einlassen. Es ist mehr als nur der Verzicht auf feste Speisen. Gesunde sollten zwischen fünf und sieben Tagen fasten. In spezialisierten Kliniken kann diese Periode auf zwei bis vier Wochen ausgedehnt werden. Je reichlicher die Fettreserven eines Menschen sind, desto leichter fällt ihm das Fasten und desto länger kann er es tun. Einige Menschen fasten sogar die biblischen vierzig Tage. Auch wenn mir Patienten in meiner Ambulanz schon euphorisch darüber berichteten – mir erscheint das zu riskant. Ich würde davon abraten.

So wirkt Fasten auf den Körper

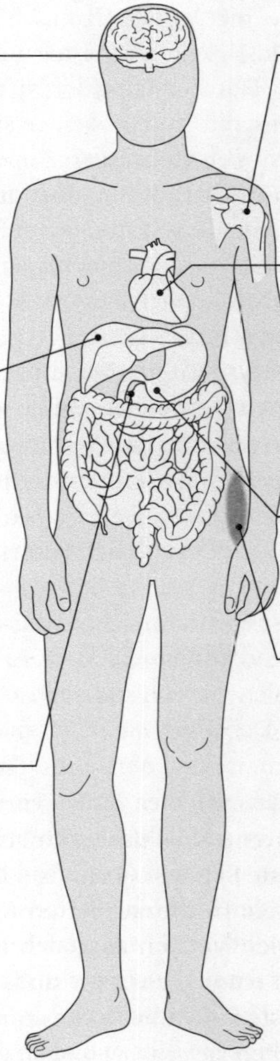

Gehirn
Anstieg des Wachstumsfaktors BDNF, Veränderung des Botenstoffhaushalts, stimmungsaufhellend, Bildung von Nervenzellen, Vorbeugung von Demenz

Leber
Produziert Ketonkörper und baut Glykogen ab als alternative Energiequellen, Reduktion des Wachstumshormons IGF-1

Bauchspeicheldrüse
Reduktion der Insulinproduktion, Erholung

Gelenke
Wirkt Rheuma und Arthritis entgegen, schmerzlindernd

Herz-Kreislauf-System
Senkt Blutdruck und Cholesterinspiegel, Herzrate (Puls) sinkt, Herzfrequenzvariabilität verbessert sich

Magen-Darm-Trakt
Vielfalt der Darmbakterien nimmt zu

Fettgewebe
Fettabbau und Änderung der Botenstoffe, z. B. Produktion von weniger Leptin, entzündungshemmend

In diesen Fastentagen macht man keine Nulldiät, sondern nimmt etwa 250 bis 400 Kilokalorien durch flüssige Speisen zu sich. Am bewährtesten ist die Technik nach Buchinger: Morgens und abends darf ein kleines Glas Obst- oder Gemüsesaft getrunken werden, mittags eine durchgefilterte ungesalzene Gemüsebrühe. Tagsüber sollten zwei bis drei Liter Flüssigkeit, Kräutertee und stilles Wasser, getrunken werden, um die Durchspülung der Niere zu fördern. Noch wirksamer ist es nach unseren Studien, keinen süßen Obstsaft, sondern nur Gemüsesäfte zu sich zu nehmen, um einen stärkeren Abfall von Insulin und IGF-1 zu erreichen. Aber dies kann individuell gehandhabt werden. Nicht alles ist für alle im Fasten bekömmlich und verträglich. Wenn Sie zum Beispiel magenempfindliche Probleme mit den Säften haben, können Sie auch »schleimfasten« – mit kleinen Mengen Reis- oder Haferschleim.

Die klassische F. X.-Mayr-Diät, bei der altbackene Brötchen und Milch zu sich genommen werden, empfehle ich nicht mehr. Da neuere Forschungen belegen, dass das Weglassen tierischer Eiweiße die günstige Wirkung jeder Kalorienreduzierung maßgeblich mit ausmacht, wäre es paradox, beim Fasten gerade Milch zu sich zu nehmen. Neuere Formen der Mayr-Diät nehmen darauf Rücksicht und lassen sie weg.

Eine reine Nulldiät ist ebenfalls nicht vorzuschlagen, da es hierdurch zu vermehrtem und unnötigem Muskelabbau kommt.

Viele Patienten erzählen mir von anderen Fastenkuren, zum Beispiel dem Basenfasten. Dabei isst man über mehrere Tage vegetarisch, mit viel Wurzelgemüse und ohne Brot. Das ist sicher gesund, aber eben kein Heilfasten, weil hier der wesentliche Punkt der Kalorienreduktion auf unter 500 Kilokalorien pro Tag fehlt. Der ist aber entscheidend, wenn man den Abbau von körpereigenem Fett und die anderen, durch den leichten »Fastenstress« angestoßenen guten Wirkungen auf zellulärer Ebene erzielen will. Weitere neue oder auch alte Fastenformen sind nicht nur manchmal unsinnig oder sogar bedenklich. So wird bei der traditionellen Schrothkur zwischen Trink- und Trockentagen abgewechselt und an den Trinktagen zum Konsum von zwei Gläsern Wein aufgefordert. Das ist höchstens ausgezeichnet für die Stimmung, aber nicht für den Körper.

Wichtig ist es, während des Fastens für ausreichend Bewegung zu sorgen. Hierdurch wird die vermehrt entstehende Säure besser über die Lunge abgeatmet. Auch sonst ergänzen sich Bewegung und Fasten in ihrem Anstoß für die zellulären Reparaturmechanismen hervorragend. Es ist aber mithin wichtig, eine gute Balance zwischen Ruhe und Bewegung für sich zu finden. Manche Menschen fühlen sich so energiegeladen beim Fasten, dass sie mühelos die ganze Woche über zur Arbeit gehen können. Für andere ist es besser, ein Kloster, Hotel oder eine Klinik aufzusuchen und sich von allen Pflichten und Stress (und vor allem vom Smartphone) zu befreien. Überhaupt ist Stressreduktion ein wichtiger Bestandteil des Fastens. Ich empfehle unbedingt, täglich mindestens eine Stunde lang ein Entspannungsverfahren wie Yoga, Meditation, Tai-Chi oder Qigong während des Fastens durchzuführen.

Stressreduktion ist ein wichtiger Bestandteil des Fastens.

Muss eine Darmreinigung sein?

In der europäischen Tradition gehört an den Beginn eines jeden Fastens eine »Darmreinigung«: die Einnahme eines abführendes Salzes (Glauber- oder Bittersalz). Während der Fastentage wird dann meist jeden zweiten Tag ein Einlauf angeraten. Der Darm intensiviert seine wellenartige Bewegung, seine Peristaltik, nach der Zufuhr von Nahrung. Das kennt jeder, dass der Stuhldrang morgens oder mittags entsteht, wenn gerade etwas gegessen wurde. Man nennt das den gastrokolischen Reflex. Wird nun gefastet, wird diese Darmmotorik drastisch abgebremst. Mit den Salzen oder alternativ einem Einlauf werden die Reste früherer Nahrung zuverlässig aus dem Körper befördert.

Ob ein solches Vorgehen medizinisch den Fastenerfolg verbessert, dazu gibt es keine Daten. Die Forschung dazu ist auch kulturell geprägt. In den prüden USA wird von Darmreinigungen jeder Art Abstand genommen, es ist ein verpöntes Thema. Ein Nachteil der Darmentleerung ist sicher der Verlust von Mineralien und Spurenelementen. Ich habe auch schon kurzfristige (gutartige)

Rhythmusstörungen oder Wadenkrämpfe beobachtet. Daher rate ich generell zu einer schonenden Dosis. Menschen, die einen empfindlichen Darm haben oder keine Verstopfung kennen, sondern täglich Stuhlgang haben, brauchen nicht unbedingt diese anfängliche Darmreinigung stärkerer Art. Aber es gehört eben zum Ritual und kann den Einstieg erleichtern, da es den Hungerreiz reduziert und das Gefühl der Darmentleerung angenehm ist. Die späteren Einläufe werden von den meisten Fastenden geschätzt, sind aber meines Erachtens für den Fastenerfolg eher unwesentlich.

In einigen Fastenkliniken werden sogenannte Colon-Hydro-Therapien durchgeführt, Darmreinigungen durch eine maschinelle Spülung. Diese sind kaum sinnvoll. Zum einen gibt es keinerlei Evidenz, dass hierdurch das Fasten besser würde. Sie sind höchstens ein guter Nebenverdienst. Die positiven Resultate des Fastens ergeben sich nicht durch ein »Wegspülen« oder »Ausleiten«, sondern spielen sich unsichtbar ab, auf zellulärer und molekularer Ebene.

Eine zweckmäßige Ergänzung des klassischen Heilfastens sind mittägliche Leberwickel: Ein feuchtwarmer Umschlag in der Lebergegend (bei dreißig Minuten Ruhe) führt dazu, dass Leber und Galle besser durchblutet werden und ihren Stoffwechsel intensivieren. Schwitzen in der Sauna oder im Dampfbad unterstützen ihn. Die Hautdurchblutung wird durch morgendliches Trockenbürsten mit einer Naturbürste gefördert. Ebenso kann das Zungenbürsten (mit der Zahnbürste oder einem Zungenschaber) durchgeführt werden. Bei meinen Visiten sehe ich, wie sich bei unseren fastenden Patienten täglich der Belag der Zunge verändert. Die Zunge ist eine Art »Schaufenster« des Darms – sie weist auf aktive Stoffwechselprozesse hin. Die Zunge morgendlich zu reinigen erscheint deshalb nützlich.

Nicht notwendig ist hingegen die Einnahme von Tabletten oder Vitaminen jeder Art. Das Fasten ist aus sich heraus ganzheitlich und vollständig, es bedarf keiner ergänzenden Medikamente. Dies gilt auch für sogenannte Basenpulver. Diese können durchaus eine angebrachte ergänzende Behandlung bei chronischen Nierenerkrankungen, Diabetes mellitus oder Osteoporose sein, da sie die Säurelast bei fleisch- und brotlastiger Nahrung reduzieren. Beim Fasten ist die Säurebildung gewollt und gehört zum

Umstellungsprozess. In einer kontrollierten Studie, die ich in der Klinik in Bad Elster durchführte, verglich ich das Gesamtbefinden bei hundert Patienten, die normal fasteten, mit einer gleich starken Vergleichsgruppe, deren Teilnehmer zusätzlich dreimal täglich ein Basenpulver einnahmen. Zwar war dann tatsächlich ihr Urin nicht mehr so sauer, aber auf die Beschwerden und das Wohlbefinden hatte es keine Auswirkungen. Lediglich wenn starke Rücken- oder Kopfschmerzen auftreten, kann ein Versuch mit Basenpulver oder -tabletten sinnvoll sein. Die häufig beim Fasten in den ersten drei Tagen auftretenden Kopfschmerzen sind allerdings meist Folge eines Koffeinentzuges. Wer regelmäßig Kaffee trinkt, kommt um diese leidige Anfangsbeschwerde kaum herum.

Auf jeden Fall sollten Sie das Fasten mit mindestens einem sogenannten Entlastungstag (mit einer leichten Mahlzeit aus ungesalzenem Reis) beginnen und nach dem Fastenbrechen auf jeden Fall zwei Aufbautage einkalkulieren, an denen sie wenig und einzig leichte Kost essen. Ansonsten machen Sie – wie ich als Student – einen Teil der guten Wirkung zunichte.

Fasten im Schlaf

Mein Rat ist, die Nacht zu nutzen. Wer zum Beispiel von 23 Uhr bis 7 Uhr schläft, hat schon mal acht Stunden nichts gegessen, nun fehlen noch sechs Stunden, um in den grünen Bereich von vierzehn Stunden zu kommen. Also wäre gar nicht schlecht, abends nicht zu spät zu essen, spätestens um 19 Uhr, das sind schon weitere vier Stunden. Zum Frühstück eher nur einen Espresso oder einen Tee, vielleicht eine kleines Stück Obst. Richtig gegessen wird dann erst mittags. Dann aber müssen Sie sich nicht zurückhalten: Sie können essen, bis Sie satt sind. Das Gewicht bleibt vielleicht gleich, Übergewichtige nehmen mit dieser Methode aber meistens ab. In den USA hat sich dafür der Begriff Time-Restricted Feeding – zeitlich eingeschränkte Nahrungsaufnahme – durchgesetzt.

Uneins sind sich die Forscher allerdings, ob nun zwölf, vierzehn, sechzehn oder achtzehn Stunden Pause optimal sind. Mark

Mattson betont, dass die Glykogenspeicher umso mehr geleert und die Ketonkörper umso mehr produziert werden, je länger die Pausen sind: Er rät zu mindestens sechzehn Stunden Pause, am besten sogar achtzehn Stunden. Valter Longo propagiert das vorsichtigere 12 / 12, also zwölf Stunden am Stück ohne Essen und Kalorienzufuhr. Er argumentiert, dass es Menschen schwerer fällt, eine Sechzehn-Stunden-Pause einzulegen und dass sie das möglicherweise als Stress empfinden. Das würde den positiven Effekt des Fastens wieder aufheben: »*No unhappy fasting!*«

Es ist wichtig, verschiedene Optionen lange genug auszutesten, um zu erfahren, mit welcher Variante man am besten zurechtkommt.

Die Entscheidung müssen Sie ohnehin selbst treffen. Manche Menschen tun sich, wie die Italiener oder Spanier, leicht, das Frühstück wegzulassen. Personen mit Glutenunverträglichkeit sind da vielleicht schon geübt. Für andere ist es kein Problem, bereits um sechs zu Abend zu essen, wie man es meist früher gemacht hat. Wichtig ist es nur, verschiedene Optionen lange genug auszutesten, bevor man weiß, mit welcher Variante man zurechtkommt.

Fasten benötigt Training – ähnlich wie Sport. Wer sich nach den ersten zwei Tagen ohne Frühstück nicht gut fühlt, sollte stur noch zwei Wochen weitermachen und erst danach Bilanz ziehen. Erst dann hat sich der Körperstoffwechsel umgestellt. Unsere innere Uhr kann sich verschieben, wie bei einem Jetlag. Ähnlich ist das auch beim täglichen intermittierenden Fasten. Man sollte zwar Geduld haben, aber trotzdem auch auf seinen Körper hören. Wenn sich nach einer gewissen Zeit kein Wohlbefinden einstellt – dann lieber etwas anderes ausprobieren.

Zwei ordentliche Mahlzeiten, nicht mehr

Die Vorstellungen, wie oft man täglich essen sollte, variieren in der Wissenschaft. Lange Zeit hieß es, man solle mehrere kleine leichte Mahlzeiten zu sich nehmen. Das können Sie vergessen: Es ist überholt. Nach aktuellem Kenntnisstand ist es am besten, nur zweimal täglich und dafür ordentlich zu essen. Um die Umsetzbarkeit zu erhöhen, gesteht Valter Longo noch eine »halbe«, also eine kleinere Mahlzeit zusätzlich zu. Das entspricht im Übrigen auch den Empfehlungen im Ayurveda: Abends soll dort höchstens eine leichte warme Suppe zu sich genommen werden.

Fest steht jedoch: keine Snacks und Zwischenmahlzeiten! Auch wenn es Cranberries oder Chia-Samen sind. Knabbern »to go« gehört längst zu unserem ungesunden Alltag. Sicher hat die Erfindung der »Zwischenmahlzeit« etwas mit unserem Zeitmangel und der Auflösung unserer Lebensrhythmen durch künstliche Beleuchtung, Schichtarbeit und anderem zu tun, mit dem heiklen Ergebnis: Fast Food statt Slow Food. Aber auch wir Ärzte sind nicht ganz unschuldig. Vermutlich nahm das Unheil bei den Diabetologen seinen Lauf. Insulin ist für viele Diabetespatienten eine lebensrettende und segensreiche Therapie. Da es nicht so einfach ist, die Medikamentierung derart einzustellen, dass es nicht zu Über- oder gefährlichen Unterzuckerungen kommt, war es einfacher, Zwischenmahlzeiten zu empfehlen, die den Insulinspiegel relativ konstant hielten und Blutzuckerspitzen vermieden.

Heute wissen wir, dass eine dauerhafte Insulingabe eine Resistenz fördert und dadurch das Gewicht steigen lässt. Insulin mästet und ist dadurch Teil des Problems, denn Übergewicht führt zu weiteren Krankheiten. Die Legende von den gesunden Zwischenmahlzeiten ist ein ähnlicher Unsinn wie die noch vor wenigen Jahren angepriesenen Diabetikerprodukte, die zwar weniger Zucker hatten, aber durch ihren Fettgehalt genauso ungesund waren und zudem auch noch weniger satt machten. Dann stellte sich noch heraus, welche negativen Effekte Zuckerersatzstoffe haben und dass auch sie auf die Bauchspeicheldrüse wirken.

Unterstützt wird die »To-go«-Mode von der Nahrungsmittelindustrie, die mit kleinen Snacks minderer Nährstoffqualität inzwischen wohl mehr Geschäfte macht als mit gesundem Essen. Und das Problem ist evident: Mittels einer neu entwickelten Smartphone-App haben die Forscher Satchidananda Panda und Shubhroz Gill eine spannende Untersuchung durchgeführt: Sie baten 150 Bürger aus San Diego, über drei Wochen täglich mit ihrem Smartphone alles zu fotografieren, was sie essen. Die Daten wurden unmittelbar ins Studienzentrum übermittelt, gelegentlich wurden die Angaben nachgeprüft. Während fast alle Teilnehmer überzeugt waren, ein relativ regelmäßiges Essverhalten zu haben, zeigten die Daten eine völlig andere Realität: 80 bis 90 Prozent der Teilnehmer schoben sich über den ganzen Tag verteilt immer wieder etwas in den Mund. Dieses ungeordnete Essverhalten ist für den Körper purer Stress.

Ständige Zwischenmahlzeiten sind für den Körper Stress.

Zudem gab es bei den Bürgern aus San Diego eine Wochenendverschiebung. Samstag und Sonntag wurden die Mahlzeiten wesentlich später als an den Werktagen eingenommen. Das ist verständlich, bedeutet für den Körper aber einen anstrengenden wöchentlichen »Stoffwechsel-Jetlag«. Panda und Gill baten anschließend acht der Teilnehmer, die nie längere Essenspausen eingelegt hatten, von nun an regelmäßig zu essen und mindestens elf Stunden zu pausieren, auch am Wochenende – und für insgesamt sechzehn Wochen. Die Ergebnisse waren eindeutig: Alle Teilnehmer berichteten über mehr Wohlbefinden und verbesserten Schlaf: Ihr Gewicht ging ohne irgendwelche Diät im Schnitt um 3,3 Kilogramm zurück. In den darauffolgenden neun Monaten nahmen sie zudem nicht wieder zu.

Auch für Menschen mit Diabetes erscheint es nicht mehr zeitgemäß, auf Zwischenmahlzeiten zu setzen. Die Forscherin Hana Kahleova von der Karls-Universität in Prag beschäftigt sich seit Längerem mit den Ernährungstherapien von Diabetespatienten. Neben den Vorzügen der vegetarischen Ernährungsweise bei Diabetes interessierte sie sich für die Mahlzeitenfrequenz. Mittels einer randomisierten (zufallsbasierten) Studie machte sie den Test: Vierundfünfzig Patienten mit Typ-2-Diabetes, die Medikamente einnahmen, wurden in zwei Gruppen eingeteilt. Beide bekamen über drei Monate die gleiche Menge an Kalorien zu essen, aber Gruppe 1 sollte das in zwei Mahlzeiten tun (Frühstück zwischen 6 Uhr und 10 Uhr und Mittagessen zwischen 12 Uhr und 16 Uhr). Gruppe 2 nahm die oft für Diabetespatienten empfohlenen sechs Mahlzeiten zu sich, drei größere und drei Zwischenmahlzeiten.

Das Ergebnis ließ an Klarheit nichts zu wünschen übrig. Nach drei Monaten hatte die Gruppe mit nur zwei Mahlzeiten mehr

Gewicht abgenommen, und alle für die Diabeteserkrankung relevanten Laborwerte waren in dieser Gruppe besser. Auch die Fettleber besserte sich bei der Zwei-Mahlzeiten-Gruppe.

Esse zu Mittag wie ein König

Automatisch taucht da die Frage auf: Welche Mahlzeit sollen wir denn am besten weglassen? Es ist Zeit, eine andere Legende kritisch zu hinterfragen. Jeder kennt den Spruch: »Du sollst frühstücken wie ein König, Mittagessen wie ein Bauer und zu Abend essen wie ein Bettler.« Wissenschaftliche Belege für den speziellen Ruhm des Frühstücks sind jedoch rar. Das hierdurch verkürzte Nachtfasten spricht eher gegen ein opulentes Frühstück. Und warum haben gerade die mediterranen Länder, in denen die Menschen reichlich abends essen (was wir für ungesund halten), eine längere Lebenserwartung als die Mittel- und Nordeuropäer? Sicher sind hier noch weitere Faktoren wichtig, wie Klima, Temperatur, Tages- und Sonnenlicht, die alle Einfluss auf den Stoffwechsel haben. Wenn es draußen warm ist, verspürt man weniger die Sehnsucht, sich von innen kalorisch zu wärmen.

Vermutlich sollten wir nicht frühstücken, sondern zu Mittag essen wie die Könige. Eine unlängst veröffentlichte Studie hat den Versuch unternommen, eine üppige Mittagsmahlzeit mit einem reichlichen Abendmahl zu vergleichen. Tatsächlich hatten die Teilnehmer, die ihren Hauptkalorienanteil mittags verzehrten, am Ende leichter an Gewicht abgenommen als jene, die üppig zu Abend aßen. Um die Mittagszeit braucht der Körper auch am meisten Energie für den Erhalt seiner Körpertemperatur – es fließt dadurch weniger in den Aufbau von Fettreserven. Allerdings gibt es mit dem reichlichen Mittagessen ein kleines Kulturproblem. Der Hirnforscher Mattson leitete aus seinen Untersuchungen ab, dass es wichtig für einen gesunden Körper ist, nach einem Reiz, wie es Sport oder eine gute Mahlzeit sind, eine Ruhephase zur Erholung einzulegen. Die klassische Siesta hat einen gesundheitsfördernden Effekt, aber sie ist in Mitteleuropa nicht praktikabel, weil

Arbeits- und Wohnstätte zu weit voneinander getrennt sind. Die Siesta soll ja nicht im Stau auf dem Berliner Stadtring eingenommen werden. Aber wer es einrichten kann, zum Beispiel in einem Homeoffice, dem sei die Siesta empfohlen.

Laufende Studien werden in den nächsten Jahren noch mehr Erkenntnisse über die optimale Essensdauer und Fastenlänge erbringen. Eine Studie zu sechzehnstündigen Fastenpausen haben Forscher der Universität in Padua vorgelegt. Untersucht wurden vierunddreißig junge, gesunde Sportler. Die eine Hälfte wurde aufgefordert, über acht Wochen dreimal täglich zu üblichen Uhrzeiten zu essen, die andere sollte das möglichst zwischen 13 und 20 Uhr tun. Die längeren Essenspausen führten in dieser Gruppe zu einer Vielzahl von günstigen metabolischen Veränderungen. So verringerten sich im Blutspiegel altersbeschleunigende Faktoren wie Insulin, IGF-1 und Entzündungsfaktoren. Keine solchen Veränderungen beobachteten der Sportmediziner Antonio Paoli und seine Kollegen bei den Teilnehmern, die die traditionellen Essenszeiten einhielten.

Es ist empfehlenswert, nach einer guten Mahlzeit eine Ruhephase zur Erholung einzulegen.

Möglicherweise ist auch bereits ein längeres Nachtfasten wirksam, um das Wiederauftreten von Krebs vorzubeugen. Dies legen erste Ergebnisse einer epidemiologischen Studie aus den USA nahe. Hierzu wurden die Daten von rund 2400 Frauen mit Brustkrebs im Frühstadium herangezogen, die zu Beginn der Studie Angaben zu ihrem Essensrhythmus machten. Knapp 400 der Teilnehmerinnen erlitten im Studienzeitraum von sieben Jahren einen erneuten Tumor. Frauen aber, die nach der letzten Abendmahlzeit eine Essenspause von mindestens dreizehn Stunden einhielten, waren vom Rezidiv deutlich seltener betroffen. Dies bestätigten auch die tierexperimentellen Daten von Valter Longo, die zeigten, dass bösartiges Gewebe einen Glukosemangel weitaus weniger gut verkraftet als gesundes. Normale Zellen besitzen die Fähigkeit, in Hungerzeiten auf andere Energieträger, und zwar Ketonkörper, zurückzugreifen. Im Gegensatz hierzu verfügen Krebszellen über keinen solchen Hybridmotor und gehen bei Zuckermangel daher eher zugrunde (siehe Seite 100 f.).

Betrachten wir zusammenfassend diese vielen Mechanismen, die an den Schutz- und Heilwirkungen des Fastens beteiligt sind, wird klar, dass es viel sinnvoller ist, regelmäßig zu fasten, als ausschließlich ein spezifisches Medikament zur Beeinflussung der bei Krankheit betroffenen Körperabläufe einzunehmen. Natürlich sind Statine als weltweit am häufigsten verschriebene Fettsenker wirksam, ebenso Protonenpumpenhemmer bei der Blockade der Magensäure oder Antidepressiva bei depressiven Leiden. Aber durch Medikamente, die einzelne Moleküle blockieren, kommt es zwangsläufig zu Störungen im gesamten betroffenen Regelkreis des Körpers. Zumeist weiß man bei der Zulassung eines Medikaments wenig über diese komplexeren Langzeitwirkungen. Diese fallen erst Jahre später auf, wenn Millionen Menschen diese Arzneimittel einnehmen.

Fasten – eine ganzheitliche Erfahrung

Häufig wird Fasten ausschließlich über die Kalorienzahl oder die Zufuhr von Nährstoffen definiert, das allein würde aber zu kurz greifen. Fasten ist eine ganzheitliche und für viele Menschen auch spirituelle Erfahrung. Wir erleben im Laufe unseres Lebens immer wieder Mangel – Mangel an Geld, an Erfolg, an Zuwendung. Im Zen-Buddhismus werden die »Sieben Hunger« gelehrt, die uns dazu verführen, zu essen, wenn wir gar nicht wirklich hungrig sind: der Hunger der Augen, der Nase, des Mundes, des Magens, der Psyche, der Zellen und des Herzens.

Fasten ist im Gegensatz dazu ein bewusster Verzicht, eine kontrollierte und selbst gesteuerte Erfahrung des Mangels. Daher erhöht das erfolgreiche Fasten die Selbstwirksamkeit – die Einsicht und die Motivation, die notwendig sind, um unseren Lebensstil erfolgreich zu verändern. Wir bewältigen im Fasten einen existenziellen Hunger auf eine Weise, die uns körperlich und seelisch stärkt. Hermann Hesse hat das in *Siddhartha* wunderbar beschrieben: »Nichts wird von Dämonen bewirkt, es gibt keine Dämonen. Jeder kann zaubern, jeder kann seine Ziele erreichen, wenn er denken kann, wenn er warten kann, wenn er fasten kann.«

Der Schlüssel zur Gesundheit

Essen ist Medizin

Wenn wir bei meinen Visiten auf das Thema Ernährung kommen, wird das Gespräch mit den Patienten meist sehr lebhaft. Die Ernährung betrifft jeden, und da jeder von uns isst, hat sie auch für uns alle Bedeutung. Die Weltgesundheitsorganisation schätzt, dass etwa 50 bis 70 Prozent der chronischen Erkrankungen ernährungsabhängig sind – eine unglaubliche Zahl. Forscher, die sich mit Prävention beschäftigen, konstatieren deshalb, dass bisherige Versuche, den Lebensstil und insbesondere das Ernährungsverhalten zu ändern, gescheitert sind. Sie fordern stärkere Direktiven des Staats, etwa auf die Verpackung aufgedruckte Ampelsysteme (rot-gelb-grün) oder eine Süßgetränkesteuer. Dies ist sicherlich auch sinnvoll, aber aus meiner naturheilkundlichen Sicht bleibt die Ernährungstherapie eine ganz wichtige Weichenstellung. Sie hat mehr Berechtigung denn je, man muss nur anders damit umgehen, als nur Kalorien zu zählen oder Verbote auszusprechen.

Es ist gar nicht so leicht, seriöse wissenschaftliche Daten als Grundlage für ärztliche Empfehlungen zu bekommen. Ernährungsstudien sind – da sie im realen Leben stattfinden – viel schwerer durchzuführen als zum Beispiel pharmakologische Studien, die in einem experimentellen Rahmen stattfinden. Auch versucht die Industrie hinter diesem riesigen Markt immer wieder, mit jenen schon erwähnten Nebelraketen die Sicht auf die Fakten zu trüben. Ganz bewusst werden Ergebnisse verschleiert oder sogar Daten unterdrückt, die das belegen, was ohnehin schon längst bekannt ist – dass Zucker, dass tierisches Fett, dass Alkohol sehr ungesund sind.

Essen ist Liebe, Wohlgefühl, Heimat – etwas, wovon wir ungerne lassen und was wesentlich stärker von unserer Kultur geprägt ist als von rationaler Einsicht. Und dann ist da noch der berühmte Schweinehund, der sich querlegt, wenn wir gerade mal vernünftig sein wollen. Dabei machen unsere Patienten die Erfahrung, dass gesundes Essen nicht schlecht schmecken muss und viel weniger Verzicht und viel mehr Gewinn bedeutet, als sie dachten.

50 bis 70 Prozent aller chronischen Erkrankungen haben ihre Ursache in falscher Ernährung oder werden zumindest dadurch verschlimmert.

Kaum ein anderer Bereich unseres Lebens ist so zentral für die Gesundheit, aber die Medizin ist gerade hier professionell sehr schlecht aufgestellt. Denn wer kümmert sich um die Ernährung? Das sind Ernährungswissenschaftler, Ökotrophologen, die selbstverständlich sehr viel Wissen haben, denen aber die tägliche Erfahrung mit den Patienten meist völlig fehlt. So kommt es dazu, dass diese »praktische« Tipps geben, die wenig Umsetzungsmöglichkeit bieten. Ärzte haben sich jahrelang überhaupt nicht für Ernährung interessiert; Studierende lernen nichts darüber. Das war schon in meinem Studium so und hat sich bis heute kaum geändert. Es ist, das muss man sagen, eine einzige Katastrophe.

Und unverständlich, denn Ernährung boomt. Über Kochbücher und Kochshows bis hin zu ständig neuen Diätmoden und unzähligen Ratgebern hat das, was wir essen, inzwischen eine Aufmerksamkeit bekommen, die vor dreißig Jahren schwer vorstellbar war und bereits schon wieder irritiert. Damals, als ich mein erstes Krankenhauspraktikum in der Inneren Medizin absolvierte, war die Ernährungsmedizin mehr oder weniger tot. Allenfalls für Frischoperierte gab es so etwas wie Schonkost, und bei Diabetikern wurden medizinisch nachteilige Zwischenmahlzeiten empfohlen und Kalorien und Broteinheiten gezählt (was heute völlig »out« ist). Die einhellige Meinung der Internisten von einst: Es ist egal, was man isst, Hauptsache die Medikamente stimmen.

Leider haben viele Mediziner seither wenig dazugelernt. Immer wieder höre ich von Patienten, dass ihr Arzt, wenn sie auf die

Ernährung zu sprechen kamen, abgewunken habe. Man nimmt nicht zur Kenntnis, dass Erkrankungen wie Rheuma, Bluthochdruck oder Kopfschmerz sehr positiv durch Ernährung beeinflussbar sind. Wie bereits erwähnt hängen vermutlich 50 bis 70 Prozent mit falscher Ernährung zusammen oder haben sich zumindest dadurch verschlimmert.

Rheuma, Bluthochdruck und Kopfschmerz sind sehr positiv durch Ernährung beeinflussbar.

Viele Patienten sagen auch zu Recht, dass sie gar nicht mehr wüssten, was gesund wäre, weil doch seit Jahren vermehrt Widersprüchliches dazu in den Medien zu lesen sei. Mal sei Fett böse, mal gut; mal solle man alle Kohlenhydrate weglassen, dann aber doch wieder zumindest Vollkorngetreide gegen Krebs essen; ein wenig Rotwein schütze das Herz, aber zu viel sei schlecht und vieles mehr. Aber wie ist es wirklich?

Fertigprodukte möglichst meiden

Zweifellos haben die Nahrungsmittelindustrie und die Lobbyisten der industriellen Landwirtschaft massiven Einfluss auf die Forschung genommen. Beispielsweise wurden in den Sechziger -und Siebzigerjahren, als längst klar war, dass Zucker ungesund ist, führende Wissenschaftler der Harvard Medical School mit verdeckten Zahlungen dafür belohnt, dass sie Artikel in wichtigen Zeitschriften schrieben und Tatsachen durch geschicktes Weglassen indirekt leugneten – »alternative Fakten« würde man das heute nennen. Große Konzerne wie Coca-Cola bezahlen und unterstützen seit Jahrzehnten Forschergruppen an Universitäten und »unabhängigen« Einrichtungen, die maßgeblich für die Formulierung von Nahrungsempfehlungen verantwortlich sind. Ähnlich einflussreich agieren Fleisch- und Milchwirtschaft, vor allem in den USA. Systematisch wurden und werden Studien so konzipiert, dass unter dem Deckmantel der »Wissenschaft« ein möglichst gutes Ergebnis für diese Nahrungsmittel herauskommt. Einfache Möglichkeiten sind, zum falschen Zeitpunkt Messungen durchzuführen, die Mengen unrealistisch zu verändern oder die Kontrollgruppen schlechter zu ernähren.

Die Neurobiologie hat uns gezeigt, dass der reichliche Verzehr von Fettigem und Süßem dazu führt, dass das Gehirn Belohnungsstoffe ausschüttet, die ähnlich süchtig machen wie harte Drogen. Das gilt vor allem für die Kombination von fett und süß, zum Beispiel in Eiscreme. Und ein Entzug ist nicht schön. Erst nach einer Weile fühlt es sich herrlich an, ohne Heißhunger und Zwang zu essen.

Aber es gibt noch andere Irrwege. Oft wird gesunde Ernährung mit schlank machender Ernährung gleichgesetzt. So war vor allem die Frage des Abnehmens bei Übergewicht in den vergangenen Jahren zentral. 60 Prozent der Deutschen sind übergewichtig, und natürlich ist es für viele ein dringender Wunsch, abzunehmen. Diäten und einseitige Ernährung führen in der Tat dazu, dass man kurzfristig Gewicht verliert. Doch gesund ist das nicht. Ein gutes Beispiel ist die Atkins-Diät – mit sehr viel Fett, tierischem Eiweiß und fast völligem Verzicht auf Kohlenhydrate wie Brot, Pasta oder Kartoffeln. Weil Eiweiß und Fett sättigen und der Verzicht auf Kohlenhydrate den Insulinspiegel niedrig hält, nimmt man tatsächlich ziemlich gut und rasch ab. Die hohen Mengen an tierischem Eiweiß und gesättigten Fetten aber beschleunigen die Gefäßverkalkung. Zynisch könnte man formulieren: Man stirbt zwar schlank, aber früher.

Abnehmen ist also nicht gleichbedeutend mit Gesünder-Werden. Zwar haben im statistischen Durchschnitt Normalgewichtige ein geringeres Krankheitsrisiko, aber nur, wenn sie sich zugleich bewegen und gesund ernähren. Und: Leicht Übergewichtige, die körperlich aktiv sind, sind gesünder als Dünne, die sich nicht bewegen.

Das Gute an der Ernährungstherapie ist, dass wir bei ihr weder ein Medikament einnehmen noch uns spritzen oder operieren lassen müssen. Essen ist an sich auch keine Anstrengung. Wir müssen keine Extrazeit und, wenn wir es richtig machen, auch kein Extrageld aufwenden, und es tut nicht weh. Entscheidend ist nur, wie und was wir essen. Wirft nun jemand ein, dass es sehr wohl in der Seele wehtue, dauernd etwas Gesundes essen zu müssen, kann ich Sie trösten – nur für eine gewisse Zeit. Wir können Geschmacksvorlieben ändern – das geschieht ohnehin immer mal wieder im

Laufe unseres Lebens. Erinnern Sie sich noch, wie komisch der erste Schluck Bier oder Wein schmeckte? Oder der erste Käse als Kind? Und trotzdem haben wir uns daran gewöhnt? Ich habe früher sehr gerne Wein getrunken, aber heute trinke ich keinen Alkohol und komme gut ohne aus.

Wir essen nicht, um gesund zu bleiben, sondern weil uns das schmeckt, an das wir uns aufgrund unserer Kultur und Erziehung gewöhnt haben. Nahrungsgewohnheiten zu ändern ist also schwierig und leicht zugleich: Ich jedenfalls versuche meinen Patienten zu vermitteln, dass jede Gewohnheit veränderbar ist.

Jeder von uns hat seine Lieblingsspeisen, und wer viel reist, wird feststellen, dass die Menschen auf der ganzen Welt von sich behaupten, jeweils das beste Essen von allen zu haben. Die Gene reichen nicht aus, um solche Vorlieben ausreichend zu erklären. Vor allem scheinen unsere Kultur und unsere soziale Umgebung verantwortlich dafür zu sein, wie sich Geschmäcker bilden. Auswandererfamilien nehmen zum Beispiel irgendwann die Nahrung ihrer neuen Heimat an, bekommen dann aber, das zeigen Studien, häufig die Krankheiten ihrer Umgebung.

Dean Ornish, ein Revoluzzer unter den Kardiologen

»Eure Nahrung soll eure Medizin sein«, soll der Urvater der Medizin, der Grieche Hippokrates, gefordert haben. Als ich 1998 meine Assistenzarztzeit begann, war von diesem Anspruch nicht mehr viel übrig. Umso mehr beeindruckte mich eine Studie des US-amerikanischen Kardiologen Dean Ornish, damals ein noch junger, aber schon äußerst erfolgreicher Arzt. Während seiner Ausbildung an der Harvard University waren ihm Bedenken gekommen, er fragte sich, ob die moderne Medizin nicht die einfachen naturheilkundlichen Therapiemöglichkeiten vernachlässige. In seinem Buch »Reversing Heart Disease« (später überarbeitet in Deutschland als *Revolution in der Herztherapie* erschienen) schrieb er: »Es erschien mir merkwürdig, dass die Ärzte es normal fanden, ihren Patienten den Brustkorb aufzuschneiden, dann aus dem Bein Gefäße herausoperierten und auf das Herz nähten – es aber abwegig fanden, sie über eine gesunde Ernährung und Bewegung aufzuklären.«

Ornish hatte bereits als Jugendlicher über sein Elternhaus Kontakt mit der Yoga-Tradition und war Vegetarier. In seinem berühmt gewordenen Experiment, dem »Lifestyle Heart Trial«, stellte er die Möglichkeiten der Ernährungstherapie auf den Prüfstand: Er lud schwer herzkranke Patienten zur Teilnahme ein und teilte sie nach dem Zufallsprinzip in zwei Gruppen. Die eine Gruppe wurde wie immer kardiologisch medikamentös betreut. Die andere erhielt eine sehr intensive und umfangreiche Schulung in Ernährung und Stressreduktion. Für die Teilnehmer, die bis dahin amerikanisches Durchschnittsessen mit viel Fleisch gewohnt waren, bedeutete die Ernährungstherapie von Ornish eine radikale Wende. Er verordnete ihnen ein Jahr lang eine fast vegane und streng fettarme Kost – mit sensationellen Ergebnissen: Nicht nur hatten die Teilnehmer viele überflüssige Pfunde verloren, auch ihr Blutcholesterinspiegel und ihr Blutdruck hatten sich normalisiert. Der Clou aber war: Die Gefäßverkalkungen in den Herzkranzgefäßen begannen sich zurückzubilden, das zeigten jedenfalls Herzkatheteruntersuchungen. In der Kontrollgruppe hingegen nahmen im selben Zeitraum Verkalkung, Blutfette und Hochdruck zu. Später konnte Ornish diese Resultate in einer Fünf-Jahres-Nachbeobachtung und in einer weiteren großen Studie bestätigen.

> In den USA ist die Ornish-Ernährung eine anerkannte Therapiemethode. Für mich ist die Ornish-Studie ein Meilenstein.

In den USA ist das Ornish-Ernährungsprogramm eine anerkannte Therapiemethode. Der Kardiologe hat berühmte Persönlichkeiten als Patienten, so den ehemaligen US-Präsidenten Bill Clinton, der sich Stents und einen Bypass setzen lassen musste. Als Clinton kurz vor einer erneuten OP stand, nahm er die Ornish-Diät auf, seither ist er schlank und viel gesünder. »Ich dachte, wenn ich jetzt nichts mache, ist es aus«, sagte der Ex-Liebhaber von Donuts in einem Fernsehinterview.

Die Ornish-Studie ist längst ein Klassiker, für mich bleibt sie ein Meilenstein. Allerdings war mir klar, dass eine solche, sehr fordernde Änderung des Essverhaltens ein Hindernis für eine breite

Anwendung in der Medizin sein würde. Ornish hatte seine Ernährung ja propagiert, bevor pflanzenbasiertes Essen ein Trend wurde und Ärzte wussten, was vegane Speisen sind. Eine Herausforderung war, dass diese Diät für Herzkranke streng fettarm sein sollte, selbst pflanzliche Öle, Nüsse oder Avocados durften kaum verzehrt werden. Nimmt man aber sehr wenig sättigendes Fett zu sich, muss man sehr viel Gemüse essen, um keine Hungergefühle mehr zu haben.

So war es auch bei meinen Herz-Patienten, die ich in den ersten Jahren nach der Studie mit der Ornish-Diät behandelte. Viele von ihnen hatten immer etwas Gemüse und »Grünfutter« in Tupperdosen, um den aufkommenden Hunger zu stillen. Erst später stellte sich heraus, dass eine herzgesunde Ernährung nicht zwingend sehr fettarm sein muss – nur bestimmte Fette sind schädigend, andere sogar wichtig für die Elastizität der Gefäße. Doch Ornishs Diät hatte Erfolg – und wer sie durchhält, tut Gutes für sein Herz und wirkt Krebs entgegen. Später, in einer anderen Studie, wies er nach, dass seine Diät bei Patienten mit Prostatakrebs die Genexpression in Prostatagewebe positiv beeinflusst – das ist die Art und Weise, wie Gene in ihrer Aktivität ab- und angeschaltet werden. Dabei wurden krebsfördernde Gene herunterreguliert.

Was ist so gesund an der Mittelmeerkost?

Sehr gesund ernährt sich also auch, wer nur auf bestimmte Fette verzichtet, während andere reichlich verzehrt werden. Dies war die überraschende Botschaft der ersten großen Untersuchung zur Mittelmeerkost bei Herzerkrankungen, der Lyon Diet Heart Study, die 1994 von französischen Forschern veröffentlicht wurde. Studienleiter Michel de Lorgeril vom Forschungszentrum CNRS (Centre national de la recherche scientifique) wies seine Patienten an, vor allem Gemüse, Obst und Vollkorngetreide zu essen. Darüber hinaus durften sie aber reichlich pflanzliche Öle zu sich nehmen, die viele Omega-3-Fettsäuren enthalten, wie etwa Rapsöl, Leinöl, Walnussöl oder Sojaöl. Damit es den Patienten leichter fiel, diese

Ernährungslehre nach Dean Ornish

Die Basis der täglichen Ernährung stellt nach Dean Ornish vollwertige Kost dar: Produkte aus Vollkorngetreide, rohe, gekochte Gemüse und Obst, wodurch Gefäßverkalkung reduziert bzw. verhindert wird.

Der tägliche Proteinbedarf soll nach Ornish überwiegend aus pflanzlichen Quellen (z. B. Hülsenfrüchten, Soja) gewonnen werden. Milchprodukte werden stark reduziert.

Den geringsten Anteil der täglichen Ernährung sollen nach Ornish zuckerhaltige und Weißmehlprodukte oder Alkohol ausmachen.

Fette zu verzehren, wurde ihnen für die Studiendauer zudem eine spezielle Rapsölmargarine frei Haus geliefert.

Die Studie war für mehrere Jahre geplant, musste aber nach siebenundzwanzig Monaten aus ethischen Gründen abgebrochen werden: In der Kontrollgruppe, die sich normal ernährte, hatten im Vergleich zur mediterranen Gruppe zu viele Menschen einen Herzinfarkt erlitten oder waren gestorben. Auch den Teilnehmern dieser Kontrollgruppe wurde nun geraten, die Mittelmeer-Diät aufzunehmen. Denn die Daten reichten bereits aus, um zu zeigen, dass die Schutzwirkung der mediterranen Ernährung groß war, größer sogar als die von Medikamenten wie Betablockern oder ACE-Hemmern.

Bei einer Mittelmeerdiät denken Feinschmecker unter anderem an Fisch, dem ja viele gesundheitsfördernde Eigenschaften zugeschrieben werden. Menschen, die sich gesund ernähren wollen, ersetzen Fleisch oft durch Fisch. Wie sieht die Realität aus? Fisch ist ein weit weniger gesundes Lebensmittel, als die meisten womöglich denken. Weil Fisch konzentrierte tierische Eiweiße enthält, erzeugt er viel Säure im Körper (siehe unten) und kann deshalb zu entzündlichen Erkrankungen, Osteoporose und Arthrose beitragen.

Die Gesundheitseffekte der Mittelmeerdiät gehen nicht von Fisch, sondern von Olivenöl, Gemüse und Nüssen aus.

Ein viel größeres Problem sehe ich aber in der ökologischen Frage. Nicht wenige Fischarten sind vom Aussterben bedroht. Teile der Weltmeere sind überfischt, und die Empfehlung, regelmäßig Fisch zu verzehren, entbehrt deshalb jeder nachhaltigen Perspektive. Fischfarmen sind bislang keine Alternative, weil dort viele Medikamente (Antibiotika) zum Einsatz kommen. Insgesamt ist Fisch sehr mit Schwermetallen belastet, vor allem der wegen seiner Omega-Fettsäuren oft empfohlene fette Kaltwasserfisch (wie Lachs oder Makrele).

Fisch ist auch nicht der entscheidende gesundheitsfördernde Faktor der Mittelmeerdiät. Die Lyon- und die Predimed-Studie (siehe Seite 144, 149) haben gezeigt, dass die Gesundheitseffekte von Olivenöl, Gemüse und Nüssen ausgehen. Der Fischverzehr war dabei gar kein Thema. Eine zweite Fehleinschätzung ist, dass man unbedingt die langkettigen Omega-Fettsäuren aus Fisch brauche, um Entzündungsprozesse im Körper zu behandeln, auch Demenz. Es heißt immer wieder, dass die kürzerkettigen pflanzlichen Omega-Fettsäuren dazu nicht in der Lage seien. Das stimmt nicht. Es ist nachgewiesen, dass alpha-Linolensäure aus Pflanzen, etwa Leinsamen, in ausreichender Menge verzehrt, sich anteilig zu langkettigen Omega-Fettsäuren umbaut. Auch Algen liefern übrigens wertvolle Omega-Fettsäuren. Bei der wachsenden Weltbevölkerung wird diese Nahrungsquelle eine große Zukunft haben. Wahrscheinlich ist auch der Konsum von Algen ein Grund, warum die Japaner so gesund sind (siehe »Blue Zones«, Seite 93).

Die Lyon- sowie die Predimed-Studie hatten für so viel Furore gesorgt, dass die Mittelmeerkost einen Siegeszug durch die Medizin antreten konnte. Neben der Prävention von Herzleiden ist sie auch wirksam gegen Diabetes, Rheuma, Bluthochdruck, Nierenerkrankungen und sogar Demenz.

Essen ist mehr als seine Inhaltsstoffe

Ernährungswissenschaftler und auch viele Mediziner haben die seltsame Angewohnheit, nicht über Essen und Nahrungsmittel zu sprechen, sondern immer nur über deren Anteile. Gesund wird nicht über das definiert, was tatsächlich auf dem Teller lag, sondern wie viel Prozent Proteine, Kohlenhydrate, Fettanteile oder Vitamine die Nahrung enthält. Man spricht nicht mehr von Haferflocken, Tomaten oder Nüssen, sondern von Ballaststoffen, Lykopenen (dem gesunden Farbstoff der Tomate) und bestimmten Fettsäuren.

Dass die Nahrung vor allem als eine Summe von Nährstoffen gesehen wird, dafür ist der deutsche Chemiker Justus von Liebig verantwortlich. Nachdem sein Kollege William Port die drei wichtigsten Komponenten von Lebensmitteln – Proteine, Fett und Kohlenhydrate – beschrieben hatte, heute nennt man sie Makronährstoffe, addierte Liebig noch ein paar Mineralstoffe und erklärte das Geheimnis gesunder Ernährung als gelöst. Dann entwickelte er einen Fleischextrakt als Suppenwürfel und die erste künstliche Milchnahrung für Säuglinge (aus Kuhmilch, Mehl und Kaliumbicarbonat). Gerade am Beispiel der Muttermilch ist zu sehen, wie simpel die Vorstellung von Ernährung zur Zeit Liebigs war. Muttermilch enthält eben nicht nur Eiweiß, Fett und Kohlenhydrate, sondern zahlreiche Mikronährstoffe und Immunantikörper, die unter anderem auf die Darmflora wirken.

Es war aus meiner Sicht ein großer Fehler, die Ernährung in ihre Bestandteile zu zerlegen: Der prominente US-Wissenschaftsautor Michael Pollan nannte das »Nutritionismus«. In seinem Buch *The Defense of Food* (*Lebens-Mittel: Eine Verteidigung gegen die industrielle Nahrung und den Diätenwahn*) schildert er eine wegweisende Konferenz im Jahr 1977: Da die Zahl chronischer Erkrankungen beunruhigend rasch wuchs, sprach der US-Senats-Sonderausschuss für Ernährung eine Empfehlung für die »Ernährungsziele der USA« aus. Diese hob unter anderem hervor, dass der Prozentsatz der Herzerkrankungen in den USA seit dem Zweiten Weltkrieg gestiegen war, während in anderen Kulturen, die sich traditionell überwiegend pflanzlich ernährten, die Raten dieser Krankheit auffallend niedrig waren. Die US-Bürger wurden aufgefordert, den Verzehr von rotem Fleisch und Milch einzuschränken.

Innerhalb weniger Wochen fegte jedoch ein Sturm der Empörung – initiiert durch die Rindfleisch- und Milchlobby – über den Ausschuss und seinen Vorsitzenden George McGovern. Der sah sich gezwungen, den Ausschuss zu einem Rückzieher zu bewegen. Innerhalb weniger Wochen wurden die eindeutigen Empfehlungen durch einen raffinierten Kompromiss ersetzt: »Wählen Sie solche Fleisch-, Geflügel- und Fischarten, die die Aufnahme gesättigter Fette verringern«, hieß es nun. Der Sündenbock war also nicht mehr das Lebensmittel an sich, sondern nur noch ein anonymer, unsichtbarer Inhaltsstoff, eine politisch unverfängliche Substanz.

Zurück zur Mittelmeerkost: Nach ihrem Erfolg rückten nun auch andere traditionelle Ernährungsformen in den Fokus. So belegten Studien die gesundheitsfördernde Wirkung der klassischen japanischen oder chinesischen Kost. In seinem Bestseller *Blue Zones* beschreibt der US-Journalist Dan Buettner »Regionen der Gesundheit«, wo die Menschen besonders alt werden und dabei rüstig bleiben. Neben der mediterranen Region Sardinien zählen dazu auch die japanische Insel Okinawa, die Nicoya-Halbinsel Costa Ricas und die Adventisten-Hochburg Loma Linda in Kalifornien. Dort gibt es auch die wenigsten chronischen Erkrankungen.

Das gemeinsame Gesunde, das die Menschen dieser unterschiedlichen Regionen, Ethnien und Kulturen verbindet, ist: Sie alle essen sehr viel Gemüse, Obst, Gewürze, Nüsse, Samen und Vollkorngetreide. Als Fett werden meist gesunde pflanzliche Öle wie Olivenöl oder Nussfette verwendet. Fleisch und Wurst werden entweder gar nicht gegessen oder, wie es früher auch mal bei uns eine Gepflogenheit war, nur an Fest- oder Sonntagen.

Die mediterrane Kost hat uns also gelehrt, dass eine Unterscheidung einzig nach Makronährstoffen nicht sinnvoll ist, weil Fett eben nicht Fett ist, Protein nicht gleich Protein und Kohlenhydrate nicht gleich Kohlenhydrate. So ist sie per se jedenfalls keine fettarme Ernährung. Als einer der ersten Forscher der Mittelmeerkost, der US-amerikanische Physiologe Ancel Keys, seine Beobachtungen über die Essgewohnheiten auf der Insel Kreta zusammenfasste, merkte er an, dass die Bewohner dort so reichlich Olivenöl verwendeten, dass man es als Getränk einstufen könnte. Zahlreiche Studien belegten später immer wieder, dass Fett aus Nüssen, Soja, Rapsöl oder Avocados eher gute Wirkungen hat, während Tierfette, vor allem in Wurst und Fleisch, zu erhöhten Cholesterinspiegeln, Herzkrankheiten, Diabetes und Krebs führen.

> Zahlreiche Studien belegen: Tierfette, vor allem in Wurst und Fleisch, führen zu erhöhtem Cholesterinspiegel, Herzkrankheiten, Diabetes und Krebs.

Eine der größten Ernährungsstudien, die weltweit jemals durchgeführt wurden, machte dies sehr deutlich. In der Predimed-Untersuchung wurden über 7500 Patienten nach Zufall in drei Gruppen eingeteilt. Eine Gruppe erhielt eine mediterrane Ernährung und sollte einen Liter Olivenöl pro Woche verzehren. Eine zweite Gruppe sollte sich ebenfalls mediterran ernähren und täglich 30 Gramm Nüsse verzehren. Die dritte Gruppe erhielt eine fettarme, normale Kost. Nach Ende der zweijährigen Studie hatten die beiden Gruppen, die sich reichlich mit Nüssen beziehungsweise Olivenöl ernährten, nicht nur einen geringeren Blutdruck und weniger Diabetes. Sie hatten auch weniger Herzrhythmusstörungen, Depressionen und Krebserkrankungen und waren seltener an Herzinfarkt und Schlaganfall gestorben.

Wenn man diese umfassenden Ernährungsstudien zusammenfasst, ist die Frage, was gesunde Ernährung ausmacht, leicht und eindeutig zu beantworten: Wir sollten sehr viel Gemüse essen (leider stehen Deutsche im europäischen Vergleich eher am Ende der Skala), Obst (das ist allerdings nicht ganz so wichtig wie Gemüse) und sehr viel gesundes Fett aus Olivenöl, Rapsöl, Nüssen (vor allem Walnüssen), Avocados, Lein- und anderen Samen zu uns nehmen. Weniger wichtig als ursprünglich gedacht ist der Fisch. Die wissenschaftlichen Daten belegen hierfür keine spezielle gesundheitsfördernde Wirkung. Und was die gesunden Ernährungsformen noch eint: Fleisch und Wurst kommen kaum oder gar nicht vor. Der Verzehr von Milchprodukten und Eiern ist gering (siehe Ornish-Grafik, Seite 145).

Wie ungesunde Kohlenhydrate die Übergewichtswelle angeschoben haben

Als ich 1998 meine Stelle als Oberarzt an der neu gegründeten Fachklinik für Naturheilverfahren in Bad Elster antrat, war unser erster eingeladener Gast Claus Leitzmann, damals Professor für Ernährungswissenschaften an der Universität Gießen. Leitzmann hatte zu dieser Zeit bereits ein Konzept der »Gießener Vollwert-Ernährung« ausgearbeitet – als ein gesundes Konzept für die Prävention und Behandlung von Erkrankungen. Er hatte zwei Varianten entworfen, eine strikt vegetarische und eine vegetarisch betonte, mit einer Fisch- / Fleischmahlzeit pro Woche. Noch immer ist mir sein überaus witziger Vortrag in Erinnerung: »Das beste Fleisch ist Fruchtfleisch.« Kontrovers wurde diskutiert, ob man denn tierisches Eiweiß für den Muskelaufbau benötige, und Leitzmann verneinte das eindeutig. Sein abschließender Kommentar dazu war: »Fleisch *ist* kein Stück Lebenskraft, *es war* ein Stück Lebenskraft.«

Während pflanzliche Fette überwiegend gesund sind, sind tierische meist schädlich. Zum Teil liegt das daran, dass Nutztiere in Massenproduktion selbst ein ungesundes, gestresstes Leben haben und schlecht ernährt werden. Das hat Auswirkungen auf das Fleisch. Dürfen Tiere sehr »naturnah« fressen, können also auf der Weide grasen, werden auch die Milch und der Käse gesünder. Die Milch von Schweizer Almkühen hat eine ganz andere Zusammensetzung an Fettsäuren als die von holländischen Kühen aus dem Stall – zum Beispiel sind in ihr viele gesunde Omega-3-Fettsäuren enthalten. Die Zürcher Kardiologen, die die Studie durchführten, tauften dieses Phänomen »Alpine Paradox«: Man kann trotz des Verzehrs von Käse gesund bleiben, wenn er von der Milch einer glücklichen Almkuh stammt.

Eine Legende ist, dass Eiweiß aus Pflanzen eine geringere Wertigkeit hat als tierisches, und man es kompliziert kombinieren muss, damit es die gleiche biologische Kraft im Körper entfaltet. Das kann man nach aktuellen Daten absolut verneinen: Der Körper zerlegt Eiweiße und baut sie sich wieder so auf, wie er sie braucht – unabhängig davon, ob sie vom Tier oder von einer Pflanze stammen.

Die Deutsche Gesellschaft für Ernährung (DGE) – sie gibt den Ton an, was Empfehlungen für Kindergärten, Schulen oder Krankenhäuser angeht – hat diesen Tatbestand immer noch nicht realisiert. Leider. Ihr Wissensstand hinkt oft Jahre dem aktuellen Stand der Forschung hinterher, und ihre Verlautbarungen scheinen nicht ganz unabhängig vom Einfluss der Lobbyisten.

Kohlenhydrate sollte man ebenfalls sehr differenziert betrachten. In ihrer natürlichen Form als Vollkornbrot, Vollkornpasta oder Vollkornreis erhalten sie die Gesundheit und senken das Risiko für Herzinfarkt und Schlaganfall. Die bislang größte Studienübersicht dazu zeigte, dass sich das Risiko für Krebs- und Kreislauferkrankungen signifikant verringert, wenn man mindestens drei Portionen Vollkorn (90 Gramm) isst, zum Beispiel zwei Scheiben Vollkornbrot pro Tag.

Vollkornprodukte sind hervorragende Ballaststofflieferanten, sie enthalten außerdem B-Vitamine und Mineralstoffe wie Magnesium und Zink, weil sie noch den Keim, Kleie und die äußeren Schalen enthalten. Im ausgemahlenen Mehl sind diese entfernt. Solche nährstoffarmen Lebensmittel werden von der Industrie aber massenhaft unters Volk gebracht: in Weißbrot, Nudeln und poliertem Reis, versetzt mit viel Zucker. Am schlimmsten sind die Kohlenhydrate in Form von Soft Drinks, die keinerlei gesunde Inhaltsstoffe haben und in den USA deshalb sogar »liquid candy« getauft wurden.

Frühstückscerealien wurden von John Harvey Kellogg, einem US-amerikanischen Arzt und Naturheilkundler, mit der Absicht entwickelt, die Bevölkerung gesund zu ernähren (die damals Speck und Eier aß). Doch sie mutierten zu einer Mischung aus fast wertlosem weißem Mehl und viel Zucker, häufig auch noch künstlich zugesetzten Vitaminen, weil die bei den Herstellungsprozessen verloren gehen. Selbst in Bioläden werden jährlich immer weniger Haferflocken und immer mehr gesüßte Frühstückscerealien und Müsliriegel angeboten.

Solche ungesunden Kohlenhydrate haben vermutlich die Übergewichtswelle in Europa und Amerika angeschoben. Weißes Mehl wird im Körper rasch zu Zucker abgebaut. Auch Fett setzt der Körper schnell in Energie um. Fast Food ist deshalb so problematisch, weil es diese Negativ-Faktoren kombiniert – zum Beispiel Donuts oder, in der salzigen Variante, Pizza und Burger. Die Bauchspeicheldrüse schüttet dann massiv Insulin aus – dieses Hormon kurbelt die Fettsynthese an und leitet Nährstoffe zu den Zellen. Das fördert die Gewichtszunahme (daher wird Insulin auch in der Tiermast eingesetzt). Sinkt der Insulinspiegel danach rasch wieder – weil die Kalorien schnell umgesetzt wurden –, entsteht Heißhunger. Bei Vollkorn ist das nicht der Fall, da die Energie hier viel langsamer abgebaut wird. Es stabilisiert stattdessen den Insulinhaushalt.

> Die WHO empfiehlt, weniger als 25 Gramm Zucker am Tag zu verzehren. Davon sind wir sehr weit entfernt.

Verantwortlich für die Risiken schnell abbaubarer Kohlenhydrate – von Zucker bis Weißbrot – ist auch der insulinartige Wachstumsfaktor IGF-1 (er wird übrigens durch Fasten abgesenkt, siehe Seite 102), der vor allem für die Krebsentstehung eine wichtige Rolle spielt. Und dass Krebszellen Zucker lieben, ist tatsächlich keine Legende. Die WHO empfiehlt, maximal 25 Gramm Zucker am Tag zu verzehren. Davon sind wir sehr weit entfernt.

Zucker verändert die Hirnleistung

Es gibt viel schlechte Lebensmittel zu kaufen, besonders problematisch sind auch Kartoffelchips. Wissenschaftler der Universität Erlangen fanden bei Versuchstieren nach dem Verzehr Veränderungen in über achtzig Hirnarealen, speziell in jenen, die mit Sucht, Stress, Schlaf, Aufmerksamkeit und Belohnung in Verbindung stehen. Außerdem führte die Kombination von Kohlenhydraten mit Fett zu einer Fressgier (Hyperphagie). Diese und andere Untersuchungen nähren den Verdacht, dass das bei Kindern inzwischen so häufig auftretende Aufmerksamkeitsdefizit-Syndrom auch mit ungesundem Essen verbunden ist, vor allem mit Fast-Food-Produkten, die zudem noch auf das Nervensystem wirkende synthetische Zusatzstoffe enthalten.

Ein wichtiger Punkt beim Übergewicht ist übrigens, dass – als Reaktion auf die pauschalen Warnungen vor Fett – eine Welle von fettreduzierten »Light«-Produkten den Markt überschwemmte. Weil es hier häufig Einbußen an Geschmack gibt, wird dieser durch mehr Zucker oder Salz sowie Kohlenhydrate wettgemacht. Das erzeugt neue Probleme – vor allem, wenn die Konsumenten kräftig zulangen, weil sie glauben, von »light« nicht schwer werden zu können …

Früher wurde Zucker sparsam wie ein Gewürz und gezielt verwendet – für das Dessert. In vergangenen Jahrhunderten stellte er nur etwa drei bis vier Prozent der Nahrungsenergie bereit, heute sind es 15 bis 18 Prozent. Zucker schädigt, wie wir heute wissen, nicht nur die Zähne, sondern genauso das Herz und das Gehirn. Bei einem höheren Zuckerspiegel im Blut nehmen Gedächtnis- und Konzentrationsleistung ab. Forscher wie der US-amerikanische Biochemiker Lewis C. Cantley gehen davon aus, dass Krebs durch einen hohen Zuckerverzehr mit ausgelöst wird. Dass Menschen mit Übergewicht und Diabetes ein höheres Krebsrisiko aufweisen, ist jedenfalls bereits bekannt.

Zucker ist letztlich fast überall beigemischt – achten Sie beim nächsten Einkauf auf das Kleingedruckte –, in Tiefkühlpizza, Ketchup, Joghurt, Wurst und fast jedem Fertiggericht. Mit Zucker (und Salz) lässt sich fader oder schlechter Geschmack überdecken. Dass wir zu viel Zucker essen, liegt aber nicht nur an den Tricks der Nahrungsmittelindustrie, sondern ebenso daran, dass er uns abhängig machen kann. Unser Gehirn bezieht seine gesamte Energie allein aus Zucker, und da dieser früher knapp war, reagiert es stark darauf, eben auch mit Glücksgefühlen.

Zucker schädigt nicht nur die Zähne, sondern genauso das Herz und das Gehirn.

Am radikalsten wird der Zucker von dem kalifornischen Stoffwechselforscher Robert Lustig verdammt. Er demonstrierte, dass Versuchstiere, sind sie erst mal an Zucker gewöhnt, beim Absetzen wie auf einen Heroinentzug reagieren. Diese Belohnungshormone im Gehirn reagieren übrigens in ähnlicher Weise auf einen Aperitif. Dass Alkohol (der zu Zucker abgebaut wird) vor dem Essen den Appetit steigert, ist bekannt. Forscher konnten nachweisen, dass Alkohol genau diese Essen-Belohnungs-Achse stimuliert.

Was können Sie also tun, um sich gesünder zu ernähren? Essen Sie zum Beispiel, wann immer Sie können, Vollkorn- statt Weißmehlprodukte. Vollkornnudeln haben sich im Geschmack deutlich verbessert, und ohnehin ist das Gewöhnungssache. Auch Kuchen und Pizza funktionieren mit Vollkorn. Und fallen Sie nicht auf die Fruchtzucker-Masche rein. Auf vielen Produkten steht inzwischen »mit natürlicher Süße« oder »nur mit Fruchtzucker«. Das Wort »Frucht« soll uns glauben machen, der Inhalt sei gesund. Das ist leider nicht so. Fruchtzucker fördert die Fettsynthese in der Leber und führt kaum zu Sättigungsgefühl. Jahrelang wurde Fruktose Diabetikern empfohlen, weil dieser Fruchtzucker nicht dazu führt, dass Insulin ausgeschüttet wird. Dadurch kommt es jedoch nicht zu einem Sättigungssignal im Gehirn – der Hunger bleibt. Vor einigen Jahren riet dann das Bundesinstitut für Risikobewertung Diabetikern, mit Fruktose gesüßte Lebensmittel zu meiden. Inzwischen weiß man, dass Fruktose die ungesunden Cholesterinanteile erhöht und zu einer Fettleber führt. In Obst ist Fruchtzucker nicht so ein großes Problem, da Ballast- und Nährstoffe, Vitamine und sekundäre Pflanzenstoffe für eine gesunde Balance sorgen. Auch Honig enthält Fruktose, aber auch viele wertvolle Inhaltsstoffe.

Richtig schlimm aber ist der aus Mais hergestellte High fructose corn syrup (HFCS), der in der industriellen Lebensmittelerzeugung häufig verwendet wird, weil er haltbar ist und billig. Er steht im Verdacht, ein Risiko für viele Erkrankungen zu sein. Bislang wird er hauptsächlich in den USA verwendet, aber auch bei uns ist er im Kommen. Dieser ungesunde Sirup ist ein zusätzlicher Grund, warum der Maisanbau nicht weiter subventioniert werden sollte.

Wer Fruktose meiden will, sollte aber ebenso nicht zu viel Agavendicksaft konsumieren, der in Bioläden als alternative Süße angepriesen wird. Er – und im Übrigen auch Trockenfrüchte – enthalten sehr viel Fruktose. Viele Menschen leiden heute unter einer Fructoseintoleranz. Unser Körper kann die heute verzehrten Fruchtzuckermengen nicht mehr ausreichend verdauen. Die Folge: Der Fruchtzucker wandert unverdaut in Dünndarm und Dickdarm, wo Bakterien ihn vergären. Fäulnisgase entstehen. Das verursacht Durchfall, Blähungen und Schmerzen.

Weltweit reagiert ein Drittel der Menschen salzsensitiv

Ein anderer Inhaltsstoff, der oft versteckt in Lebensmitteln vorkommt, ist das Salz. Weltweit ist etwa ein Drittel der Menschen salzsensitiv – das heißt, sie reagieren mit einer Blutdrucksteigerung auf Salz. Deshalb ist es nicht sinnvoll, Personen mit Bluthochdruck pauschal zu empfehlen, das Salz zu reduzieren. Ich rate meinen Patienten zu einem vierwöchigen Selbsttest – kaum zu salzen und möglichst wenig Brot zu essen. Brot ist eine der großen Salzquellen – wir essen in Deutschland viel davon, und gleichzeitig gibt es hier nicht die Tradition wie in einigen Mittelmeerländern, Brot ohne Salz zu backen. Verzichten sollte man während eines solchen Tests zudem auf Tiefkühl- und andere Convenience-Produkte, die einen hohen Salzgehalt haben. Und viel Salz steckt in Wurst (vermehrt in Bio-Wurst, weil bei ihr auf andere Konservierungsmittel verzichtet wird) und in Käse. Seit Jahren versuchen Mediziner und andere Wissenschaftler die Lebensmittelindustrie dazu zu bringen, den Salz-, Fett- und Zuckergehalt in ihren Produkten zu reduzieren. Doch da sich mit ihnen viel Geld verdienen lässt, war dem bisher noch kein Erfolg beschieden.

Kocht man ohne Salz und setzt stattdessen Gewürze ein, merkt man bald, dass man mit nur ganz wenig Salz auskommt.

Dass einige Menschen empfindlich auf Salz reagieren, liegt vermutlich daran, dass die Pufferkapazität der Nieren, wo das Natrium ausgeschieden wird, überfordert ist. Evolutionsgeschichtlich macht es Sinn, dass der Körper Salz zurückhalten kann, weil die natürliche Nahrung salzarm ist. Mit Beginn der Konservierung, etwa dem Pökeln, hat sich der Salzkonsum von einem Gramm auf zehn erhöht – und das Problem nahm seinen Anfang. Hier ist es ähnlich wie beim Zucker: In Fertigprodukten steckt fast überall Salz, sogar in Keksen. Versucht man einige Zeit lang, ohne Salz zu kochen und dafür viele schmackhafte Gewürze einzusetzen, stellt man fest, dass man es eigentlich kaum braucht.

Gluten – nur eine Marketingmasche?

Vollkorngetreide? Einige werden bei dieser Empfehlung von mir stutzen und nach dem Gluten fragen? Gluten ist ein Klebereiweiß, das für die hervorragenden Backeigenschaften des Weizens sorgt. Alle anderen Getreidemehle liefern Brote mit einem geringeren Volumen und einer weniger elastischen Krumme, weshalb sie nicht so beliebt sind. Die Kleberproteine des Weizens bestehen aus Hunderten von Eiweißkomponenten, wozu auch das Gluten gehört. Man stellt sich das so vor, dass bei der neolithischen Revolution vor rund 10 000 Jahren, als das Getreide auf den Speiseplan des Menschen kam, das Immunsystem vor die Herausforderung gestellt wurde, eine Immuntoleranz gegen das bis dahin äußerst selten verzehrte Gluten zu entwickeln. Dass die meisten von uns Gluten vertragen, ist also eine entwicklungsgeschichtlich junge Eigenschaft – und sie kann rasch wieder verloren gehen, zum Beispiel durch den Einfluss einer Darminfektion.

Die Supermarkt-Meter an glutenfreien Lebensmitteln, die in der Regel teurer sind, wachsen. Dadurch ist natürlich der Weizen in aller Munde. Die Sache ist jedoch kompliziert, denn wir müssen drei unterschiedliche Krankheitsbilder unterscheiden. Das bekannteste und schwerste Krankheitsbild ist die Zöliakie (früher Sprue genannt). Das ist eine Autoimmunerkrankung, die man anhand spezifischer Blutwerte und Gendiagnostik einkreisen kann und die Diagnose dann durch eine Magenspiegelung sichert. Bei dieser Erkrankung muss das Gluten tatsächlich lebenslang gemieden werden. Das bedeutet einen Verzicht auf Weizen, Roggen und Gerste. Unter Zöliakie leiden etwa 0,3 bis 1 Prozent der Bevölkerung in Deutschland.

Weiterhin gibt es die eher seltene Weizenallergie – im Blut kann man bei 0,1 bis zu 4 Prozent der Bevölkerung entsprechende IgE-Immunglobuline nachweisen. Bei 10 Prozent der Müller, Bäcker und Konditoren tritt eine solche Allergie als Folge des eingeatmeten Mehls auf und kann zu Hautausschlag und Asthma führen. Hier gilt es, nur den Weizen strikt zu meiden.

Als drittes Krankheitsbild existiert noch eine Überempfindlichkeit mit einem unaussprechlichen Namen – die Nicht-Zöliakie-

Nicht-Weizenallergie-Weizensensitivität (NCGS). Das ist das, was in der Öffentlichkeit als »Glutenunverträglichkeit« bekannt ist. Davon scheint eine zunehmende Anzahl von Menschen betroffen zu sein, die Schätzungen schwanken zwischen 0,6 und 6 Prozent – gleichzeitig ist aber gar nicht sicher, ob dieses Syndrom überhaupt irgendetwas mit Getreide zu tun hat.

In den USA ist die Zahl der Menschen, die Gluten meiden, in den letzten Jahren massiv gestiegen, ohne dass objektive Tests irgendwelche physiologischen Begründungen dafür liefern könnten. Profisportler geben an, mehr Leistung liefern zu können, wenn sie sich gluten- oder weizenfrei ernähren. In populären Büchern wie die *Weizenwampe* des US-Arztes William Davis wird sogar behauptet, dass Weizen schuld daran sei, dass es immer mehr Übergewichtige gibt. Vor allem macht Davis den heute häufig angebauten Zwergweizen dafür verantwortlich. Das ist wissenschaftlich nicht ausreichend belegt und erscheint mir auch etwas zu einfach gestrickt. Die glutenfreie Kost ist eben ein großes Geschäft.

Physiologisch ist unklar, was eine Nicht-Zöliakie-Nicht-Weizenallergie-Weizensensitivität verursacht oder ist. Man könnte es so formulieren: Dieses Syndrom liegt immer dann vor, wenn Menschen aufgrund von Beschwerden Weizen meiden. Das kann, muss aber nicht mit dem Gluten zusammenhängen. Genauso wie eine positive Erwartung die Selbstheilung unterstützt, kann uns die Befürchtung, dass uns etwas nicht bekommen könnte, Beschwerden verursachen. Das wäre dann das Gegenstück zum Placebo, ein »Nocebo«.

Dennoch gibt es sie, die Glutensensitivität oder Weizenintoleranz, wie man auch sagt – vor allem bei Menschen, die unter einem Reizdarm leiden. Inzwischen vermutet man die Schuldigen dafür in bestimmten Proteinen des Weizens, den Amylase-Trypsin-Inhibitoren (ATI), die vorwiegend in neueren Weizensorten wie Zwergweizen vorkommen. Sie schützen die Pflanze vor Schädlingsfraß, können aber das Immunsystem nachteilig beeinflussen. Wenn Sie ein Reizdarm-Patient sind, lohnt sich jedenfalls der Versuch, glutenfrei zu essen. In einer Studie wurden solchen Patienten glutenfreie oder glutenhaltige Muffins angeboten, ohne dass sie wussten, welche sie aßen. Bei 70 Prozent verursachten die Gluten-Muffins Beschwerden, die anderen nur bei 40 Prozent.

Wichtig ist, eine Zöliakie einwandfrei zu diagnostizieren und von den anderen Beschwerdebildern abzuheben. Bei Zöliakie können schon 100 Milligramm Gluten pro Tag zu einer Darmentzündung führen (das sind drei Brotkrümel), die verträgliche Menge bei Weizenintoleranz ist höher. Sehr positiv ist die breite Auswahl an glutenfreien Produkten für Menschen, die an Zöliakie erkrankt sind. Menschen mit einer Glutenintoleranz empfehle ich, es immer mal wieder mit Gluten und Weizen zu versuchen, aber in Vollkornform und Bioqualität, und sich dann zu beobachten. An unserer Klinik haben wir die Erfahrung gemacht, dass etwa die ayurvedische Ernährungsform, die kaum Brot und Nudeln enthält, bei dieser Problematik gut helfen kann, ohne dass zu viel Geld für spezielle Lebensmittel ausgegeben werden muss.

Die Darmbakterien – eine Welt voller Rätsel

Ob wir gesund sind oder krank werden, hängt ausschlaggebend von der Mikrobiota ab, also dem Bakterienkosmos im Darm. Der Darm ist – als riesige Kontaktfläche mit der Nahrung, also der Außenwelt – der Ort, wo das Immunsystem maßgeblich geprägt wird und wo sich entscheidet, ob Autoimmunerkrankungen entstehen, möglicherweise auch Krebs und Arteriosklerose. Bei vielen rheumatoiden Erkrankungen, bei Arthritis, Allergien, Morbus Crohn, Colitis ulcerosa, aber auch bei neurologischen Leiden wie Multipler Sklerose und Parkinson ist inzwischen bekannt, dass die Mikrobiota dabei eine sehr große Rolle spielt – auch wenn wir noch nicht sagen können, welche therapeutischen Konsequenzen daraus abzuleiten sind.

Das wird dazu führen, dass die Ernährung nun einen ganz anderen Stellenwert als bisher bekommen wird. Denn sie kann die Zusammensetzung der Darmbakterien und ihrer vielen verschiedenen Stämme beeinflussen. Auch das ist wieder ein Pluspunkt für die vegetarische Ernährung, weil sich die gesundheitsfördernden Bakterien vor allem über Ballaststoffe ernähren – sie werden deshalb Präbiotika genannt. Eine im Wissenschaftsjournal *Nature* publizierte Studie zeigte, dass sich bei einer Umstellung von der normalen Mischkost auf pflanzliche Ernährung bereits nach drei, vier Tagen massive Veränderungen der Mikrobiota nachweisen lassen. Und sequenziert man die Matrix der Gene, so sieht man sofort eine entzündungshemmende Wirkung.

Im Darm entscheidet sich, ob Autoimmunerkrankungen entstehen, möglicherweise auch Arteriosklerose und Krebs.

Einzelne Wechselwirkungen kann man schon heute sehr gut beschreiben: Nimmt man Lecithin zu sich – einen fettähnlichen Stoff, der im Eidotter, aber auch in Fleisch und weniger in Soja steckt – führt das über die Mikrobiota im Darm zur Produktion eines Stoffwechselfaktors, der sehr stark die Gefäßverkalkung fördert. Tötet man die Mikrobiota durch ein Antibiotikum ab, verschwindet dieser Faktor aus dem Körper – hier kann man sehr klar die Rolle der Bakterien nachvollziehen.

Ein positives Beispiel ist die Rote Bete. Von Natur aus weist sie über 1000 Milligramm Nitrat pro Kilo auf. Essen wir Rote Bete, wird dieses Nitrat in den Speicheldrüsen konzentriert und dann über die Bakterien im Mund zu Nitrit umgewandelt. Nitrit wird dann geschluckt und im Magen-Darm-Trakt in Stickoxid umgewandelt, das die Gefäße schützt. Dieser Kreislauf ist es, der die Rote Bete – mithilfe der Bakterien – so gesund macht. Rote-Bete-Saft senkt nicht nur den Blutdruck, wenn man ein Viertel oder einen halben Liter täglich davon trinkt. Er gilt auch als Naturdoping: Männer unter vierzig, die sechs Tage lang täglich einen halben Liter Rote-Bete-Saft tranken und dann einen Fahrrad-Ergometer-Test machten, wiesen nach einer Studie von 2009 eine fünfzigprozentige stärkere Ausdauerleistung auf als bei einem Vergleichsgetränk. Wegen dieser gefäßerweiternden Eigenschaften wird Rote-Bete-Saft jetzt sogar von Kardiologen bei einer Herzinsuffizienz empfohlen: Er senkt die Herzarbeit.

Die Tücke liegt also im Detail: Bis vor ein paar Jahren hat man Nitrat und Nitrit als unerwünschte Inhaltsstoffe in der Nahrung gebrandmarkt, weil sie in Verbindung mit bestimmten Proteinen krebserregend sind. Doch da gibt es feine, aber wichtige

Unterschiede: Nimmt man Nitrat über Fleisch zu sich, bildet sich über die darin enthaltenen Amine krebserregendes Nitrosamin. Das Nitrat der Roten Bete hingegen verbindet sich gar nicht mit dem Protein. Das hat auch dazu geführt, dass das Bundesinstitut für Risikobewertung seine Warnungen relativiert hat, weil die Vorteile beim Verzehr von nitratreichem Gemüse die Nachteile überwiegen.

Patientengeschichte Parkinson
Ayurveda – Essen gegen das Zittern

Ein vierundvierzigjähriger Patient, Vater von drei Kindern und von kräftiger Statur, hatte sich immer »gutbürgerlich« ernährt, bis er die Diagnose Parkinson bekam, in für diese Krankheit recht jungen Jahren.

Bei Parkinson sterben die Scheidewände der Nervenzellen im Gehirn ab. Symptome sind das typische Zittern sowie Bewegungsstörungen. Der dreifache Vater konnte plötzlich seinen linken Arm nicht mehr richtig durchstrecken. Die linke Hand zitterte, wenn er sie stillhielt. Zwar vermochte er noch zu arbeiten, aber wie lange? Die Krankheit bedrohte seine Existenz.

Von Parkinson betroffene Menschen bauen langsam immer mehr ab. Diese Krankheit ist nicht zu kurieren, auch nicht durch Naturheilkunde. Wir sind froh, dass sie durch Medikamente gebremst werden kann. Und man kann den Prozess des Hinauszögerns sehr gut unterstützen – vor allem mit Ayurveda. Die indische traditionelle Medizin verzeichnet gerade bei neurologischen Erkrankungen erstaunliche Erfolge.

Im Ayurveda werden mit den Doshas (siehe Seite 226 ff.) drei Konstitutionstypen unterschieden: Weil die Krankheit des Patienten nach indischer Vorstellung mit einem Zuviel an Vata in Verbindung steht, wurde ihm Nahrung empfohlen, die diese »windige«, nervenbelastende Seite in ihm abschwächt. Das bedeutete für ihn: erdende Gemüse wie Kürbis, Rüben oder Kartoffeln, die Speisen am liebsten in flüssig-soßiger Konsistenz, eher

Currys als trockenes Gemüse. Um seiner Grundkonstitution Kapha gerecht zu werden, sollte er alles gut würzen, dem Essen leichte Schärfe verleihen und die Portionen nicht zu groß werden lassen. Tierische Produkte hat der Patient heute weitgehend von seinem Speiseplan verbannt - dafür isst er Nahrungsmittel, die in vielerlei Hinsicht besonders gesund sind: Hülsenfrüchte, Saaten, Nüsse, Brokkoli oder Sprossen.

Der zweite therapeutische Ansatz klingt für viele vielleicht erst einmal abstoßend, hilft aber sehr gut: ölige Einläufe. Sie leiten belastende Stoffe aus der Darmschleimhaut aus. Die Anhänger des Ayurveda gehen davon aus, dass das Endstück des Dickdarms der Hauptsitz von Vata ist. Die Einläufe entlasten dort also lokal, verändern aber auch das Milieu im gesamten Darm und damit das Nervensystem. Außerdem macht der Patient Yoga, weil die verlangsamte Atmung beruhigt, und einmal pro Woche eine ayurvedische Ölmassage, die Körper und Geist entspannt. Beruflich hat er seine Selbstständigkeit als Caterer nicht aufgegeben, aber um weiter aktiv bleiben zu können, ohne ständig seine Leistung zu erhöhen, hat er seine Aufträge reduziert.

Milch - kein gesundes Lebensmittel

Die Stoffwechselvorgänge finden in unserem Körper in einem wässrigen Milieu statt. Die hohe Anzahl enzymatischer Prozesse und anderer chemischer Vorgänge verlangen dabei einen konstanten pH-Wert, der sich als Normalwert im Körper in einem leicht basischen Bereich (zwischen 7,35 und 7,4) bewegt. Schon geringe Abweichungen sind mit dem Leben nicht vereinbar. Auf der Intensivstation arbeitet man deshalb mit einem Blutgasanalysegerät. Schweben Patienten zwischen Leben und Tod, erkennt man das unter anderem daran, dass das Blut sauer wird, eine Azidose (akute Übersäuerung) einsetzt.

Es ist aber auch nicht so, dass überall im Körper der gleiche pH-Wert herrscht. Im Magen zum Beispiel ist er extrem sauer - zwischen 1,2 und 1,3. Die Galle ist basisch, 7,4 bis 7,7. Der Speichel hat

Säure-Basen-Balance

Basisch

- Obst, Gemüse, Kartoffeln
- Obst- und Gemüsesäfte
- Heilwasser mit viel Hydrogencarbonat
- Bewegung und Entspannung

Sauer

- Fleisch, Wurst und Fisch
- Milchprodukte, Käse und Eier
- Brot, Getreide und Nudeln
- Stressige Lebensweise

Die heutige Ernährung mit viel tierischen Eiweiß führt oft zu einer schleichenden Übersäuerung des Körpers. Basisch wirkende Lebensmittel und ein gesunder Lebensstil bringen den Säure-Basen-Haushalt wieder ins Gleichgewicht.

6,8. Der Stuhl sollte möglichst sauer sein und im pH-Wert zwischen 6 und 7 liegen.

Die Regulation des Säure-Basen-Haushalts erfolgt über ein ausgeklügeltes Puffersystem. Die beiden wichtigsten Organe sind dabei die Lunge, die Kohlendioxid abatmet, und die Niere, die Bicarbonat ausscheidet und auf diese Weise den pH-Wert regulieren kann. Dieses System ist sehr leistungsfähig. Doch wird es überfordert, mobilisiert der Körper Minerale, die aus dem Knochen herausgelöst werden – das hat Osteoporose zur Folge. Ein zweiter Weg läuft über das Bindegewebe, das dadurch austrocknet und schmerzempfindlich wird. Ein Säureüberschuss im Körper wird mit zunehmendem Alter ein Problem, weil die Funktionsfähigkeit der Nieren abnimmt und damit die generelle Pufferkapazität. Kommen noch andere Faktoren hinzu, etwa chronische Entzündungen, und überwiegen säurebildende Nahrungsmittel, sind gesundheitliche Schäden möglich.

Säurebildende Lebensmittel sind keineswegs identisch mit denen, die sauer schmecken. So enthält die Zitrone flüchtige Säuren, die gar nicht in die Blutbahn geraten, sondern im Magen aufgelöst werden, sodass nur die basischen Bestandteile übrig bleiben. Negativ auf den Säure-Basen-Haushalt wirken vor allem tierische Eiweiße und Phosphorsäure, die in colahaltigen Getränken ist, aber auch im Brot und anderen Getreideprodukten. Neben dem Knochenabbau und den Bindegewebsschwächen können Säuren vermutlich den Gelenkknorpel schädigen, ebenso können sie zu einer vermehrten Ausschüttung von Stresshormonen wie Cortisol führen, ein weiterer Faktor, der die Knochen schädigt. Das hat die DONALD-Studie (DOrtmund Nutritional and Anthropometric Longitudinally Designed) zur Kindergesundheit der Universität Bonn herausgefunden. Weiterhin tritt Diabetes bei einem Säureüberschuss häufiger auf.

Aus medizinischer Perspektive ist der Säure-Basen-Haushalt ein spannendes Gebiet: Chronische Nierenprobleme lassen sich durch eine Alkalitherapie, also die Gabe von Basentabletten oder -pulver, sehr gut behandeln; eine an tierischen Proteinen arme Kost wird schon lange empfohlen.

Die Bewertung der Milch hat sich durch diese Erkenntnisse total gewandelt. Lange dachte man, dass sie durch ihren Kalziumgehalt den Knochen schützt. Heute wissen wir, dass es genau umgekehrt ist: Aufgrund der Säure, die Milch im Körper erzeugt, übersteigt der Kalziumabfluss bei Weitem das Kalzium, das man zuführt. Milchprodukte haben also eine negative Kalziumbilanz und sind keine Osteoporosetherapie.

Die Bewertung der Milch hat sich total gewandelt.

Es ist nicht möglich, hundertprozentig zu beschreiben, welches Lebensmittel wie viel Säure produziert. Aber es gibt die sogenannten PRAL-Werte (Potential Renal Acid Load) – eine Formel, in die säurefördernde Faktoren wie die schwefelhaltige Amino- und die Phosphorsäure sowie Schutzfaktoren (Minerale, Kalium oder Kalzium) eingehen. Sie sind von den Ernährungswissenschaftlern Thomas Remer und Friedrich Manz entwickelt worden und geben gute Anhaltspunkte. Sie zeigen, dass Fleisch, Käse und Wurst sauer sind, auch einige Nüsse und Getreide in jeder Form, selbst Fisch, vor allem eingedoster, mit Thunfisch an der Spitze. Die Überraschung für mich: Schwarzer Espresso, den ich liebe, ist nicht sauer, sondern leicht basisch.

Das alles zeigt wieder einmal, welche Vorteile es hat, wenn man sich pflanzenbasiert ernährt, also Fleisch und Fisch weglässt und sich beim Käse auf kleine Mengen beschränkt. Möchte man tatsächlich mal sündigen, hilft es, zugleich ein Glas Orangen- oder Gemüsesaft zu trinken. Das puffert die Säure und sorgt für einen gesunden Ausgleich. Bicarbonatreiche (auch Hydrocarbonat genannt) Mineralwässer sind ebenfalls sinnvoll, insbesondere, wenn man unter einer chronischen Erkrankung leidet. Man kann auch Bullrich-Salz oder Basenpulver einnehmen – in Detox-Kliniken wird das oft verabreicht. Die Studien, auf die sich dabei berufen wird, haben allerdings keine wirkliche Qualität. Ich bleibe bei meiner Argumentation: Es macht keinen Sinn, sich schlecht zu ernähren und dann dagegen eine Tablette einzuwerfen.

Es gibt kommerzielle Angebote des Basenfastens mit Kartoffeln und Wurzelgemüse, also einer veganen, gemüsereichen Ernährung. Das ist im Prinzip sicher gesund, aber das manchmal dazugenommene Beiwerk wie z. B. Schüssler-Salze bedarf es nicht und Basenfasten sollte nicht mit Heilfasten, dass viel stärkere Wirkungen hat, verwechselt werden.

Wer außerdem noch etwas gegen Übersäuerung tun will, der kann das mit »pranayama«, yogischen Atemübungen, bei denen beim Ausatmen mehr Säure abgeatmet wird. Auch Schwitzen in der Sauna entlastet.

La Grande Bouffe – Das große Fressen

»Nachdem wir das Ziel aus unseren Augen verloren hatten, verdoppelten wir unsere Anstrengungen.« Dieses Zitat von Mark Twain kommt mir immer wieder in den Sinn, wenn ich Studien zum Thema Ernährung, Fehlernährung und Übergewicht aufmerksam lese. Zum Beispiel die der Arbeitsgruppe von Guenther Boden zu den Stoffwechselfolgen eines »großen Fressens«. Die Forscher gaben freiwilligen Probanden eine Woche lang jeden Tag 6000 kcal einer ungesunden »western diet« zu essen. Das ist fast dreimal so viel wie die Standardempfehlungen lauten. Doch wer einmal auf einem Kreuzfahrtschiff gereist ist, wird wissen, dass solche extensiven Nahrungsaufnahmen auch im realen Leben vorkommen können. Und das betrifft alle All-you-can-eat-Angebote.

Bei der Studie von Boden und seinem Team – von Insidern als AIDA-Studie bezeichnet – hatte das exzessive Essen nachhaltige Folgen für die Gesundheit der Teilnehmer. Sie nahmen im Schnitt 3,5 Kilogramm zu, und es zeichnete sich bereits die erste Stufe eines Diabetes mellitus ab. Als Ursache wurde oxidativer Stress (schädigende freie Radikale) ausgemacht, ausgelöst durch die überhöhte Kalorienzufuhr. So weit, so vernünftig. Die Forscher gelangen jedoch zu einer verqueren Schlussfolgerung. Aus der Erkenntnis, dass übermäßige Nahrung bei gesunden Männern bereits nach wenigen Tagen verheerende Folgen hat, wird folgender Schluss gezogen: »… unsere Resultate (belegen) die dringliche Notwendigkeit, Medikamente zu entwickeln, die den oxidativen Stress reduzieren«. Die Wissenschaftler ziehen nicht den naheliegenden Schluss, dass die Ergebnisse zeigen, wie wichtig es ist, sich mit weniger Kalorien und gesund zu ernähren.

Es geht nämlich auch anders: So zeigte die Arbeitsgruppe von Sarah Steven in zwei Studien, dass Diabetes mellitus durch ein achtwöchiges Fasten sogar heilbar ist. Dies wurde von Internisten und Diabetologen noch bis vor wenigen Jahren völlig ausgeschlossen. Man ging davon aus, dass die Bauchspeicheldrüse für immer erschöpft ist und kein Insulin mehr produzieren kann.

Patientengeschichte Diabetes
Den Hunger zähmen

Die gelernte Bauzeichnerin mit starkem Berliner Akzent brachte bei 1,65 Metern Körpergröße stattliche hundert Kilo auf die Waage – Übergewicht ist nicht selten bei unseren Patienten. Verantwortlich dafür ist oftmals eine medizinische Therapie, die heute leider Standard ist: Insulin. Fast zehn Prozent der Bevölkerung leiden unter einer Erschöpfung der Bauchspeicheldrüse, dem Diabetes Typ 2. Weil der Körper nicht mehr genügend Insulin produzieren kann, wird dieses wachstumssteigernde Hormon medikamentös ersetzt.

In der Praxis führt das zu einer Negativspirale: Die Patienten nehmen zu, bewegen sich immer weniger, und der veränderte Stoffwechsel führt dazu, dass die Zellen resistent gegenüber dem Insulin werden. Das wiederum erhöht den Blutzuckerspiegel, in der Folge bekommen die Patienten noch mehr Insulin. So entsteht der Teufelskreis, der die Patientin, die seit zwanzig Jahren unter Diabetes litt, auf hundert Kilo anwachsen ließ – und womit sie ihr Risiko für Gefäßverkalkung und Herz-Kreislauf-Erkrankungen steigerte. Dass zudem Rheuma bei ihr diagnostiziert wurde und zwischenzeitlich eine Cortisontherapie notwendig wurde, belastete ihren Insulinhaushalt zusätzlich – er schwankte so stark, dass sie nachts um drei etwas essen musste, um nicht in einen Unterzucker zu geraten.

Die Patientin, inzwischen Mitte sechzig, lernte Fasten, was ihren Insulinbedarf deutlich reduzierte. Als sie zu uns in die Klinik kam, waren es täglich 102 Einheiten, als sie ging, nur noch fünfzehn. Dank Fasten und Behandlungen in einer Kältekammer wurden auch die Rheumabeschwerden besser. Hand- und Fußgelenke sind abgeschwollen, die Frau ist wieder viel beweglicher und hat zehn Kilo abgenommen.

Was hat die Negativspirale durchbrochen? Fasten wirkt wie eine Reset-Taste: Die Übersteuerung des Zucker-Insulin-Systems wird unterbrochen. Darbt der Organismus eine Woche lang, aktivieren die Zellen neue Rezeptoren, über die sie Zucker einschleusen können – schließlich wollen sie bei Mangel alles verwerten, was sie kriegen. Isst der Patient nach der Fastenkur wieder, kommt der Zucker dank der neuen Rezeptoren leichter in die Zellen – und der Körper braucht weniger Insulin. Kälte ist ein zusätzlicher Reiz, der die Sensitivität für Insulin steigert. Bei Diabetes Typ 1, bei dem die Bauchspeicheldrüse kein Insulin mehr produzieren kann, muss das Hormon substituiert werden.

Der Typ-2-Diabetes jedoch, die wesentlich häufigere Erkrankung, kann durch Lebensstiltherapien sehr gut behandelt werden – wenn das empfindliche Gleichgewicht des Stoffwechsels nicht gleich durch Insulin übersteuert wird.

Die Bauzeichnerin hielt nach dem Fasten noch zwei Wochen lang eine 1400-Kalorien-Diät ein, um den Insulinspiegel auf niedrigem Niveau zu halten. Das fiel ihr nicht schwer, weil der Körper sie nicht mehr ständig zum Essen animierte.

Vegetarische Lebensart

Zehn gesunde Jahre mehr – das verspricht eine Ernährung und Lebensweise, wie sie zum Beispiel an den Adventisten in Kalifornien seit Jahren studiert wird. Als evangelische Glaubensgemeinschaft betrachten sie »ihren Körper wie Gott«, so titelte einmal die *Los Angeles Times*. Sie lehnen Alkohol und Nikotin ab und widmen sich intensiv einem gesunden Leben. Sie gehen viel spazieren und pflegen intensive Sozialkontakte. Die Glaubensgemeinschaft in Loma Linda zählt deshalb zu den »Blue Zones«, in denen die meisten gesunden Hochbetagten leben. Für einen Teil der Adventisten ist die vegetarische Ernährung der wesentliche Teil dieses Erfolgsrezepts. Denn auch hier zeigt sich im Vergleich von Misch- und vegetarischer Kost, dass die Vegetarier unter den Adventisten weniger Herzinfarkte, weniger Schlaganfall, weniger Darmkrebs und weniger Diabetes haben.

Immer wieder fällt auf, dass traditionelle Ernährungsformen, vor allem die asiatische, aber auch die mediterrane Kost, gesünder sind als die westlichen Varianten. Der Grund: Sie enthalten weit weniger tierische Proteine oder verzichten sogar ganz darauf. Da drängen sich Fragen auf: Warum essen wir überhaupt Fleisch, wenn es uns umbringt? Macht es dann nicht Sinn, Vegetarier zu werden?

In Diskussionen wird mir bei der Vegetarier-Frage immer wieder entgegengehalten: Der Mensch ist von der Evolution her ein Allesfresser, deshalb sei das mit der rein pflanzlichen Ernährung Unsinn. Na gut, erwidere ich dann, aber die Situation hat sich inzwischen geändert. Wir wandern nicht mehr am Tag sechzig bis achtzig Kilometer wie die Massai-Jäger. Eine Steinzeit-Diät (Paleo-Diät) mit viel Fleisch zu propagieren, doch mit Heizung und Carsharing zu leben, das passt nicht zusammen.

Michael Greger, US-Arzt und Bestsellerautor, ist ein aktiver Befürworter der vegetarischen Ernährung. Er kritisiert, dass das tierische Protein jahrzehntelang von der Ernährungswissenschaft verharmlost und zugleich das pflanzliche Eiweiß abgewertet wurde. Diese fehlende Chancengleichheit nennt Greger das »große Protein-Fiasko«. Es führte dazu, dass die vegetarische Ernährung vor allem deshalb negativ beurteilt wurde, weil man behauptete, sie enthalte nicht genügend Proteine. Gleichzeitig wurden die Empfehlungen für eine Proteinaufnahme ständig höher geschraubt, ohne dass es dafür wissenschaftliche Belege gab.

Wir brauchen sehr viel weniger Protein als bisher angenommen wurde.

Geholfen hätte vielleicht ein Blick auf die Muttermilch. Es ist davon auszugehen, dass die Evolution die Muttermilch so »konzipiert« hat, dass sie den größtmöglichen Nutzen für das Kind bietet. Auffallend ist dabei, dass sie nur einen geringen Proteingehalt aufweist. Das ist auch einer der Gründe, warum es tatsächlich riskant sein kann, Babys Kuhmilch zu geben. Und letztlich ist es ebenfalls ein Hinweis dafür, dass wir sehr viel weniger Protein brauchen als bisher angenommen.

Zur Fehleinschätzung kam der Umstand hinzu, dass – wie auch bei Fett und Kohlenhydraten – nicht differenziert wurde. Das änderte sich erst vor einigen Jahren, als mehr und mehr Studien belegten, wie eindeutig tierisches Eiweiß das Risiko für Herz-Kreislauf-Leiden, Schlaganfall und Diabetes erhöht. Warum das so ist, konnte bislang nicht ganz geklärt werden. Man vermutet, dass es mit den schon erwähnten schwefelhaltigen Aminosäuren zu tun hat, aus denen sich die Proteine aufbauen. Sie führen zu entzündlichen Prozessen im Körper. In tierischen Proteinen ist ihr Anteil höher als in pflanzlichen.

In einer Harvard-Studie wurde an über 130 000 Teilnehmern die Wirkung von tierischem und pflanzlichem Eiweiß verglichen.

Im Schnitt enthielt ihre Nahrung im Mittel zusammengefasst zu 14 Prozent tierisches Protein und zu vier Prozent pflanzliches. Dividierte man die Gruppen schrittweise je nach Häufigkeit ihres Verzehrs mehr tierischen oder mehr pflanzlichen Eiweißes auseinander, zeigten sich auf einmal ganz deutliche Gesundheitsunterschiede über die Jahre. Der Verzehr mehr pflanzlichen Eiweißes, so fanden die Forscher, war mit einer signifikant niedrigeren Sterblichkeit durch Herz-Kreislauf-Krankheiten verbunden. Als Ergebnis machten die Forscher folgende Rechnung auf: Ersetzt man nur 3 der 14 Prozent des tierischen Eiweißes durch pflanzliches, sinkt das frühe Sterberisiko deutlich ab. Besonders erkennbar ist dieser Effekt, wenn Wurst und anderweitig verarbeitetes rotes Fleisch durch Pflanzenproteine substituiert werden – minus 34 Prozent. An zweiter Stelle folgt der Nutzen durch einen Verzicht auf Eier – minus 19 Prozent. Der Austausch von unverarbeitetem rotem Fleisch durch pflanzliches Eiweiß bringt immer noch ein Minus von zwölf Prozent. Besonders gravierend wirkt sich tierisches Eiweiß auf das Diabetes-Risiko aus.

Einige Ernährungswissenschaftler und Mediziner wenden ein, dass eine fleisch- und milcharme Ernährung zu Muskelabbau und Osteoporose führe. Das aber ist falsch, wie ich es schon bei der Säure-Basen-Thematik gezeigt habe (siehe Seite 161 ff.). Eine große schwedische Studie wies nach, dass die Gefahr, an Osteoporose zu erkranken, sogar steigt, wenn mehrere Gläser Milch am Tag getrunken werden. Forscher der Harvard University, die auch den Milchkonsum bei Kindern und Jugendlichen untersuchten, fanden keinen Nutzen, sondern tendenziell eher Nachteile. Bei dieser Langzeitstudie stellten sie Jahrzehnte später unter anderem die Häufigkeit eines Oberschenkelhalsbruchs fest. Das Kalzium in der Milch besaß keinerlei Schutzwirkung. Im Gegenteil: Bei milchtrinkenden Männern war die Bruch-Rate sogar etwas höher als beim Durchschnitt der männlichen Bevölkerung. Im Schnitt waren sie auch größer, was ihr Risiko erhöht. Dass Milch auch Wachstumshormone enthält, ist bekannt.

Fleischverzehr lässt auch die Stresshormone ansteigen. Dazu reicht schon eine einzige Fleischmahlzeit. Wenn man die Esser danach einem Belastungstest unterzieht, sind sie weniger stressresistent als die Personen, die nur Pflanzliches verzehrt haben. All das trägt vermutlich dazu mit bei, dass tierisches Eiweiß Krebserkrankungen fördert.

Was ist aus dieser Erkenntnis zu schließen? Sollten wir alle Vegetarier werden? Wenn man all diese Aspekte berücksichtigt und auch die ethische Probleme der Massentierhaltung, die Umweltschäden und den Energieverbrauch mit berücksichtigt, kann man diese Frage nur mit Ja beantworten.

Vegetarisch oder vegan?

Viele Menschen können sich ein Leben als Vegetarier jedoch nur schwer vorstellen. Derzeit essen Männer hierzulande im Schnitt 1,2 Kilogramm Fleisch pro Woche, Frauen 600 bis 700 Gramm. Die Deutsche Gesellschaft für Ernährung hält – merkwürdigerweise – 300 bis 600 Gramm noch für sinnvoll, dabei hat Fleisch kaum Nährwert, wie Sie gleich sehen werden, dafür jede Menge Risikofaktoren: gesättigte Fette, tierisches Eiweiß, Antibiotikarückstände, Hormone, Viren, persistente organische Schadstoffe (als Dickmacher verdächtigt). Darüber hinaus entstehen die ungesunden polyzyklischen aromatischen Kohlenwasserstoffe beim Grillen, Braten und Räuchern.

Im Kern begehen Sie ein einfaches Tauschgeschäft: Je weniger Fleisch Sie essen, desto mehr essen Sie von anderen Dingen. Sind diese anderen Dinge dann gesundes Gemüse, Vollkorngetreide, Hülsenfrüchte und Nüsse, senken Sie enorm Ihr Risiko für chronische Erkrankungen. All die in ihnen enthaltenen Vitamine und sekundären Pflanzenstoffe wirken gegen Krebs, Arterienverkalkung, Bluthochdruck, Bakterien, Viren, freie Radikale und Entzündungen.

Doch die Naturheilkunde stellt ja selten eherne Gesetze auf, immer verlangt sie, dass man die individuelle Verträglichkeit berücksichtigt. Der Ernährungsmediziner Franz Xaver Mayr hatte als Erster beobachtet, dass Rohkost, so gesund sie ist, nicht von allen Menschen vertragen wird. »Was dem Schmied bekommt, zerreißt den Schneider« – das ist zwar ein alter Spruch, doch er gilt immer noch. Jemand, der körperlich arbeitet und sich viel bewegt, kann mehr Rohkost, mehr »kalte« Kost essen. Andere sollten ihr Essen lieber asiatisch / ayurvedisch schonend dünsten oder entsprechend würzen (Krautsalat mit reichlich Kümmel zum Beispiel).

Heute messe ich der individuellen Verträglichkeit aber nicht mehr den gleichen Rang zu wie noch vor zehn Jahren. Die Forschung zum Mikrobiom hat gezeigt, dass sich der Körper relativ zügig, bereits in Tagen und Wochen veränderten Nahrungsgewohnheiten anpassen kann. Achtsamkeit kann trotzdem nicht schaden: Im Winter verlangt der Körper eher Wurzelgemüse, Kohl oder Hülsenfrüchte statt Zucchini, Erdbeeren oder Wassermelone. Im Sommer hat Zimt, ein wärmendes Gewürz, wenig zu suchen. Und wichtig ist, sich beim Essen Zeit zu lassen und langsam zu kauen. Dabei sollte man nichts trinken, um die Verdauungssäfte durch die zugeführte Flüssigkeit nicht zu verdünnen.

Früher war mein Lieblingsgericht Schweinebraten mit Spätzle gewesen. Ich habe jedoch die Erfahrung gemacht, dass sich nach einigen Wochen vegetarischen Essens der Geschmack verändert. Man hat auf einmal Freude an Gemüse, Hülsenfrüchte, Obst, Beeren, Nüsse, an der Vielfalt ihrer Aromen. Ziemlich schnell merkt man auch, dass das allgemeine Wohlbefinden steigt. Erste Studien konnten belegen, dass die Umstellung auf vegetarische Ernährung mit einer Stimmungsverbesserung einhergeht. Die schlechtere Stimmung der Fleischesser hängt möglicherweise mit den Stoffwechselprodukten zusammen, die vor allem Tiere bei einer Massenhaltung produzieren, zuletzt beim Transport und ihrer Schlachtung (siehe auch Seite 175).

Ein spannendes Experiment machte das ZDF: Freiwillige erhielten die Chance, mehrere Wochen lang veganes Essen auszuprobieren. Eine zweite Gruppe erhielt Fleischgerichte. In jedem Fall waren die Mahlzeiten hervorragend: Die erste Gruppe versorgte der prominente Vegan-Koch Attila Hildmann, die zweite wurde von dem nicht minder bekannten Alfons Schuhbeck bekocht. Ich hatte die Aufgabe, beide Gruppen medizinisch zu betreuen. Selbstverständlich ist in solch einem Rahmen keine wissenschaftliche Aussage möglich. Mir fiel aber auf, dass die Teilnehmer, die sich vegan ernährten, sich psychisch deutlicher wohler zu fühlen schienen.

Laktovegetarisch mit überschaubaren Mengen von Bio-Milchprodukten ist eine hervorragende gesunde Ernährungsweise. Vegan ist nicht zwingend gesünder, aber für einige inzwischen vor allem aus ethischen Gründen die bevorzugte Wahl. Es ist allerdings eine Herausforderung, seine Ernährung auf vegan umzustellen. Meinen Patienten schlage ich vor, es erst mal laktovegetarisch zu versuchen, da Käse, Joghurt und andere Milchprodukte das Repertoire doch beträchtlich erhöhen. Essen Sie bei Milch und Käse möglichst gute Bioprodukte – und sparen Sie bei ihrem Kauf nicht, sondern lieber an der Menge. Wenn vegan eine umsetzbare Option für Sie ist, achten Sie auf die vielfältige Gemüsewahl, Nüsse und Vollkornprodukte und eine ausreichende Zufuhr von pflanzlichem Eiweiß. Viele pflanzliche Proteine enthalten Hülsenfrüchte und Vollkornprodukte, die vor allem von Menschen über sechzig, wenn der Eiweißbedarf steigt, in ausreichender Menge gegessen werden sollten. Wichtig für Veganer ist die Substitution von Vitamin B12, denn ein Mangel an B12 kann zu ernsthaften neurologischen Erkrankungen oder Blutbildstörungen führen. Eine sehr gute Möglichkeit neben Vitamin-B12-Tropfen ist es, eine B12-haltige Zahnpasta zu benutzen.

> Achten Sie bei veganer Ernährung auf eine vielfältige Gemüsewahl, Nüsse, Vollkornprodukte und eine ausreichende Zufuhr von pflanzlichem Eiweiß z. B. in Hülsenfrüchten.

Eier sind nicht gesund

Häufig werde ich gefragt, wie gesund sind Eier? Gesicherte Erkenntnis ist, dass zumindest Diabetiker, die Eier essen, ein erhöhtes Risiko für Herzerkrankungen und einen Schlaganfall haben. Dass Eier auch in anderen Fällen ungesund sind, zeigte eine Studie, die 2013 im *New England Journal of Medicine* veröffentlicht wurde: Das im Eidotter hoch konzentrierte Lecithin wird über den Stoffwechsel der Darmbakterien in ein Risikoprodukt für Herz-Kreislauf-Leiden und Diabetes verwandelt.

Dazu kommt die Tatsache, dass Eier oft mit Keimen und Toxinen belastet sind, mit Salmonellen und anderen Erregern. Dies lässt mich meinen Patienten raten, auf Eier lieber zu verzichten – in Fertigprodukten und in der Kantinenkost sind ohnehin noch genügend Eier versteckt. Wer nicht auf Eier verzichten kann, dem hilft vielleicht ein wöchentlicher »Betrugstag« (Cheat Day) zu Beginn der Umstellung: An ihm darf gesündigt werden. Das wirkt gegen das Verlangen, das man normalerweise hat, wenn man gezwungen wird, sich etwas zu versagen.

Eine andere Frage an mich ist jene, ob es sinnvoll ist, Fleischersatzprodukte zu kaufen. Die Biomärkte sind inzwischen voll mit Soja-Schnitzeln, Seitan-Burgern oder Tofu-Würstchen. Fällt der Verzicht auf das Original schwer, können diese Speisen eine kleine Hilfe sein. Auch ich esse sie hin und wieder eine solche. Schließlich kommt es auf Dauer aber darauf an, nicht nur das Fleisch wegzulassen, sondern statt Seitan oder Tofu Gemüse und Obst zu essen.

Eine Ernährung, die auf tierische Produkte verzichtet, ist jedoch keineswegs automatisch gesund. Auch vegetarische oder vegane Kost kann sehr ungesund sein, wenn sie überwiegend aus Nudeln, Süßspeisen und Fertigprodukten besteht. Dieses Phänomen wird als »Pudding-Vegetarismus« bezeichnet. Ernährt man sich aber vielfältig vegan (Kochen lernen macht Spaß!), ist das hervorragend gesund. So gesund, dass man aufpassen muss, wenn man noch zusätzlich Medikamente einnimmt. Darauf weist Kim A. Williams, einstiger Präsident des American College of Cardiology hin, der sich seit 2003 vegan ernährt. Sein eigenes Risiko-Cholesterin LDL (Low Density Lipoprotein, »böses Cholesterin«) fiel dabei von 170 auf 90 Milligramm pro Deziliter. Anfangs kann es dadurch sogar zu Unterzuckerungen und Kreislaufproblemen kommen, weil der Insulinspiegel stark absinkt. Darauf kann man aber achten.

Dieses Absenken des LDL-Cholesterinspiegels im Blut bei veganer Ernährung ist wirklich beeindruckend. Das hat auch 2003 eine weitere, in dem US-Journal *JAMA* veröffentlichte Studie bestätigt. Leider hat sich aber seitdem der Glauben durchgesetzt, nur medikamentöse Fettsenker seien in der Lage den Cholesterinspiegel ausreichend zu senken. Diese sind nicht wirkungsvoller als die vegane Ernährung, und beide reduzieren gleichermaßen die ebenfalls wichtigen Entzündungsfaktoren im Blut, die für die Entstehung von Herzinfarkten mit auslösend sind. Wieder einmal wurde die Chance versäumt, eine nicht nur in diesem Punkt gesunde Ernährung zu empfehlen, anstatt gleich auf Medikamente zu setzen.

Es ist gut, dass es Statine gibt, und vielen Menschen helfen sie. Aber sie haben Nebenwirkungen. Zehn Prozent der Patienten bekommen davon Muskelschmerzen und werden dadurch von der Bewegungstherapie abgehalten, die ja die zweite große Säule bei der Herztherapie darstellt. Und noch etwas: Menschen, die Statine einnehmen, ernähren sich langfristig schlechter als zuvor. So ein Medikament macht etwas mit unseren Gedanken: Ach, das ist doch egal, was ich esse, ich nehme ja die Tabletten. Patienten sage ich, was in den medizinischen Leitlinien steht und empfehle dies. Aber wenn sie ohnehin skeptisch sind gegenüber noch mehr Medikamenten (denn bei Bluthochdruck, Diabetes, Herzerkrankungen sind es oft viele Medikamente auf einmal, die entsprechend verordnet werden), dann und wenn sie starke Nebenwirkungen haben, schlage ich vor, es mal mit einer veganen Ernährung zu versuchen.

Der Schritt dahin ist für viele groß: Die OECD-Daten, die 2016 veröffentlicht wurden, lassen Deutschland in einem besonders schlechten Licht dastehen: Gerade 40 Prozent der Männer und 57 Prozent der Frauen essen einmal täglich Obst, also im Schnitt gerade mal die Hälfte. Beim Gemüseverzehr nimmt Deutschland Platz 26 ein – achtundzwanzig Plätze gibt es. Nur 42 Prozent der Frauen und weniger als ein Viertel der Männer, nämlich 24 Prozent, essen täglich eine Portion Gemüse. Die Fachgesellschaften empfehlen aber viel mehr – nämlich eine Menge, die sieben Portionen entspricht.

In Hotels achte ich immer darauf, was die Gäste zum Frühstück auf ihre Teller packen. Meistens Rührei und Würstchen. Beginnen Sie, wenn Sie vor einem verlockenden Büffet stehen, mit dem pflanzlichen Teil – Obst oder Rohkost. Dann haben Sie – bevor Sie am anderen Ende der Tafel schwach werden – schon den größten Hunger gedeckt.

Männer sind eine besondere Risikogruppe. Sie essen ja doppelt so viel Fleisch wie Frauen. Das Verzehren von Fleisch gilt sogar als Attribut der Männlichkeit. Man muss sich nur Magazine wie *BEEF!* anschauen, dessen Werbung ich regelmäßig mit der von mir abonnierten Musikzeitschrift *Rolling Stone* bekomme. Die wenigsten Männer wissen allerdings, dass ihr Testosteronspiegel durch Fleischkonsum sinkt. Ich selbst ernähre mich seit zehn Jahren laktovegetarisch und meine Erfahrung war ähnlich wie die, das Rauchen aufzuhören. Die ersten drei Monate fielen mir schwer und ich musste mich manchmal zügeln, wenn ich im Restaurant etwas Leckeres sah – danach war es vorbei und heute mag ich Fleisch nicht mal mehr riechen. Auch Kinder gewöhnen sich leicht an vegetarische Ernährung, wie ich in meiner eigenen Familie sehe.

Ein Bio-Würstchen ist nicht die Lösung

Kürzlich sah ich in einem Bioladen Vater und Sohn anscheinend für ein »Männerwochenende« einkaufen: In ihrem Wagen lag so ziemlich alles, was ungesund ist – Fleisch, Würstchen, Chips, Dominosteine, Tiefkühlpizza und Pommes frites – aber alles in Bio-Qualität. Doch »bio« bedeutet noch längst nicht, dass die Produkte gesund sind, auch wenn artgerecht erzeugtes Fleisch sicher eine höhere Qualität hat als das aus einer Massentierhaltung – und somit weniger schädliche Folgen.

Obwohl die Deutschen Fleischliebhaber sind, legen sie jedoch – abgesehen von jenem eben erzählten Beispiel – auf Qualität keinen großen Wert. In Umfragen geben zwar große Teile der Bevölkerung an, dass sie gegen Massentierhaltung sind und mehr Geld für Fleisch ausgeben wollen. Allerdings schlägt sich diese Einstellung nicht in der Realität nieder. Man könnte sagen: Der Geist ist willig, aber das Fleisch … Sie wissen schon. Die Deutschen geben im Vergleich zu ihren europäischen Nachbarn generell ziemlich wenig für Lebensmittel aus, es sind gerade zehn Prozent des Pro-Kopf-Einkommens. Dafür fordern sie lautstark mehr Tierschutz. Kaufen aber Billigfleisch. Immer größere Tierfabriken werden gebaut, um diese Nachfrage zu decken. Das Tierschutz-Argument untermauert den Sinn vegetarischer Ernährung.

Seit geraumer Zeit ist nicht nur vegetarisches Essen zunehmend ein Trend, sondern vor allem veganes Essen. Veganes Essen ist, richtig gemacht und mit Vitamin B12 ergänzt, nach heutigem Wissensstand die gesündeste Ernährung. Leider wird diese Erkenntnis von ideologischen Gefechten überlagert. »Vegan« wird nicht selten als Kampfbegriff gebraucht. Wissenschaftler wie der zitierte Kardiologe Williams machen sich schnell unbeliebt, wenn sie vegane Ernährung in den Empfehlungen für ihre Patienten umsetzen. Als ich im Jahr 2000 in Stanford war, bat ich am Preventive Medicine Research Institute den Ordinarius, einen Kontakt zu dem Lebensstilmediziner und Veganer Dean Ornish (siehe Seite 142 f.) für ein Forschungsprojekt zur Herzgesundheit herzustellen, der für mich ein Held war und ist. Der Institutsleiter sah mich aber nur grimmig an und sagte: »*We don't like him.*« (Wir mögen ihn nicht.)

Veganes Essen ist, richtig gemacht, nach heutigem Wissensstand die gesündeste Ernährung.

Dogmatismus bringt uns jedoch nicht weiter. Studien und Fakten sind eine Sache, aber sie nützen nichts, baut man den Menschen keine Brücken. Natürlich ist es völlig illusorisch, ganz Deutschland zu Veganern machen zu wollen. Der Philosoph und Kulturwissenschaftler Harald Lemke, der viel über Ernährungsethik und Gastrosophie gearbeitet hat, plädiert dafür, die Revolution der Esskultur statt mit Dogmatismus eher mit kulinarischer Neugierde anzustreben: »Was wird aus Knollensellerie, wenn man ihn vakuumiert oder bei Niedrigtemperatur gart?«, schreibt er. »Was müssen wir mit Hirtentäschel und Giersch anstellen, um die Welt zu verändern? Wer mit Artischocke oder Süßdolde umzugehen weiß, braucht keine Kalbsknochen, um Kraft in einen Fonds zu bekommen.«

Ich würde mich freuen, wenn Sie selbst jetzt neugierig geworden wären.

Stillstand macht krank

Die Bedeutung der Bewegung

Es hat viele Jahrzehnte gedauert, bis sich die Erkenntnis, dass durch Bewegung wichtige Schutz-, Reparatur- und Aufbauprozesse im Körper angestoßen werden, die gesundheitsfördernd wirken, in allen Bereichen der Medizin durchgesetzt hat. Heute weiß man durch wissenschaftliche Daten, dass sich Bewegung als wirksame Therapie bei fast allen Krankheiten erweist. Noch zur Zeit meiner internistischen Facharztausbildung war es so, dass Herzinfarkt-Patienten drei Tage lang mehr oder weniger regungslos im Bett liegen bleiben mussten. Heute ist klar, dass die strikte Bettruhe völlig falsch ist und »Schonung« bei den meisten Krankheiten kontraproduktiv.

In der Naturheilkunde gehörte Bewegung schon immer zu den ganz wichtigen Therapien. Eine frühe Erfolgsstory liefert Otto von Bismarcks Genesung mithilfe seines Leibarztes Ernst Schweninger, der damals Chef des ersten Naturheilkunde-Krankenhauses in Berlin war.

Der erste Kanzler der Deutschen war gesundheitlich schwer angeschlagen – geplagt von Rheuma und Diabetes, schlechten Blutwerten und Übergewicht, auch eine Depression zog herauf. Die Ärzte der Charité wollten ihm Bettruhe und nährende Kost verordnen. Bismarck hörte aber stattdessen auf Schweninger, der ihm zu täglichen Spaziergängen und einer kalorienarmen Kost riet. Bismarck wurde gesund und verhalf Schweninger 1884 zum Dank zu einem Lehrstuhl an der Charité.

Wie viel man sich bewegen sollte

Dass Bewegung gesund ist, wurde von der Schulmedizin natürlich auch deshalb nicht vermutet, weil das Leiden unserer Zeit, die Immobilität, damals selten war. Die arbeitende Bevölkerung bewegte sich viel, denn der Grad an Motorisierung und Automatisierung war noch gering. Ein Großteil der Menschen hatte andere Probleme, zum Beispiel eine Infektionskrankheit. Inzwischen gibt es eine überwältigende Zahl von Studien, die belegen, wie wichtig Bewegung nicht nur zur Vorbeugung, sondern auch zur Behandlung von Krankheiten ist. Nur bei schweren fieberhaften Erkrankungen oder Leiden, die mit großer Schwäche einhergehen, ist tatsächlich Bettruhe angesagt.

Ansonsten ist die Liste der durch Bewegung positiv beeinflussten Erkrankungen eindrucksvoll lang. Sie reicht von kardiovaskulären Leiden – Vorbeugung von Schlaganfall und Herzinfarkt sowie Senkung der dazugehörigen Risikofaktoren wie Diabetes, Bluthochdruck, Übergewicht und Fettstoffwechselstörungen – bis hin zu den rheumatischen Beschwerden. Vor allem bei schmerzhaften Arthrosen fördert Bewegung die Gelenkschmiere und trainiert die stützenden Muskeln. Aber auch bei entzündlichen rheumatischen Erkrankungen wie dem Morbus Bechterew ist Bewegung das wichtigste Prinzip der Behandlung, da damit die Beweglichkeit der Wirbelsäule erhalten werden kann. Bei Osteoporose stärkt Bewegung über die damit verbundenen Vibrationen die Feinstruktur der Knochen.

Selbst eine Depression wird erfolgreich mit Bewegung behandelt – zumindest bei leichten und mittleren Depressionen ist sie ähnlich wirksam wie Psychopharmaka. Ganz wichtig ist Bewegung bei Krebs: Aufgrund vieler Studien schätzt man (leider ist die Spanne der Aussagen sehr weit), dass sich etwa 15 bis 25 Prozent der Brustkrebserkrankungen durch regelmäßige Bewegung vermeiden ließen. Bei Darmkrebs sind es 30 bis 40 Prozent, bei den aggressiven Formen des Prostatakrebses 50 bis 65 Prozent. Schließlich können auch Schmerzerkrankungen wie Migräne, Nacken- oder Rückenschmerz sowie eine Fibromyalgie durch Bewegung erfolgreich eingedämmt werden.

Leider ist es uns aber bisher nicht gelungen, die Bevölkerung in Bewegung zu bringen. Schon in den Siebzigerjahren wurden Trimm-dich-Pfade in der Natur angelegt, und seither gibt es unendliche Versuche, die Bevölkerung zu mehr körperlicher Aktivität zu bewegen. Die Zahlen waren und sind jedoch deprimierend. Wissenschaftlich gesehen heißt das Kinesiophobie – Angst vor Bewegung. Dazu zählt nicht nur der sprichwörtliche innere Schweinehund – das Nicht-Aufraffen-Können. Viele Patienten haben auch Schmerzen, wenn sie sich bewegen. Bei jeder Visite arbeite ich jedoch daran, sie zu überzeugen, dass ihnen Bewegung trotzdem guttut, selbst wenn sie zunächst den Impuls haben, sich zu schonen.

Bewegung tut Ihnen gut, selbst wenn Sie zunächst den Impuls haben, sich zu schonen.

Wie viel sollte man sich bewegen? Da gibt es kluge Leitlinien, die sprechen von dreimal 45 Minuten aerober Bewegung pro Woche (135 Minuten) – Bewegung also, die so dosiert ist, dass Sie nicht völlig aus der Puste kommen. Manche Empfehlungen sprechen je nach Krankheitsbild von 5 Stunden (300 Minuten) pro Woche, favorisieren also fast das Doppelte. Das ist zwar alles wissenschaftlich belegt, aber was nützt uns das, wenn es völlig unrealistische Zielsetzungen sind? Viele naturheilkundlichen Mediziner, aber ebenso einer der »Präventions-Päpste« Deutschlands, Martin Halle, Professor an der Technischen Universität München, sind der Meinung, dass wir die Schwelle zum Einstieg senken müssen, um die Bewegungsziele für Menschen erreichbar zu machen. Auch weil viele Menschen vom Schulsport traumatisiert sind, bewirkt ein moralischer Zeigerfinger eher das Gegenteil des Gewünschten.

Finden Sie eine Aktivität, die Ihnen Spaß macht

Es ist letztlich gar nicht so wichtig, »Leistung« zu messen – das Kalorienzählen bei Diabetes funktioniert ebenfalls nicht. Das Wichtigste ist, Ihnen die Initiative zu überlassen, anstatt irgendwelche Normen zu erfüllen. Deshalb sollten Sie eine Bewegung wählen, die Ihnen Spaß macht. Sitzen Patienten vor mir, die in ihrer Aktivität eingeschränkt sind, frage ich sie, was ihnen früher Spaß gemacht hat. Man nennt das »*remembered wellness*« – erinnertes Wohlbefinden. Die Erinnerung, wie gut man sich nach einem Tag mit viel Bewegung an frischer Luft gefühlt hat, hilft bei der Motivation. Oft ergibt sich aus solchen Gesprächen ein Impuls, eine Idee. Immer sprechen wir auch darüber, was vom Alltag, vom Wohnort, von den Kosten her möglich ist. Bewegung muss Freude bereiten, alles andere ist sinnlos.

Ein wenig nimmt Ihnen vielleicht die Angst vor Bewegung, dass Sie kein Fitnesstraining beginnen müssen. Es ist nicht nötig zu joggen – im Gegenteil: Joggen oder Leistungssport bringen häufig orthopädische Probleme mit sich. Marathonläufer haben nicht selten Magengeschwüre und ein erhöhtes Maß an verkalkten Herzkranzgefäßen – daran zeigt sich, dass ihre Belastung zu groß ist, und der Nutzen der Bewegung sich in Schaden wendet. Den größten Gewinn haben deshalb auch die sogenannten Couch Potatoes: Wenn diese Stubenhocker sich zu etwas Bewegung motivieren können, vielleicht ein- bis zweimal dreißig Minuten pro Woche, profitieren sie enorm davon.

Um sich regelmäßig in Bewegung zu bringen, müssen Sie kein Fitnesstraining beginnen.

Um Menschen zu motivieren, müssen sie Hoffnung auf Besserung haben. Die können wir ihnen geben, das ist gar nicht so schwer. Zum Beispiel ist jede Form der Alltagsaktivität sinnvoll, vor allem das Spazierengehen, das kann gar nicht genug gerühmt werden. Der aufrechte Gang ist unsere natürliche Bewegungsart, er entspricht unseren körperlichen Voraussetzungen. Meine wichtigste Empfehlung ist: Nutzen Sie jede Chance, ein paar Schritte zu gehen, lassen Sie Lift oder Rolltreppe links liegen und nehmen Sie die Treppe, fahren Sie mit dem Fahrrad zur Arbeit, warten Sie nicht an der Haltestelle auf den Bus, sondern legen Sie die drei Haltestellen zu Fuß zurück. Es dauert ein wenig, bis man sich umprogrammiert hat, das weiß ich aus eigener Erfahrung. Früher war ich zufrieden, wenn ich einen Parkplatz ergatterte und mit meinem Auto direkt vorfahren konnte. Heute schätze ich es, wenn ich noch drei Häuserblocks bis zu meinem Ziel laufen muss. Denn ich weiß: Jeder Schritt bringt mir etwas.

Am Wochenende oder an anderen freien Tagen sollte man dann tatsächlich längere Bewegungseinheiten am Stück einlegen: Ideal sind zwei Stunden, am besten in der Natur. In Japan hat das sogenannte Waldbaden Tradition – Shinrin Yoku, inzwischen ein fester Bestandteil der japanischen und südkoreanischen Gesundheitsvorsorge. Dort wurden auch die meisten Studien dazu gemacht. Yoshifumi Miyazaki, Direktor des Zentrums für Umwelt, Gesundheit und Agrarwissenschaft an der Universität Chiba, konnte zum Beispiel nachweisen, dass durch das Waldbaden die Aktivität der natürlichen Killerzellen angeregt, das Immunsystem also gestärkt wird. In Südkorea entstehen gerade vierunddreißig weitere »Heilwälder« zu den drei bereits bestehenden.

Vergleicht man das Spazierengehen in einer urbanen Umgebung mit dem in einem ländlichen Ambiente, Wald oder einem Park, zeigt sich, dass wichtige physiologische Parameter, die unter dem Einfluss des autonomen Nervensystems stehen – wie Herz, Blutdruck und Herzfrequenzvariabilität –, sich in der Natur verbessern. Anspannung, Müdigkeit und Depressivität nehmen ab.

Die anregende und belebende Wirkung der Natur gilt selbst für die Klinik. Roger S. Ulrich, ein auf Krankenhausbau spezialisierter Architekt an der Chalmers University of Technology in Schweden, hat neun Jahre lang, von 1972 bis 1981, Patienten erfasst, denen die Gallenblase entfernt worden war. Diejenigen, deren Krankenzimmer einen Blick auf Bäume freigab, hatten deutlich kürzere Heilungsverläufe als die, die nur auf eine Wand schauen konnten.

Solche Ergebnisse zeigen unsere evolutionäre Vergangenheit, unsere Verbindung mit der Natur. Der Kontakt mit ihr reduziert Stress und entspannt, so eine neuere Studie von 2015. Diana Bowler vom Senckenberg Forschungszentrum für Biodiversität und Klima in Frankfurt, fasste in einer Metaanalyse die Ergebnisse von fünfundzwanzig Studien zu Naturerleben und Gesundheit zusammen und fand klare Anzeichen für eine positive psychische Wirkung. Entsprechend leiden wir unter der Entfremdung von der Natur, bewusst oder unbewusst. Aus den USA kommt der Begriff des Natur-Defizit-Syndroms als Folge der zunehmenden Urbanisierung. Städte verursachen Stress: Die Medizinerin Kristina Sundquist und ihr Team von der Universität Lund konnten darstellen, dass dort Depressionen und sogar Psychosen ansteigen. In einer naturnahen Umgebung hingegen nimmt die Aktivität im präfrontalen Cortex, in der frontalen Hirnrinde, die für Bewertung, Grübeln und auch Sorgen zuständig ist, ab – schon nach neunzig Minuten. Wir führen aktuell eine Studie mit Stefan Brunnhuber durch, dem ärztlichen Direktor der Kliniken Zschadraß bei Leipzig, in der nachgegangen wird, ob es möglich ist, psychische Erkrankungen durch tägliche neunzigminütige Spaziergänge in der Natur zu behandeln. Sie heißt »Walk in the park«.

> In der gesundheitsfördernden Wirkung reicht nichts an einen Spaziergang im Wald heran.

Da etwa fünf Prozent der deutschen Erwachsenen eine behandlungsbedürftige Depression haben, sind solche Ergebnisse nicht trivial. Es hat Folgen, wie wir mit unserer natürlichen Umgebung umgehen, und in jedem Fall müssen in den Großstädten ausreichend Grünflächen zur Verfügung stehen. Die Natur bietet angenehme Sinneseindrücke, »*soft fascinations*« – das Grün, die Bewegung der Wolken oder die Geräusche von Wasser strengen das Gehirn nicht an und erlauben ihm, sich zu erholen. In den Städten hingegen sind die Stimuli komplex und konzentriert und erfordern permanente Aufmerksamkeit. Interessanterweise führt schon das Betrachten von Naturbildern zur Entspannung – auch wenn die Waldtapete an der Wand total aus der Mode ist. Vielleicht sind Sie kein Bio-Fan, doch natürliche Materialien in der Wohnung wie Kokosteppiche oder Holz beruhigen Ihre Sinne. Nichts jedoch reicht in der Wirkung an einen Spaziergang im Wald heran. Er ist in allen physiologischen Parametern dem Laufen in der Stadt oder in einem Sportstudio deutlich überlegen.

Gehen Sie spielerisch an das Gehen heran

Sich in Muße durch die Landschaft zu bewegen war immer ein Privileg der Eliten. Man findet das in den philosophischen Schulen Athens, der Epikureer und der Stoa, wo die Gespräche im Gehen oder im Garten geführt wurden, aber auch im Barock oder in der

Renaissance. Dem Naturerleben wurde große Bedeutung zugemessen. Dass das absichtslose Flanieren dem zweckgebundenen Gehen in seinen körperlichen Wirkungen überlegen ist, fand dann der US-amerikanische Diabetes-Forscher Neville Owen 2004 heraus.

Gehen Sie also spielerisch an das Gehen heran. Schrittzähler können eine Hilfe sein, wenn man sich von ihnen nicht terrorisieren lässt, sondern sie einfach nur als Orientierung nimmt. Sie werden schnell merken, dass die 10 000 Schritte täglich, die heute für gesundheitsfördernd gehalten werden, gar nicht so leicht zu erreichen sind. Schrittzähler – inzwischen in vielen Smartphones integriert – können also eine Art Biofeedback geben und daran erinnern, doch noch einmal frische Luft zu schnappen und um den Block zu gehen.

Wenn Sie sich 150 Minuten pro Woche intensiv bewegen, haben Sie einen enormen Benefit.

Vom Joggen bin ich, wie gesagt, weniger überzeugt. Nicht nur verursacht es leicht Probleme an Sprung- und Kniegelenken, es ist auch keine Bewegung, die lebenslang Spaß macht oder ausgeführt wird. Kontinuität ist aber ganz wichtig. Das zeigt sich in den schon erwähnten »Blue Zones«, wo es viele Hundertjährige gibt: Im kalifornischen Loma Linda gehören sie zu den Adventisten, die sehr viel und schnell gehen. Ebenso leben auf der Halbinsel Nicoya oder auf Sardinien Menschen, die sich viel bewegen, in der Landwirtschaft oder als Schäfer. Zur körperlichen Betätigung kommen dann noch Vitamin D und Tageslicht als zusätzliche gesundheitsfördernde Faktoren hinzu.

Wenn Sie es schaffen, sich 150 Minuten pro Woche intensiver zu bewegen, vielleicht sogar 300 Minuten, haben Sie einen enormen Benefit – nach einer australischen Studie reduziert das Ihr Krebsrisiko um rund 47 Prozent. Auch im Bereich der kardiovaskulären Prävention kann man deutlich positive Wirkungen erzielen.

Weiterhin hält man durch Bewegung sein Gewicht. Oft fragen mich Patienten, warum sie mit zunehmendem Alter doch mehr Kilos auf die Waage bringen, obwohl sie sich vorsehen. Dann erkläre ich ihnen, dass sie sich nicht weniger bewegen sollten, wie das meist der Fall ist, sondern im Gegenteil jedes Jahr etwas mehr. Der Stoffwechsel reduziert sich nämlich im Alter etwas, der Grundumsatz sinkt, ebenso die Körpertemperatur. Deshalb frieren ältere Menschen leicht. Wer sich bewegt, baut zugleich seine Muskeln auf. Auch das hält schlank, denn Muskeln verbrauchen mehr Energie als unsere Fettpolster. Und übrigens fördert es auch das Wärmegefühl.

Grundsätzlich befürworte ich drei Bewegungsformen: neben einem Ausdauersport auch ein Krafttraining, aber ohne großen Aufwand. Es reicht, wenn Sie sich zwei Hanteln (2,5 oder 5 Kilogramm) und ein Thera-Band dort hinlegen, wo Sie öfter vorbeikommen, und zwischendurch ein paar Übungen machen können, natürlich täglich. Zudem ist es wichtig, die Koordination zu fördern, die im Alter abnimmt. Das ist der Grund für das erhöhte Sturzrisiko. Gute Übungen, um dem vorzubeugen, sind das Rückwärtsgehen beim Qigong oder der Einbeinstand beim Yoga, auch ein kleines Trampolin. Auch Qigong und Tai-Chi kann ich in jedem Fall sehr empfehlen.

Insgesamt ist es so, dass der Ausdauersport den anderen Bewegungsarten leicht überlegen ist, er verlangsamt die Alterungsprozesse. Eine Studie von Kardiologen des Universitätsklinikums des Saarlandes konnte zeigen, dass die Verkürzung der Chromosomen bei der Zellteilung, was letztlich zum Altern führt, gebremst wird. Weil aber im Alter andere Risiken hinzukommen – so führt etwa der Muskelabbau zu Stand- und Gehunsicherheit –, ist es von Bedeutung, neben dem Ausdauertraining Kraft und Koordination nicht zu vernachlässigen. Hüpfen Sie, springen Sie, laufen Sie auch mal seitwärts oder rückwärts – Abwechslung tut immer gut!

Hüpfen Sie, springen Sie, laufen Sie auch mal seitwärts oder rückwärts – Abwechslung tut immer gut!

Eine interessante Möglichkeit ist auch das Intervalltraining. Mediziner aus Homburg haben nicht sportliche, gesunde Probanden im Alter zwischen dreißig und sechzig Jahren in unterschiedliche Gruppen eingeteilt. Diejenigen, die im Wechsel kurz sprinteten und dann wieder gemächlich spazierten, hatten genauso gute Erfolge wie diejenigen, die kontinuierlich Ausdauer trainierten. Schnickschnack ist dagegen ein Training, bei dem eine Atmosphäre wie auf 2000 Metern Höhe simuliert wird – angeboten wird es von einigen Trainingszentren und Privatkliniken.

Trainieren Sie das Bindegewebe

Von Bewegung, aber auch von anderen Formen der Stimulation profitieren ebenso die Faszien. Das sind die Häute, die Muskeln und Sehnen umgeben und seit einigen Jahren im Zentrum einer neuen Betrachtung des Körpers stehen. Lange Zeit fokussierte sich der ärztliche Blick auf das Skelett. Tat das Knie weh, galt das als Arthrose, bedingt durch einen Knorpelschaden. Und schmerzte der Rücken, war es die Bandscheibe, die auf die Nerven drückte. Sicher können diese Phänomene Schmerzen verursachen. Durch die jüngste klinische Forschung wurde aber mehr und mehr deutlich, dass bei vielen Schmerzerkrankungen Therapien erfolgreich sind, die an solchen Abnutzungserscheinungen nichts ändern und dennoch Linderung verschaffen: Massage, Yoga oder auch Akupunktur.

Dabei rückt das Bindegewebe in den Fokus. Moderne bildgebende Verfahren erlauben es, immer feinere Strukturen sichtbar zu machen. Dabei hat sich gezeigt, dass das Bindegewebe nicht nur Füllmaterial im Körper ist, sondern ein hochaktives Gewebe, das alle Muskeln und Organe umhüllt und verbindet. Da gibt es die sehnenhäutigen Faszien, aber ebenso die zarteren Zwischenschichten, die gemeinsam ein Ganzkörper-Netzwerk darstellen. Es sorgt für die Elastizität und Gleitfähigkeit der Muskeln und Organe sowie der sie umgebenden Gelenkapparate. Verlieren die Faszien ihre Elastizität, werden sie starr oder entzünden sich sogar. Vielfältige Schmerzsyndrome können dadurch entstehen.

Die Faszien sind zudem mit den Schmerz-Triggerpunkten verbunden. Viele Menschen mit Schmerzerkrankungen kennen diese, es sind die Stellen des maximalen Druckschmerzes. Ein guter Therapeut findet sie treffsicher heraus, man kann sie aber mithin selbst lokalisieren. Jene Punkte sind wiederum mit anderen entfernten Regionen verbunden, so ist etwa die Fußfaszie bis zum Kopf vernetzt. Deshalb kann ein Problem der oberen Wirbelsäule in einem Fersensporn seine wirkliche Ursache und umgekehrt haben.

Das Bindegewebe hat eine große Zahl freier Nerven. Dieses Nervennetzwerk ermöglicht uns die Propriozeption, die Wahrnehmung unserer Position im Raum, es kann aber auch Schmerzsignale aussenden. Studien mit hochauflösendem Ultraschall legen nahe, dass die Gleitfähigkeit der verschiedenen Bindegewebsschichten dann meistens gestört ist. Im Experiment konnte gezeigt werden, dass Faszien auf Stresshormone wie Adrenalin und Noradrenalin reagieren. Sie ziehen sich zusammen und verkrampfen sich – ein Hinweis, dass sich durch Stress nicht nur die Muskeln selbst, sondern zugleich ihre wichtige elastische Umhüllung verhärten.

Das Bindegewebe nährt die Faszien, und in der Naturheilkunde wird ihm eine wichtige Rolle für die Gesunderhaltung zugeschrieben. Es schwimmt in einer Matrix, die aus Zucker-Eiweiß-Verbindungen besteht und in der toxische Substanzen oder unvollständig ausgebildete Proteine entsorgt werden. Flüssigkeitsmangel führt zur Austrocknung und zum Verlust der Elastizität des Gewebes. Eine Übersäuerung, etwa durch falsche Ernährung, kann Schmerzrezeptoren aktivieren. Werden nun die Fibroblasten, diejenigen Zellen im Bindegewebe, die die Faserstrukturen von Muskeln und Sehnen produzieren, durch eine Entzündung überlastet, können sie in einen Dauerproduktionsmodus übergehen. Es entsteht eine Fibrose – vergleichbar ist das mit einem Wollpullover, der zu heiß gewaschen wurde.

Einige Therapien der Naturheilkunde setzen genau hier an. So wird durch Dehnung des Bindegewebes bei bestimmten Massagetechniken die gesunde Aktivität der Fibroblasten angeregt, ebenso durch Akupunktur – wenn die Nadel platziert und durch Drehen noch stimuliert wird. Die Akupunkturlinien der chinesischen Medizin laufen ziemlich erstaunlich nahe entlang breiter Faszienbänder.

2009 erstaunte mich eine Studie sehr. Bei Menschen, die an einem Karpaltunnelsyndrom (siehe Seite 69) litten, einem Problem der Hand, wurden die Beschwerden deutlich gelindert, wenn man sie in der Nackenregion nur einmal blutig schröpfte, also an ganz anderer Stelle. Heute weiß ich, dass das Schröpfen wahrscheinlich das Bindegewebe und die Faszien vierzig Zentimeter entfernt stimuliert hat. Auch die Wirkung der sogenannten Fußreflexzonen lässt sich so erklären. Dass der Fuß Reflexzonen hat, gilt als widerlegt, aber seine Massage kann dennoch über die Faszien Fernwirkung haben. Auf ähnliche Weise erklärt sich der Erfolg einer

Gua Sha, einer chinesischen Schabemassage des Rückens, mit der man hartnäckige Nackenschmerzen behandelt.

Es geht vor allem darum, das Bindegewebe, das zu 70 Prozent aus Wasser besteht, feucht zu halten. Vermutlich wird bei Bewegung und manuellen Therapien das Wasser in der Faszienschicht mobilisiert und stimuliert, sodass die gesamte Region wieder geschmeidiger wird. Ich bin mir zudem sicher, dass die Ernährung für die Elastizität des Bindegewebes eine große Rolle spielt. Wir sehen beim Heilfasten, wie es sich täglich erholt – mit bloßem Auge kann man das erkennen. Der Tonus, die Spannung der Haut, wird besser, oft nimmt die gefürchtete Orangenhaut ab, nicht nur durch das Fasten, sondern ebenso durch eine vollwertige vegetarische Ernährung.

Wie kann man aber am besten Faszien und das Bindegewebe funktionstüchtig halten? Yoga ist da hilfreich, denn hier liegt der Schwerpunkt auf der Dehnung. Druck entsteht ebenso beim Schröpfen sowie bei der klassischen Bindegewebsmassage, die tief geht und deshalb auch wehtut, aber nach zwei, drei Mal in vielen Fällen den chronischen Schmerzzustand deutlich bessert. Ähnlich positive Wirkung hat das Rolfing. Ida Rolf war eine US-amerikanische Biochemikerin, die bereits in den Siebzigerjahren die zentrale Rolle der Faszien postulierte, als man sie noch nicht beweisen konnte.

Seit einigen Jahren gibt es spezielle Faszienroller und ähnliche Gerätschaften, doch reichen schon ein Igelball oder Dehnungen mit kurzen, federnden und schnellen Bewegungen gegen die Schreibtischkante oder gegen die Wand. Das führt zu mikroskopisch feinen Rissen im Gewebe, die dann Reparaturprozesse der Fibroblasten anregen. Eine gut dosierte Belastung pflegt also die Faszien, während Überlastung sie verkümmern lässt – hier zeigt sich wieder das Prinzip der Hormesis.

Übungen für »Vielsitzer«

Noch ein paar Bemerkungen zum Sitzen: Durch Medialisierung und einen Alltag mit Computern, Smartphones und Tablets verbringen die Menschen immer mehr Stunden des Tages sitzend.

Selbst den Gang zum Papierkorb oder zum Kollegen nebenan hat die neue Technik überflüssig gemacht. Die Folgen sind dramatisch. Wissenschaftler sprechen inzwischen von der Sitzkrankheit – »*the sitting disease*«. Zu langes Sitzen verursacht nicht nur eine ungesunde Körperhaltung, verbunden mit Rücken-, Nacken- und Kopfschmerzen. Auch das Risiko, an Zuckerkrankheit zu erkranken, steigt um bis zu 90 Prozent, das Risiko für Krebs- und Herzerkrankungen um ein Fünftel. Mindestens eine Stunde zusätzliche Bewegung am Tag ist nötig, um das Risiko für ein früheres Sterben durch zu viel Sitzen auszugleichen.

Durch viel und langes Sitzen ist eine neue Krankheit entstanden: *the sitting disease*.

Ganz aufs Sitzen wollen wir aber nicht verzichten. Wir werden weiterhin beim Autofahren sitzen und gerne auch beim Essen. Nicht zwingend notwendig scheint aber, dass Computerarbeit oder Meetings sitzend erledigt werden müssen. Inzwischen gibt es viele Anbieter von Stehschreibtischen, und Besprechungen können ebenso gut im Stehen oder im Gehen stattfinden – als Teil einer neuen Arbeitskultur. Oder wie es der Dichter Christian Morgenstern sagte: »Gedanken wollen oft – wie Kinder und Hunde –, daß man mit ihnen im Freien spazierengeht.«

Patientengeschichte
Herzkrank – Gesundheit darf nicht stressen!

Das gesündeste Leben nutzt wenig, wenn man sich dabei unter Stress setzt. Das habe ich an Zwillingsbrüdern gelernt, die meine Sprechstunde aufsuchten. Beide waren natürlich gleich alt, sechsundvierzig, aber sie führten ein sehr unterschiedliches Leben. Der eine war Diplomat, stets mit Fahrer unterwegs, immer bereit, ein nettes Gespräch zu führen. Er hatte leichtes Übergewicht und rosige Wangen. Der andere war ein häufig reisender Geschäftsmann mit Häusern in Sydney und London, hager und durchtrainiert, seine Anspannung war im Gesicht an ständigen Zuckungen ablesbar. Man hatte ihm während eines Aufenthalts in Australien nach einem Schwächeanfall drei Stents gesetzt, die seine Herzkranzgefäße offen halten sollten. Sein Zwillingsbruder bekam einen Schreck – schließlich hatte er dieselben Gene.

Der Diplomat war kerngesund. Und das, obwohl er gern guten Wein trank und auch fettig aß. Der hagere Geschäftsmann aber befolgte seit dem Herzanfall jede Ernährungsempfehlung, die er im Internet fand, und machte täglich akkurat eine Stunde Sport. Er fragte mich als Erstes, wie viele Minuten exakt man denn meditieren solle, welche Datenlage es genau dafür gebe, und auch, wie viele Atemzüge er genau in welcher Yogaposition machen müsse. Seinen Stresslevel in der Arbeit hatte er aber nicht verändert.

Nur auf Effizienz hin gesund zu leben kann aber den umgekehrten Effekt haben: Wenn man es nicht schafft, beim Training Druck abzubauen, nicht runterkommt, obwohl man eigentlich Ruhe braucht, führen die Stresshormone auch zu Entzündungen in den Zellen der Gefäße. In den Gefäßwänden sind das oft Auslöser für Reparaturprozesse des Immunsystems, die dann zu den unerwünschten Gefäßablagerungen und schließlich gefährlichen Blutgerinnseln führen.

Was dieser Geschäftsmann und sein Herz vor allem brauchten, war Ruhe. Das fiel ihm aber zu schwer. Vier Monate nach unserem Kennenlernen hatte er noch eine Bypass-OP, der Zustand seines Herzens verschlechterte sich weiter. Seinem Diplomaten-Bruder, der sein Herz alle paar Monate untersuchen lässt, sich gesund, aber mit Genuss ernährt und sich nicht selbst mit Gesundheitsdogmen tyrannisiert, geht es prima.

Das Beispiel dieser Brüder zeigt: Es ist zwar gut und richtig, sich um eine gesunde Lebensweise zu bemühen. Wenn diese aber in ein Hochleistungsleben verpackt wird, bringt sie wenig. Selbstverständlich gibt es Menschen, die aus Hochleistung innere Befriedigung ziehen, die mit ständigem Stress wunderbar leben können. Aber die meisten gestehen sich nicht ein, dass sie vor allem deshalb durchpowern, weil sie in Ruhephasen feststellen würden, nicht glücklich mit ihrem Leben zu sein. Glück zu empfinden, egal, was einem das Leben bringt, ist ein wichtiger Baustein für Gesundheit.

Yoga, Meditation und Achtsamkeit

Mind-Body-Medizin

Für die Gesundheit ist Stress der gravierendste Risikofaktor des 21. Jahrhunderts. Schon Kinder sind betroffen: In einer Stress-Studie aus dem Jahr 2015 zeigte circa jedes sechste Kind und jeder fünfte Jugendliche bereits deutliche Symptome von Stress. Bei einer Umfrage der Techniker Krankenkasse 2016 gaben 60 Prozent der befragten Erwachsenen an, »unter Strom zu stehen«, fast jeder Vierte erklärte sogar, häufig gestresst zu sein.

Wichtigste Stressfaktoren sind der Job (46 Prozent), hohe Eigenansprüche (43 Prozent), Termindichte in der Freizeit (33 Prozent), Straßenverkehr (30 Prozent) sowie die ständige digitale Erreichbarkeit (28 Prozent). Besonders hoch lag der Stresspegel bei jenen Berufstätigen (30 Prozent), die nie ihr Smartphone ausschalten, also »*always on*« sind.

Stress erhöht die Risiken für Herzinfarkt und Schlaganfall, Tumor- und Immunerkrankungen, Depression und vieles mehr. Und er verkürzt die Lebenszeit. Aber war da nicht etwas, dass Stress auch gesund sein kann? Gibt es nicht positiven Eustress (kontrollierten Stress) und negativen Distress (siehe Seite 41)?

Nach dem Zickzackkurs, den die Wissenschaft in dieser Frage lange gefahren ist – mal wurde Stress gelobt, mal in jeder Form in Grund und Boden verdammt –, kristallisiert sich Folgendes heraus. Im Wesentlichen entscheiden vier Begleitumstände darüber, ob Stress eine gesunde Herausforderung ist, ein Training für den Körper oder ein Krankmacher. Diese vier Faktoren sind:

1. die Dauer,
2. die Dosis,
3. die Frage, wie weit wir selbst die Kontrolle behalten können,
4. ob wir uns nach unserem Verständnis den Stress aus sinnvollen Gründen aufladen oder nicht.

Für diese vier Faktoren existieren keine klaren Regeln, keine Angaben zur Dosis wie bei einem Arzneimittel. Es bleibt immer eine individuelle Frage, wie viel Stress man verträgt. Während der eine bereits völlig am Ende ist, fühlen sich andere in derselben Situation noch pudelwohl. Aber für alle erhöht größerer Stress die Gefahr, krank zu werden. Wer mehr als fünfundfünfzig Stunden pro Woche arbeitet, das zeigen zwei Metastudien aus dem Jahr 2015, hat ein 33 Prozent höheres Risiko, einen Schlaganfall zu erleiden, auch ist die Wahrscheinlichkeit häufiger, eine Herzerkrankung zu bekommen (13 Prozent).

Nur: Auf die Stundenzahl kommt es aber vermutlich nicht an. Glücksforscher wie der Schweizer Ökonom Mathias Binswanger (*Die Tretmühlen des Glücks*) haben darauf hingewiesen, dass sich zwar die wöchentliche Arbeitszeit in den letzten hundert Jahren massiv reduziert hat und auch die Haushaltsarbeit durch Maschinen und Fertignahrung um einiges weniger wurde, parallel aber unser Zeitbudget für Entspannung nicht gewachsen ist.

Der Grund: Die Freizeit wurde, wie die Arbeit auch, mit immer mehr Aufgaben und »To-do-Listen« aufgefüllt. Aber nicht nur die Freizeit (wann haben Sie zuletzt vier Wochen am Stück Urlaub gemacht?), auch Arbeitsprozesse haben sich stark verdichtet und beschleunigt. Paradebeispiel ist das Krankenhaus. Dort hat sich die Zahl der zu behandelnden Patienten pro Jahr verdoppelt oder gar verdreifacht. Die Patienten werden nach wenigen Tagen wieder entlassen. Der Basisaufwand für das Personal aber bleibt pro Patient und hat sich dadurch deutlich vermehrt. Vorbei sind die Zeiten, wo Arzt oder Pfleger mal bei einer Tasse Kaffee Luft holen und sich mit Kollegen austauschen konnten. Selbst wenn sich die Arbeitszeiten real verringert haben, führen sie dennoch zu mehr Stress, denn die Tätigkeiten müssen effizienter verrichtet werden.

Schlafmangel als Indikator für Stress

Als Folge ihrer täglichen Belastungen leiden rund zehn Prozent der Deutschen unter Schlafmangel und Schlafstörungen. Es sind Menschen, die tagsüber wenig Zeit haben und deshalb auch nachts noch aktiv sind, privat oder im Schichtdienst. Mir ist das nicht unbekannt, ich habe das selbst erlebt. Während der vier Jahre meiner internistisch-kardiologischen Ausbildung musste ich unter großem Stress Wechselschichten arbeiten und hatte nie wirklich Zeit, mich zu erholen. Prompt bekam ich eine chronische Nasennebenhöhlenentzündung. Alle Naturheilmittel – von Kneipp-Güssen, Sauna und Heilkräutern über Sole-Inhalationen bis Sport – brachten nichts. Irgendwann unterzog ich mich der mir vom Hals-Nasen-Ohren-Arzt angeratenen Operation, um die Gänge der Nebenhöhlen zu weiten. Aber die Beschwerden blieben, und ich war ratlos. Acht Monate später war meine Zeit auf der Intensivstation beendet, und ich wechselte in das Herzkatheter- und Ultraschalllabor, eine weniger stressige Tätigkeit mit geregelten Arbeitszeiten. Die chronische Nasennebenhöhlenentzündung war innerhalb von vier Wochen weg.

Unregelmäßiger und zu kurzer Schlaf können sogar übergewichtig machen. Der Schlafmangel fördert über hormonelle Kreisläufe die Insulinresistenz. Die Zellen können die Glukose nicht richtig aufnehmen, und dies wiederum führt zu Heißhunger, mehr essen und Gewichtszunahme. Dazu kommt, dass das Immunsystem geschwächt wird. Allerdings ist auch das andere Extrem problematisch: Menschen, die sehr lange schlafen, also mehr als neun Stunden, haben oft gesundheitliche Störungen. Vermutlich ist ihre Müdigkeit dann Zeichen einer depressiven Verstimmung oder einer Erschöpfung. Es gilt also, vor dem Hintergrund des eigenen Alltags das richtige Maß zu finden. Nicht jeder hat die genetische Ausstattung, dass er wie Napoleon mit nur vier bis fünf Stunden pro Nacht auskommt. Ich würde empfehlen, sich ganz bewusst zu beobachten, um festzumachen, nach wie viel Stunden man sich »ausgeschlafen« fühlt. Das kann sich auch jahreszeitlich oder im Urlaub etwas ändern. Im Ayurveda empfiehlt man, möglichst früh, spätestens um zehn Uhr

Chronische Überlastung führt zu chronischen Erkrankungen.

Woran erkenne ich Stress? Die Stress-Symptome

Körper
- Kalte Hände
- Rücken-, Kopfschmerzen
- Verspannte Schultern
- Verdauungsstörungen
- Schlafstörungen
- Tinnitus
- Verdauungsprobleme
- Unruhe
- Müdigkeit
- Augenbrennen

Verhalten
- Übermäßiger Genuss von: Alkohol, Zigaretten, Kaffee
- Unkontrolliertes Essen (Heißhunger)
- Zähneknirschen
- Unfähigkeit, Arbeiten zu beenden

Gefühl
- Angst, Leere, Zweifel
- Gereiztheit, Wut
- Feindseligkeit
- Grundloses Unglücklichsein
- Überheblichkeit

Geist
- Vergesslichkeit
- Konzentrationsstörung
- Nachlassende Kreativität
- Humorverlust
- Entscheidungsschwierigkeiten

abends schlafen zu gehen. Wenn das nicht möglich ist, kann auch eine kurze Siesta, ein Powernap, das Schlafbedürfnis komplettieren.

Dauererreichbarkeit schadet der Gesundheit

Der Schlaf ist der feinste Messfühler für Stress. Stress aber gar nicht entstehen zu lassen wird für uns alle immer schwieriger. Teilweise ist er bedingt durch die Tatsache, dass wir rund um die Uhr online und damit verfügbar sind. Mit den digitalen Medien umzugehen ist letztlich ein großes medizinisches Experiment, denn noch ist unklar, wie sie sich auf unsere Gesundheit auswirken.

Fest steht jedoch, dass ihre starke Nutzung zu vermehrten Einschlafstörungen sowie zu unterbrochenen Schlafphasen führt – und damit zu einem Schlafmangel. Zu den Ursachen zählen hier nicht nur die fokussierte Aufmerksamkeit und die muskulären Verspannungen, sondern speziell das von den Monitoren ausgestrahlte Blaulicht: Es unterdrückt das Schlafhormon Melatonin. Neuere Modelle haben eine Nachtfunktion, mit der man das Blaulicht unterdrücken kann. Diese sollte man auch während des Tages nutzen – Sie können das manuell einstellen.

Das von Displays und Monitoren ausgestrahlte Blaulicht unterdrückt das Schlafhormon Melatonin.

Das digitale Netz konditioniert uns. Gewöhnt an schnelle Reaktionszeiten, werden wir im realen Leben ungeduldig. Wartezeiten vor dem Computer erhöhen sofort den Blutdruck, beschleunigen den Puls und führen zur Ausschüttung von Stresshormonen. Ähnliches lässt sich – das ist jetzt vielleicht ein verblüffender Vergleich – beim Anschauen von Horrorfilmen messen.

Weil die Zeit knapp zu werden scheint, versuchen wir mehrere Dinge parallel zu erledigen – Multitasking. Ganz gut funktioniert das bei weitgehend automatisierten Tätigkeiten wie Spazierengehen und Sprechen oder Autofahren und Denken. Es funktioniert aber nicht, wenn wir zwei oder mehr anspruchsvolle Tätigkeiten gleichzeitig ausüben, das Gehirn muss dann ständig zwischen verschiedenen Aufgaben hin und her schalten. Multitasking ist also ein Multiswitching, anstrengend und nervenschädigend. Der Psychologe Matthew Killingsworth und Kollegen von der University of California haben für einen interessanten Versuch eine App entwickelt, um die psychische Verfassung im Alltag mithilfe eines Smartphones zu messen. Die Versuchsteilnehmer registrierten laufend, was sie gerade dachten und taten. Das Ergebnis publizierten die Forscher 2010 im Fachjournal *Science*. Der Titel der Arbeit, »A Wandering Mind Is an Unhappy Mind«, fasst das Ergebnis zusammen: Wann immer unsere Gedanken abdriften, wir an etwas anderes denken als an das, was wir gerade tun, mithin »multitasken«, kostet das unser Gehirn enorme Kraft. Als Folge können wir depressiv und ängstlich werden.

Kurzzeitiger Stress stärkt die Abwehrkräfte im Körper, andauernder Stress schwächt sie.

Ängste und Depressionen gehören inzwischen zu den häufigsten Erkrankungen, nicht nur in Deutschland, sondern weltweit. Genetische und soziale Faktoren sowie individuelle Erlebnisse gelten als entscheidend dafür, ob sich eine Depression oder Angststörung entwickelt. Aber auch die Computernutzung trägt dazu bei. Nach einer japanischen Studie mit 25 000 Büroangestellten steigt die Kurve der Depressionen ab fünf Stunden täglich. Die ständige Unterbrechung unserer Gedanken durch die Online-Arbeit hat Wirkung: In einem Experiment ließ man Versuchsteilnehmer einen Brief schreiben und parallel dazu ihre E-Mails abrufen – ihre Leistungsfähigkeit sank auf die Hälfte.

Wir sollten uns also entscheiden, was wir gerade tun wollen. Im Wort »entscheiden« steckt aber auch das »Scheiden«, und das fällt nicht immer leicht. Eine ganz simple Maßnahme gegen Stress besteht darin, das Smartphone nicht parallel zu anderen Tätigkeiten zu nutzen. Zum Beispiel sind 90 Prozent der User selbst dann mit ihrem Handy beschäftigt, wenn sie gerade mit anderen sprechen. Dabei zeigt sich eine sogenannte Dreierregel: Wenn fünf oder sechs Personen zusammensitzen, reicht es aus, dass drei von ihnen aufmerksam im Gespräch sind, um den anderen Grund zu geben, schnell mal ihr WhatsApp oder ihre E-Mails zu checken.

Stress entsteht, wenn wir keine Kontrolle über die Dinge haben

Stress verschärft sich, wenn wir keine Kontrolle darüber haben oder keinen Nutzen darin erkennen. Daher haben junge Eltern auch selten einen Burn-out – trotz Schlafdefizit und permanenten Multitaskings. Ihre Anspannung wird durch die Liebe zum Kind kompensiert, das hat die Natur so eingestellt. Reines Pflichtbewusstsein oder Zwang sind belastender.

Firdaus Dhabhar, Psychiater an der Stanford University, ist Neuroimmunologe und Krebsforscher. Ihm ist es ein Anliegen, den Stress differenziert zu sehen. Er konnte zum Beispiel zeigen, wie kurzzeitiger Stress die Abwehrkräfte im Körper stärkt, weil die weißen Blutzellen ansteigen. Eine Impfung wirkt besser, wenn man vorher den Körper belastet, zum Beispiel auf einem Fahrrad(ergometer) heftig strampelt. Vielleicht ist es aber auch gar nicht der Stress selbst, sondern erst die Entspannung nach der Anstrengung, die sich positiv auswirkt. Dafür spricht, dass auch regelmäßige Meditation diese Wirkung verstärkt, wie der US-amerikanische Hirnforscher Richard Davidson nachweisen konnte.

Hält der Stress an, fördert das die Vergesslichkeit, die Konzentration sinkt, und auch das Risiko für Demenz steigt.

Wie alles in der Natur, hat auch Stress seine zwei Seiten. Herausforderungen haben die Evolution vorangetrieben: Setzt man Fliegen oder Mäuse unter Stress, leben sie länger. Stress aktiviert das Gehirn. So konnte eine Forschergruppe der Universität Bochum zeigen, dass wir unter leichtem Stress Erinnerungen besser abspeichern: Cortisol, eines der Stresshormone, aktiviert vor allem die Hirnanteile, die für das Langzeitgedächtnis zuständig sind. So kann es sein, dass wir bei einer Prüfung zwar plötzlich die Antworten auf die Fragen vergessen haben, uns aber Jahre später noch genau daran erinnern, was für Kleidung der Prüfer trug.

Künstler, Musiker oder Leistungssportler berichten, wie wichtig ein gewisses Level an Anspannung ist. Legendäres Beispiel ist Oliver Kahn, der Ex-Bayern-Torwart, der sich im Stress durch Aggressivität zu außerordentlicher Leistungsfähigkeit puschte. Ein Nervenkitzel kann Lust und Erfüllung bedeuten, sonst würden manche Menschen nicht so viel Zeit und Geld opfern, um sich Gefahren auszusetzen – beim Freeclimbing oder Base-Jumping geht es den »Danger Freaks« prima. Hält der Stress aber an und der Körper hat keine Chance, in eine Entspannung zu kommen, fördert er die Vergesslichkeit, die Konzentration sinkt, und auch das Risiko für Demenz steigt.

Angst vor Stress ist manchmal schlimmer als der Stress selbst. 30 000 Menschen wurden in den USA in einer Studie gefragt, wie viel Anspannung sie täglich erleben, wie sie damit umgehen und ob sie glauben, dass das ungesund ist. Acht Jahre später zeigte sich, dass unter den Gestressten diejenigen, die glaubten, dass dies schädlich sei, über 40 Prozent früher starben. Die anderen, die ihm keine große Bedeutung zumaßen, wiesen das niedrigste Sterberisiko von allen Vergleichsgruppen auf.

Forscher aus Yale führten in einem Experiment simulierte Bewerbungsgespräche durch, bei denen der »Personalchef« (ein Schauspieler) die Teilnehmer richtig in Stress versetzte. Eine Gruppe bekam zuvor einen Film zu sehen, der die schlimmen, gesundheitsgefährdenden Wirkungen von Stress thematisierte, die andere Gruppe einen, in dem erklärt wurde, dass Stress die Aufmerksamkeit und die Leistungsfähigkeit steigere. In der zweiten Gruppe wurden deutlich weniger Stresshormone im Blut gemessen. Es ist also nicht immer der Stress, der ungesund ist, sondern der Glaube, dass Stress ungesund ist.

Wer das Gefühl hat, die Kontrolle über seine Lebensumstände zu haben, dem macht Stress weniger aus. Das belegt etwa die viel zitierte Interheart-Studie von 2004, eine groß angelegte Untersuchung in zweiundfünfzig Ländern zu den wichtigsten Risikofaktoren für Herzinfarkte: Das Risiko für einen Infarkt errechnete sich als um 30 Prozent erhöht bei den Teilnehmern, die Stress hatten und die wenig oder gar keine Kontrolle über ihn besaßen. Ähnliches ergab eine britische Studie mit 30 000 Mitarbeitern des dortigen öffentlichen Diensts.

Aber nicht nur die Einstellung, auch die körperliche Haltung spielt eine Rolle. 2016 konnten die Biologin Rekha J. Nair und weitere Mitarbeiter am CNFRI-Forschungsinstitut in Kochi im indischen Bundesstaat Kerala zeigen, dass das Selbstwertgefühl sinkt, wenn Menschen längere Zeit eine zusammengesunkene Körperhaltung einnehmen. Nicht umsonst werden im Yoga aufgerichtete Stehpositionen als »Kriegerhaltungen« gezielt zur Kraft- und Wachheitssteigerung eingesetzt. Dass Haltungen auf die Psyche einwirken, wird auch beim Lachyoga deutlich. Selbst wenn man ohne jeden Humor lacht, sondern nur Grimassen macht, verbessert das die Laune. Also: Nach dem Aufstehen den Rücken zu strecken und sich vor dem Spiegel einmal anzulächeln kann wie Medizin wirken.

Als Intensivarzt und im Notarztwagen habe ich täglich erlebt, was Stress bedeuten kann: Gerade bei Jüngeren mit Herzproblemen, Blutdruckkrisen oder Asthmaattacken war fast immer Stress im Spiel. Während meiner Nachtschichten erzählten die Infarktpatienten Geschichten von Familien- und Eheproblemen, finanziellen Sorgen und Mobbing, die sie schwer bedrückt hatten. Stress allein löst zwar nur selten ganz akut einen Infarkt aus, aber langfristig schon, und da verstärkt er zudem viele weitere ungünstige Faktoren. Wer Stress hat, macht weniger Sport, isst schneller und weniger gesund, raucht und trinkt mehr und leidet unter Schlafstörungen.

In vielen Gesprächen mit Patienten bestätigt sich immer wieder, dass Stress zu Bluthochdruck, Asthma, Reizdarm und Darmentzündungen, vielen Hauterkrankungen, Kopf- und Rückenschmerzen, aber auch Rheuma und anderen Autoimmunerkrankungen und Allergien beiträgt. Denn gestresste Nerven kommunizieren mit den Immunzellen und bringen die Signalmoleküle und Botenstoffkreisläufe durcheinander, also unsere innere Überlebenschemie. Eine große Studie von 2017 belegt auch, dass Stress das Krebsrisiko erhöht. Besonders Bauchspeicheldrüsen-, Dickdarm-, Speiseröhren- und Prostatakrebs tritt zwei- bis viermal häufiger bei Menschen auf, die zuvor angegeben hatten, unter vermehrtem Stress zu stehen.

Die wissenschaftliche Stressforschung begann zu Beginn des 20. Jahrhunderts. Walter Cannon, Physiologe an der Harvard University, erklärte die Reaktionen des Körpers als »Kampf-oder-Flucht-Reaktion«, eine überaus wichtige Überlebensstrategie: Bei Bedrohung werden die Muskeln angespannt, Herzschlag und Blutdruck erhöhen sich, die Wahrnehmung wird zum Tunnelblick, während der Körper versucht, Ballast – den Inhalt von Blase und Darm – loszuwerden; man hat »Schiss«.

Unseren urzeitlichen Vorfahren ermöglichte dieser Reflex, das sie entweder flüchteten oder kämpften. Dadurch konnte man der Gefahr entkommen – oder man war tot. Doch Stress am Arbeitsplatz oder Ängste um die Zukunft sind nicht nach einem Sprint oder einem kurzen Kampf vorbei. Sie haben die Tendenz, chronisch

So wirkt Stress auf den Körper

- Fördert Depression, Angst und Schlafstörungen
- Beschleunigt Atmung
- Erhöht Blutzucker, Insulin, Blutfette
- Fördert Blutgerinnsel
- Erhöht Muskelspannung und reduziert Knochendichte
- Verschlechtert Gedächtnis und Konzentration
- Verengt Gedanken, verursacht Kopfschmerzen
- Erhöht Herzfrequenz und Blutdruck
- Vermindert die Nährstoffaufnahme und stört die Verdauung
- Verschlechtert Immunfunktion
- Verstärkt Übergewicht
- Führt zu Unfruchtbarkeit

zu werden, und dadurch fällt auch die Entspannung aus. Stattdessen entstehen Rückenschmerzen, Bluthochdruck, Herzinfarkte und Depressionen.

Einzelne »Dosen« an Stress können Körper und Psyche stärken – an einem Schicksalsschlag, an einem schwierigen Lebenseinschnitt kann man wachsen. Dann nämlich bildet sich Resilienz aus, die Fähigkeit, »Nackenschlägen« standzuhalten. Das ist ein ähnlicher Trainingseffekt wie durch Sport, bei Kneipp-Güssen oder beim Fasten, nur eben auf psychischer Ebene. Befragt man Menschen nach ihren Lebenskrisen, so zeigt sich interessanterweise, dass es nicht denjenigen am besten geht, die überhaupt keine schlechten Erfahrungen gemacht haben, sondern denen im Mittelfeld, die ein gewisses Maß an Krisen und Traumata durchlebten. Irgendwo ist jedoch bei jedem ein Tipping-Point, ein Scheitelpunkt, nach dem die zunächst ansteigende Leistungsfähigkeit wieder abfällt, weil die Belastung zu groß ist.

Die Stresshormone sorgen dafür, dass die Gefäße eng werden, der Blutdruck steigt, die Hände werden kalt und manchmal auch die Nasenspitze. Mein früherer Chef in der Kardiologie berührte die Schwerkranken auf der Intensivstation immer an der Nasenspitze: War sie kalt, bedeutete das, dass die Situation eher kritisch war.

In der Essener Klinik für Naturheilkunde setzte ich zum ersten Mal Biodots ein, das sind erbsengroße Punkte, die man sich auf den Handrücken klebt. Über Thermosensoren geben sie die Körpertemperatur an und verdeutlichen, in welchen Situationen man Stress erleidet. Ich erinnere mich an einen Patienten, einen Topmanager mit Bluthochdruck und Schlafstörungen. Ich hatte erwartet, dass er bei seiner zweifellos anstrengenden Arbeit angespannt wäre – die Biodots verrieten aber etwas ganz anderes: Während der Arbeit waren seine Hände gut durchblutet, doch zu Hause verkrampften sich seine Gefäße, vielleicht, weil er ein schlechtes Gewissen hatte, dass er so wenig Zeit für seine Familie aufbringen konnte. Damit hatte auch der Manager nicht gerechnet. Häufig wird Stress genauso falsch eingeschätzt wie die Entspannung: Viele Menschen glauben zum Beispiel, sie sind entspannt, wenn sie fernsehen, doch meistens ist das Gegenteil der Fall.

Kurzfristige Belastungen aktivieren also das Immunsystem. Doch dieser Effekt erschöpft sich bei anhaltender Belastung schnell, deshalb haben Virusinfekte leichtes Spiel, wenn wir schlaflos und erschöpft sind. Auch die Wundheilung ist gestört und dauert länger. Diese Erkenntnis setzt sich langsam bei Chirurgen durch – manche Patienten bekommen Entspannungs-CDs vor einem Eingriff. Müssen Sie sich operieren lassen, sollten Sie schon eine Woche vor dem Termin täglich eine Tiefenentspannung durchführen, am besten Meditation (siehe Seite 213 ff.) oder Autogenes Training. Yoga-Übungen sind ideal, um die Faszien zu dehnen und geschmeidig zu halten. Zusätzlich hilfreich wäre es, einige Tage zuvor zu fasten (sofern kein Untergewicht besteht). Übrigens reduziert auch Musik im Operationssaal, unabhängig davon, ob man in Vollnarkose ist oder nicht, die Angst. Es sind dann weniger Schmerzmittel nötig.

Fasst man die Ergebnisse der vielen Studien zusammen, so kristallisieren sich als Risikofaktoren für krank machenden Stress heraus:

- hohe Belastung im Job bei wenigen Entscheidungsmöglichkeiten
- Probleme in Ehe und Partnerschaft
- Streit mit der Familie oder Freunden
- Pflege eines Angehörigen
- Gewalt- und Missbrauchserfahrung als Kind
- Krankheitssymptome (vor allem Schmerz)
- Schlafmangel und zu wenige Ruhepausen
- empfundene Sinnlosigkeit der Belastungen.

Mind-Body-Medizin – Körper, Geist und Seele in Einklang bringen

Was fangen wir mit unseren Erkenntnissen an? Es ist kaum möglich, ein Leben ohne Stress zu führen – das ist auch der Ausgangspunkt östlicher Lehren. Buddha sagte: Das Leben ist Schmerz. Sicherlich sollte man objektive Stressfaktoren reduzieren und sich Dinge im Leben erleichtern, aber meistens ist es nicht möglich, das eigene Koordinatensystem grundlegend zu verändern.

Hier kommt nun die Mind-Body-Medizin ins Spiel – eine Weiterentwicklung der naturheilkundlichen Ordnungstherapie. Während es dieser um die klassischen Säulen gesunden Lebensstils geht: um mehr Bewegung, besseres Essen und ausreichend Entspannung –, hat die Mind-Body-Medizin vor allem das Ziel, auf die Wechselbeziehungen zwischen Psyche, Immun- und Nervensystem positiv einzuwirken. Dazu trainiert sie mentale Techniken und übt Verhaltensänderungen ein. Auf diese Weise unterstützt sie die Fähigkeiten des Organismus zur Selbstregulation und Selbstheilung.

Mind-Body-Medizin wirkt positiv auf Psyche, Immun- und Nervensystem ein. Mentale Techniken und Verhaltensänderungen führen zur Selbstregulation und Selbstheilung.

In der therapeutischen Praxis greift die Mind-Body-Medizin auf Elemente traditioneller Heilverfahren wie Yoga, Tai-Chi, Qigong oder Meditation zurück, aber ebenso auf moderne Entspannungsverfahren und Bewusstseinstechniken, etwa die Progressive Muskelentspannung. An der Klinik für Naturheilkunde in Essen wie auch im Immanuel Krankenhaus Berlin arbeiten Mind-Body-Teams mit den Patienten daran, individuelle Strategien für die Zeit nach der Entlassung zu entwickeln – um die Erfolge der Behandlung mit in den Alltag zu nehmen. Die Therapeuten sind Ökotrophologen, Meditations- und Yoga-Lehrer, Sportwissenschaftler, Sozialpädagogen oder Psychologen. Für mich ist die Mind-Body-Medizin der Schlüssel für eine nachhaltige Wirkung. Denn sie wirkt nicht nur dem Stress als wichtigem Risikofaktor entgegen, sondern sorgt ebenfalls dafür, dass die Patienten ihren Körper neu wahrnehmen und beginnen, Verantwortung für ihn zu übernehmen.

In allen traditionellen Heilsystemen wird der Verbindung zwischen Geist und Körper große Bedeutung beigemessen. Mit der naturwissenschaftlichen Fundierung der Medizin in der Neuzeit traten aber viele dieser Bezüge in den Hintergrund. Geist und Körper wurden auf einmal getrennt gesehen. Erst die Stressforschung, die Psychosomatik sowie die Psychoneuroimmunologie griffen die komplexen Beziehungen zwischen Körper, Seele und Nervensystem erneut auf. So entdeckte der US-Rheumatologe George Solomon in den Sechzigerjahren, dass sich rheumatische Arthritis verschlimmerte, wenn die Patienten gleichzeitig unter Depressionen litten. Er begann, den Zusammenhang zwischen entzündlichen Erkrankungen, dem Immunsystem und Gefühlen zu untersuchen.

Der Kardiologe Herbert Benson entwickelte aus solchen Ideen eine neue Sicht auf Herz-Kreislauf-Leiden: Er nahm nicht das Organ in den Fokus, sondern die Gefühle, die es krank machten. Es müsse doch möglich sein, dachte sich Benson in den Siebzigerjahren, die Stressreaktion des Körpers umzukehren – die Kettenreaktion des Flucht- oder Kampfimpulses in Entspannung zu verwandeln. Er stellte fest, wie positiv sich Meditation auf das Nervensystem auswirkte, und leitete daraus eine Reihe von Entspannungstechniken ab. Sie verlangsamen den Herzschlag, senken den Blutdruck und entspannen die Muskulatur. An der Harvard Medical School begründete er das Benson-Henry Institute for Mind Body Medicine, bis heute ist er einer ihrer wichtigsten Pioniere.

In den USA haben inzwischen alle größeren Kliniken und Universitäten eigene Abteilungen für Mind-Body-Medizin. Das National

Center for Complementary and Integrative Health (NCCIH), Teil der nationalen Gesundheitsbehörde, betrachtet die Mind-Body-Medizin als eigenständigen Bestandteil der Komplementärmedizin und unterstützt entsprechende Forschungsprojekte.

Sehr häufig tauchen in Gesprächen mit Patienten Erlebnisse aus der Kindheit oder aktuelle Ereignisse auf, die, wenn man sich bewusst mit ihnen auseinandersetzt, einen wichtigen Schritt zur Heilung darstellen. Mind-Body-Medizin geht aber noch einen Schritt weiter oder – besser gesagt – zurück. Hier wird nicht gesprochen, sondern versucht, »vorsprachlich«, durch Entspannung, Stille und Achtsamkeit, einen Raum herzustellen, in dem der Mensch sich selbst heilen kann. Sie finden, das klingt esoterisch? Ist es nicht: Viele wissenschaftliche Daten der letzten Jahre belegen auf eindrucksvolle Weise die Wirksamkeit der Mind-Body-Techniken, vor allem bei chronischen Erkrankungen.

Die Daten der letzten Jahre belegen auf eindrucksvolle Weise die Wirksamkeit der Mind-Body-Techniken, vor allem bei chronischen Erkrankungen.

Jede dieser Techniken hat spezifische Eigenheiten, nicht jede wirkt gleich und ist für jeden gleich geeignet. Für manche ist Qigong, die chinesische Bewegungsmeditation, zu langweilig, anderen ist Yoga zu sportlich, oder sie schaffen es nicht, lange im Meditationssitz zu verharren. Man kann Mind-Body-Medizin also nicht »verordnen«, man kann sie nur vormachen und zur Nachahmung anregen. Die Patienten sollten Techniken finden, die sie gut in ihren Alltag einbauen können. Denn eine unangenehme Eigenschaft hat die Mind-Body-Medizin: Damit sie hilft, muss sie regelmäßig praktiziert werden. In den folgenden Abschnitten finden Sie Vorschläge, um Sie zu inspirieren.

Yoga – Geschenk Indiens an die Welt

Yoga boomt. In Berlin befindet sich an jeder zweiten Ecke ein Yoga-Studio, und in anderen Großstädten Deutschlands ist es nicht viel anders. 2,7 Millionen Deutsche praktizieren nach Angaben des Bundesverbands der Yoga-Lehrenden in Deutschland (BDY) diese indische Körper- und Seelenlehre – in insgesamt 6000 Studios und Schulen. In den USA sind es, im Hinblick auf die Gesamtbevölkerung, sogar dreimal so viel, über zehn Prozent.

Yoga ist mehr als 2000 Jahre alt. Das Wort stammt aus dem Sanskrit, der ursprünglichen Sprache der Literatur und Philosophie Indiens. Es geht zurück auf den Wortstamm *yui* und bedeutet »sich treffen«, sich vereinigen« oder »den Geist bündeln«. Das kann als Einswerden des Körpers mit dem Bewusstsein interpretiert werden. Tatsächlich geht es beim traditionellen Yoga nicht um therapeutische Wirkungen. Eher um das Erreichen eines mentalen und spirituellen (nicht religiösen) Ziels. Die medizinischen Wirkungen sind aber eine wichtige und nützliche Begleiterscheinung.

Die Inder sagen stolz, Yoga sei ein Geschenk Indiens an die Welt. Auf Initiative der Regierung und ihres selbst Yoga und Meditation praktizierenden Premierministers Narendra Modi erklärte 2015 die UNO den 21. Juni zum Weltyogatag. Modi hat sogar einen Yoga-Minister ernannt, der auch für Ayurveda und andere traditionelle Heilverfahren zuständig ist.

Yoga wird seit mehr als fünfzehn Jahren wissenschaftlich untersucht und hat sich als überaus erfolgreiche Therapie entpuppt – in einer Eindeutigkeit, die sogar mich überrascht hat. Dabei wird im Westen nur ein gewisser Ausschnitt praktiziert und erforscht. In meiner Generation brachen viele nach dem Studium oder der Lehre nach Indien auf, begaben sich auf den legendären Hippie Trail. Nicht selten war das Ziel Nordindien, heilige Städte wie Rishikesh oder Haridwar, in denen ein Meditations- und Yogazentrum (Ashram) nach dem anderen lag. So dauerte es nicht lange, bis Yoga auch Deutschland erreichte. Vielleicht finden Sie noch das Buch *Yoga für jeden* der kanadischen Yoga-Lehrerin Kareen Zebroff auf einem Flohmarkt. Heute ist es ein Klassiker, damals, in den Siebzigerjahren, war es der erste Versuch, Yoga-Haltungen in ein leicht praktizierbares Übungsprogramm zu übersetzen.

Im Jahr 2000 war auch ich dann so weit. Es war ein Vormittag auf der neuen Station für Naturheilkunde an den Kliniken Essen-Mitte. Ich hatte schlecht geschlafen, die Arbeit hörte nicht auf, und der Rücken schmerzte. Das kannte ich schon: Bei unruhigem Schlaf und Stress macht sich mein Rücken bemerkbar. Otto Langels, der neue Pflegedienstleiter und ein leidenschaftlicher Yoga-Anhänger, warf einen kritischen Blick auf mich und sagte: »Sie müssen mal zum Yoga!« Ich nahm das zunächst nicht ernst – wenn es einem ohnehin nicht gutgeht, will man sich auch nicht noch belehren lassen. Aber weil die Schmerzen nicht nachließen, besuchte ich am nächsten Abend kleinlaut den vorgeschlagenen Yoga-Kurs – nach der Schule des Yoga-Gurus B. K. S. Iyengar.

Zu meiner großen Überraschung hatten diese neunzig Minuten in meinem Leben merkbare Folgen: Ich bekam einen sehr starken Muskelkater, und zwar an Muskeln, von deren Existenz ich zwar im Anatomiekurs während des Studiums gehört, die ich aber nie zuvor gespürt hatte. Und: Die Rückenschmerzen waren weg. Das hatte ich so nicht erwartet. In den folgenden Jahren konnte ich das immer wieder feststellen. Sobald ich nicht mehr zum Yoga ging, meldeten sich die Rückenschmerzen zurück. Yoga-Übungen – zack – Schmerzen weg.

Yoga gibt Energie, reduziert Stress und lindert Schmerzen

Fast alle Teilnehmer der Yoga-Kurse, die ich besuchte, machten die gleiche Erfahrung wie ich: Nach einer Session fühlt man sich vitaler, die Stimmung bessert sich. Yoga gibt unmittelbar Energie, und dies in einer erstaunlichen Schnelligkeit, die ich so von anderen Bewegungsformen nicht kannte. Also begann ich 2003, eine erste wissenschaftliche Studie zum Yoga und den Auswirkungen auf Stress zu planen. Wir schalteten eine Anzeige, wieder in der *Westdeutschen Allgemeinen Zeitung*, suchten nach Teilnehmern, die sich gestresst fühlten. Zu meiner großen Überraschung waren es über 90 Prozent Frauen, die sich meldeten. Viele waren alleinerziehend und hatten einen anstrengenden Alltag.

Wir beschlossen, die Studie ausschließlich mit stark belasteten Frauen durchzuführen, und teilten sie in zwei Gruppen ein. Die eine erhielt das Angebot, ein- oder zweimal pro Woche kostenlos einen neunzigminütigen Iyengar-Yoga-Kurs zu besuchen, drei Monate lang. Die anderen Teilnehmerinnen vertrösteten wir, versprachen das gleiche Angebot, wenn diese drei Monate vorbei waren. Nach diesem Zeitraum erhoben wir mit Fragebögen das Stressniveau, das psychische Befinden und den Cortisol-Spiegel im Speichel (den Cortisol-Spiegel sogar schon nach jeder einzelnen Yoga-Stunde).

> Yoga gibt unmittelbar Energie, führt zu einer Absenkung des Stresslevels, hebt die Stimmung, Angst und Depressivität bessern sich, Kopf- und Rückenschmerzen werden reduziert.

Die Ergebnisse waren beeindruckend. Yoga führte zu einer ausgeprägten Absenkung des Stresslevels, die Stimmung wurde besser, Angst und Depressivität besserten sich. Aber nicht nur das: Bei vielen Probandinnen reduzierten sich ihre Kopf- und Rückenschmerzen, und zwar drastisch. Bei den meisten führte bereits eine einzige Stunde zu einer deutlichen Absenkung der Stresshormone. Wir publizierten diese (noch kleine) Studie und ließen eine weitere, größere mit zweiundsiebzig Teilnehmerinnen folgen.

Dieses Mal waren wir daran interessiert, ob möglicherweise mehr Yoga noch mehr Wirkung haben würde. Wir teilten die Frauen per Zufallsprinzip in drei Gruppen. Eine Gruppe sollte einmal wöchentlich neunzig Minuten Yoga machen, die zweite doppelt so viel und die dritte wurde erneut vertröstet. Das Ergebnis: Die ersten beiden Gruppen waren ähnlich wirksam. Dass mehr Yoga nicht mehr Effekt brachte, lag allerdings vermutlich daran, dass für viele Frauen zwei Übungseinheiten pro Woche einfach nicht möglich waren und sie sich durch diese Anforderung zeitlich gestresst fühlten.

Yoga ist also ein hervorragendes Mittel gegen Stress, und neunzig Minuten pro Woche reichen aus. Und natürlich ist es ganz gut, wenn zu Hause gelegentlich auch mal die Yoga-Matte ausgerollt wird. Besuchen Sie aber einen Kurs. Immer wieder fragen mich Patienten, ob sie sich das nicht selbst beibringen könnten – über YouTube, eine DVD oder ein Buch. Nein. Viel zu groß ist die Gefahr, dass man sich eine Übung, eine Haltung falsch angewöhnt, es zu Fehlbelastungen oder auch einer Verletzung kommt.

In den folgenden Jahren überschlugen sich geradezu die Forschungsergebnisse. Vor allem bei meiner persönlichen Schwachstelle, Rückenschmerzen, belegen inzwischen zahlreiche Untersuchungen, wie effizient Yoga ist – nämlich wirksamer als die meisten anderen Therapien. In einer Zusammenarbeit mit dem Berliner Iyengar-Institut konnten wir das 2012 auch bei chronischen Nackenschmerzen zeigen. Andere Studien belegten die Wirksamkeit von Yoga bei Kopfschmerzen, Bluthochdruck und Weichteilrheuma. Auch bei chronisch entzündlichen Darmerkrankungen, so die Erkenntnisse der Kollegen aus Essen, führte Yoga zu einer merklichen Beschwerdelinderung.

Yoga unterstützt die Krebsbehandlung

Yoga ist aber ebenso, das hat mich am meisten beeindruckt, als ergänzende Therapie bei Krebserkrankungen wirksam. So konnten US-amerikanische Forscher belegen, dass Frauen, die unter Brustkrebs litten, eine prägnante Erhöhung ihrer Lebensqualität erfuhren, wenn sie über mehrere Wochen hinweg einen Yoga-Kurs besuchten. Gegen die häufige Fatigue, die starke Müdigkeit, die während und nach einer Krebstherapie auftreten kann und die den Alltag stark einschränkt, gibt es bisher kein besseres Mittel.

> Es gibt kaum einen Bereich, in dem Yoga nicht sinnvoll wäre.

Die Essener Arbeitsgruppe um den Psychologen Holger Cramer hat eine Fülle von Metastudien zur Wirksamkeit von Yoga veröffentlicht. Die Liste der Erfolge reicht von klimakterischen Beschwerden bis zur Mitbehandlung von Herzkrankheiten und Bluthochdruck. Selbst Vorhofflimmern, eine Herzrhythmusstörung, die nur schwer mit Medikamenten in den Griff zu kriegen ist, verringert sich. Es gibt kaum einen Bereich, in dem Yoga nicht sinnvoll wäre.

Es ist jedoch schwer, aus der Fülle der Angebote das Richtige herauszufiltern. Leider ist die Bezeichnung »Yoga-Lehrer« nicht geschützt. Dahinter kann sich eine mehrjährige Intensivausbildung verbergen oder auch nur ein dreiwöchiger Kurs. Die Iyengar-Schule geht aber sehr sorgfältig vor, ich kann sie empfehlen. Sie arbeitet zudem mit Hilfsmitteln wie Blöcken und Seilen. Iyengar-Yoga-Lehrer haben auf alle Fälle eine mehrjährige Ausbildung, und für die medizinische Yoga-Therapie werden noch höhere Anforderungen gestellt.

Welches Yoga zu Ihnen passt

Bei anderen Schulen ist es wichtig, darauf zu achten, dass sie vom Berufsverband der Yoga-Lehrenden anerkannt sind. Dies ist ein gewisses Gütesiegel. Dennoch sollten die Standards noch besser definiert werden. So gibt es viele gute Yoga-Schulen, von Iyengar bis Ashtanga, von Kundalini bis Vini, von Sivananda bis Vinyasa – aber nicht alles ist für alle geeignet. Nutzen Sie die Probestunden, um auszuprobieren, was Ihnen liegt!

Manche Menschen fürchten religiöse oder esoterische Elemente im Yoga. Ich kann Sie da beruhigen. Die Gebetshaltung der Hände oder das Chanten (Singen) von Om sind nicht unbedingt mit religiöser Praxis gleichzusetzen, sondern erst einmal nur Teil der hinduistischen Tradition. Ein Guru ist in Indien auch kein Sektenführer, sondern ein Lehrer, der allerdings hochgeachtet ist. Wer möglichen spirituellen Anmutungen aus dem Weg gehen will, sollte Iyengar-Yoga lernen, da es sehr nüchtern und körperbezogen ist. Die Räume sehen meist aus wie eine Praxis für Physiotherapie. Für Yoga braucht man weder Räucherstäbchen noch eine Buddha-Statue, einzig zwei Quadratmeter, um eine Yoga-Matte auszurollen. Das macht es für mich auch so attraktiv. Weiß man einmal, wie es geht, kann man es mühelos zu Hause praktizieren. Es ist wirksam und kostengünstig.

Menschen mit medizinischen Problemen sollten die Wahl ihres Yoga besonders sorgsam treffen. Bikram-Hot-Yoga zum Beispiel, das in 40 Grad heißen Räumen eine große Anstrengung bedeutet, eignet sich nicht für Menschen mit gesundheitlichen Beschwerden. Rheuma- und Arthrose-Patienten, vor allem solche mit Knie- und Meniskusschäden, müssen besonders Vorsicht walten und sich von einem erfahrenen Yoga-Lehrer beraten lassen. 2012 erschien von dem US-amerikanischen Wissenschaftsjournalisten William J. Broad *The Science of Yoga. Risks and Rewards*, das Buch schaffte es sogar in die Bestsellerlisten der *New York Times*. Zum ersten Mal wurde hier die Verletzungsgefahr durch Yoga thematisiert. So sollten zum Beispiel Menschen mit einer angeborenen Hypermobilität, einer genetisch vorbestimmten großen Beweglichkeit ihrer Gelenke, deshalb möglicherweise kein Yoga ausüben oder nur unter Anleitung sehr erfahrener Lehrer. Auch für Menschen, die unter einem Glaukom, unter erhöhtem Augeninnendruck leiden, sind manche Yoga-Übungen nicht geeignet. Generell aber gilt, dass Yoga genauso sicher und nebenwirkungsarm ist wie normale Physiotherapie und leichter Sport. Und denken Sie auch bei Yoga immer daran, auf die Signale des Körpers zu achten. Es kommt nicht darauf an, unbedingt den Kopfstand auszuführen oder besonders tief mit den Händen auf den Boden zu kommen. Es geht vor allem darum, den Körper zu spüren.

Wenn es nach mir ginge, würde ich Yoga in den Schulsport integrieren. Es ist eine Bewegungsmethode, die man ein Leben lang ohne Aufwand ausführen kann, und die vor allem nicht dazu führt, was Schulsport sonst bewirkt – Frustration. Man muss keine Leistung erzielen. Wir testen das gerade in einer Studie mit Berufsschülern. Yoga wird gut angenommen, reduziert Stress und fördert das Wohlbefinden auch bei Jugendlichen.

Was Yoga so besonders macht

Wie kann Yoga in manchen Bereichen dem Sport überlegen sein? Womöglich ist Yoga so besonders, weil hier insgesamt fünf Elemente miteinander kombiniert werden:

1. Es stärkt die Muskeln.
2. Es verbindet die Körperkoordination mit dem Atem – wie wichtig das ist, wissen viele Leistungssportler, um im Zusammenspiel von Körper und Kreislauf die optimale Wirkung zu erzielen.
3. Es führt zu einer tiefen Entspannung – vor allem bei der meist abschließenden Position Shavasana (Totenstellung).

4. Es dehnt stark, was zu einer Ausschüttung von Endorphinen führt und dadurch das so wichtige vegetative Nervensystem beruhigt. In einer Studie haben US-Wissenschaftler zunächst Yoga mit Physiotherapie bei Rückenschmerzen verglichen und festgestellt, dass Yoga der Physiotherapie überlegen war. In einer zweiten Studie haben sie die Physiotherapie mit intensiven, dem Yoga angelehnten Dehnungsübungen versehen. Danach war sie fast genauso gut wie das Yoga.
5. Yoga wirkt auf die Faszien. Durch die besondere Mischung aus Strecken, Drehen und Umkehren lockert und pflegt Yoga das Bindegewebe und die Faszien.

Der achtstufige Weg des Yoga

Bei Yoga denken wir im Westen vor allem an die Körperübungen (**Asanas**). Nach der klassischen Lehre sind es aber insgesamt acht Stufen, die das ganzheitliche Yoga ausmachen. So können Atemübungen (**Pranayama**) über das vegetative Nervensystem tief gehende körperliche Wirkungen erzielen – den Körper etwa bei starker Hitze abkühlen oder bei Kälte erwärmen. Es gibt für nahezu jeden Zweck spezielle Übungen. Inzwischen hat man nachgewiesen, dass Pranayama-Techniken gute Effekte auf das Lungenvolumen bei chronisch obstruktiver Lungenerkrankung (COPD) haben, dass sie den Herzrhythmus stabilisieren und sogar relativ schnell die Genexpression beeinflussen können. Letzteres bedeutet, dass auf der molekularen Ebene Entzündungen reduziert werden. Proteine, die beispielsweise zu Diabetes und Arteriosklerose beitragen, werden in der Produktion heruntergefahren, wobei man solche epigenetischen Phänomene sonst eher nur mit Medikamenten auslösen kann. Die meisten Studien untersuchen allerdings die Kombination aus Asanas und Pranayama, sodass man nicht ganz auseinanderdividieren kann, was genau die Heilwirkung erzielt.

Wie stark Atmen wirken kann, habe ich am eigenen Leib erfahren. Ein Yoga-Lehrer zeigte mir aktivierende Atemübungen, darunter die sogenannte Blasebalg-Atmung (Bhastrika Pranayama). Ich war begeistert. Am nächsten Abend fühlte ich mich nach der Arbeit etwas erschöpft und fing an, über eine Dreiviertelstunde lang diese und andere Übungen mit großer Geschwindigkeit zu machen. Anfangs fühlte ich mich topfit und hellwach. Doch die »Rechnung« folgte: Nachts schlief ich sehr unruhig, und am nächsten Nachmittag lag ich mit einem Infekt im Bett. Anstatt auf meine Erschöpfung zu hören und mich mit Übungen zu entspannen, hatte ich in meinem Körper ein Feuer entfacht.

Zum achtstufigen Weg des Yoga gehören weiterhin noch die Disziplin der Sinne (**Pratyahara**) und die Konzentration (**Dharana**). Der indische Gelehrte Patanjali, der irgendwann zwischen dem zweiten Jahrhundert v. Chr. und vierten Jahrhundert n. Chr. gewissermaßen den Leitfaden des Yogas verfasst hat, machte die Fokussierung als wichtigstes Element aus: »Yoga ist die Fähigkeit, den Geist ausschließlich auf ein Objekt zu richten und diese Ausrichtung ohne jede Ablenkung aufrechtzuerhalten.«

Eine weitere Stufe ist die Selbstdisziplin (**Niyama**), dazu zählen körperliche Hygiene sowie die Entwicklung einer Kultur der Zufriedenheit und eines gesunden Lebensstils. Die ethische Basis ist **Yama**, die Rücksicht gegenüber anderen Lebewesen, was auch die Empfehlung zu vegetarischer Ernährung einschließt. Das Ziel der körperlichen Übungen ist vor allem, sich lange sitzend der Meditation (**Dhyana**) widmen zu können, die dann (möglicherweise ...) zu **Samadhi**, der All-Einheit und einer überbewussten Erfahrung führt. Zu betonen ist, dass Yoga keine Religion ist. Von Denggläubigen in Indien wird Yoga sogar wegen seiner nicht eindeutigen hinduistischen Ausrichtung abgelehnt.

Yoga – oft wirkungsvoller als Sport und Physiotherapie

Ich mache regelmäßig Yoga und bin trotzdem immer wieder erstaunt, wie zielsicher mit verschiedenen Positionen körperliche Effekte erwirkt werden können. So sind Vorwärtsbeugen eher beruhigend, Rückwärtsbeugen hingegen stark stimulierend und wach machend. Es gibt Übungen, die den Schlaf fördern, und welche, die ihn verhindern. So etwas kennen wir von unserem westlichen Sport nicht, und die moderne Wissenschaft kann das allein mit Hormonen und Molekülen nicht erklären. Ein weiteres Alleinstellungsmerkmal beim Yoga ist die enorme Feinheit und Präzision der Körperhaltungen und -bewegungen. »Alignment« heißt das Fachwort: Ausrichtung. Um jeden Millimeter wird gerungen, und die Feinabstimmungen haben eine Präzision, wie sie unsere europäische Physiotherapie nicht kennt.

Alleinstellungsmerkmal beim Yoga ist die enorme Feinheit und Präzision der Körperhaltungen und -bewegungen.

Yoga ist damit auch angewandte Anatomie. Umso überraschender ist, dass diese Kenntnis von Muskeln, Sehnen, Bändern, Faszien und Organen schon existierte, bevor erst sehr viel später anatomisches Wissen an Leichen erworben wurde. Einmal wurde ich bei einem Besuch in Indien Zeuge von diesem erstaunlichen Können: B. K. S. Iyengar zeigte mir einen Patienten nach einer Bypass-Operation, der Atemnot hatte. Mein erster Gedanke als Mediziner: Die Bypässe haben sich wieder verschlossen. Das war aber nicht der Fall. Iyengar betastete den Patienten und stellte fest, dass seine Rippen nach dem schweren operativen Eingriff blockiert waren, die Narbe ermöglichte nur sehr flache Atembewegungen des Brustkorbs. Mit gezielten Anleitungen zeigte er ihm, wie er die Rippen besser dehnen konnte, um den gesamten Brustkorb für die Atmung zu nutzen. Zügig waren die Atemprobleme behoben.

Die Schnelligkeit des Atems, die sich durch Yoga oder Meditation senken lässt, erlaubt übrigens eine Prognose nach einem Herzinfarkt. An der Technischen Universität München wurde von 2000 bis 2005 eine Studie mit knapp 1000 Infarktpatienten durchgeführt. Zweiundsiebzig von ihnen waren einige Jahre später verstorben, und es bestätigte sich: Patienten, die schneller atmeten, hatten ein größeres Risiko, schneller zu versterben.

Ähnlich wie das Iyengar-Beispiel mit dem Brustkorb lässt sich vermutlich die hervorragende Wirkung von Iyengar-Yoga bei Frauen nach einer Brustkrebserkrankung erklären. Operation, Bestrahlung sowie Chemotherapie beeinträchtigen das Körpergefühl und damit auch die Beweglichkeit der Rippen. Durch Yoga können

Brustkorb und Atmung wieder freier und ein angenehmes Körpergefühl hergestellt werden.

Ein Beitrag im Magazin *GEO* über die Iyengar-Schule trug den Titel »Schmerz ist dein Meister«. Der Artikel erschien 1990 und wurde häufig fehlinterpretiert. Gemeint ist nicht, dass Yoga Schmerzen verursachen muss, aber wir müssen lernen, die Grenzen zu spüren. Das kann bei Dehnung oder Muskelstärkung schon mal wehtun. Dieser Schmerz unterscheidet sich aber von solchen, die uns Leiden bereiten – in der Naturheilkunde nennt man das »Wohlweh«. Mit dem dosierten und kontrollierten Schmerz arbeiten einige Massage- und Physiotherapietechniken, in gewissem Maße auch Akupunktur und Schröpfen. Yoga hilft uns, das Spüren und die Achtsamkeit zu finden, es nutzt die »Intelligenz des Körpers«, wie Iyengar es beschrieben hat.

Betrachte ich die wissenschaftliche Datenlage, die große Wirksamkeit und Sicherheit, bleibt unverständlich, warum nicht mehr Krankenhäuser Yoga anbieten und Krankenkassen die Kosten nicht übernehmen. Zwar gibt es die Möglichkeit, nach Paragraf 20 SGB V (Sozialgesetzbuch, Fünftes Buch) einen Teil bei der Krankenkasse als Präventionsmaßnahme erstattet zu bekommen. Aber der Nutzen liegt ja vor allem in der Therapie, nicht nur in der Prävention. Es gibt jedenfalls keinen vernünftigen Grund, orthopädische Injektionen und alle möglichen Operationen zu vergüten, während das gleich effektive, wenn nicht sogar überlegene Yoga aus eigener Tasche bezahlt werden muss.

Meditation – die Kunst der inneren Einkehr, der Stille, des Nichtdenkens

Meine erste praktische Erfahrung mit Meditation hatte ich während meiner Mind-Body-Ausbildung an der Harvard Medical School bei Herbert Benson. Mein Einstieg war allerdings nicht gerade rühmlich. Peg Baim, Bensons Expertin für Meditation, forderte uns auf, auf unseren Atem zu achten und die Stille nicht durch Gedanken stören zu lassen. Wenn Gedanken auftauchten, sollten wir sie begrüßen – und wieder verabschieden. Keineswegs sollten wir bei ihnen verharren, sondern sie eben weiterschicken.

Mir fiel das sehr schwer, da ich beruflich viel mit Denken beschäftigt bin. Ich saß in meinem Stuhl (man muss nicht unbedingt auf dem Boden sitzen) und versuchte es. Nach drei, vier Minuten beruhigten sich meine Gedanken ein wenig, aber plötzlich stieg ein starkes Angstgefühl in mir auf. Ich wollte schon aufhören und den Raum verlassen, aber das war mir doch ziemlich peinlich, also versuchte ich, meine Angst zu bewältigen. Nach einiger Zeit verschwand die Panik und tauchte auch nie wieder bei meinen Meditationen auf.

Dass Angst hochkommt, ist bei ersten Meditationsversuchen nicht ungewöhnlich. Wahrscheinlich ist es sehr fremd für das Gehirn, auf einmal mit Leere umgehen zu müssen. Diese Leere, dieses Nichtdenken ist letztlich entscheidendes Kriterium bei einer Meditation. Zentral ist hier also die gewusst gewählte Erfahrung der Stille, die Unterbrechung des permanent fließenden Gedankenstroms. Manche bezeichnen diese automatisierte Aktivität des Gehirns auch respektlos als »Affenstall« oder »Autopilot«. Für die meisten Menschen ist es die völlig unerwartete Einsicht, wie schwer es ist, *nicht* zu denken.

Durch Stillsein und Nichtdenken können wir zu Einsichten kommen, die uns durch Nachdenken nicht möglich wären.

Meditatio bedeutet von seinem lateinischen Ursprung her »zur Mitte ausrichten«. Es ist eine Rückkehr zu einer vorsprachlichen Erfahrung. Wir alle haben schon ein Bewusstsein gehabt, bevor wir sprechen konnten. Sobald die Sprache da ist, dominiert sie alles. Und so erfolgreich sie unser Leben gestaltet, so sehr kann sie uns bei Entspannung und Ruhe behindern. Schon vor mehr als zwei Jahrzehnten haben Stressforscher darauf aufmerksam gemacht, dass nicht nur Situationen anstrengend sind – das Nachdenken darüber ist es nicht minder. So kann es passieren, dass die Erinnerung ausreicht, um ein Trauma wieder körperlich in uns wachzurufen. Sorgen, Grübeleien und ein Sich-im-Kreis-Drehen der Gedanken können den Körper in einen Dauerstress versetzen. Dabei bringt das meist keine Lösung, denn viele Probleme lassen sich durch Denken allein nicht lösen.

Hierin liegt auch der zentrale Unterschied zur Psychotherapie oder zu Gesprächen: Meditation setzt vor der Sprache an. Durch dieses Stillsein und Nichtdenken können wir zu Einsichten kommen, die uns durch Nachdenken nicht möglich wären. In der Stille schafft es unser Hirn anscheinend, über sonst verschlossene Wege aufgrund des sonst andauernden Denkens Lösungen zu finden.

Sämtliche Formen von Meditation berücksichtigen das Wissen, dass es für den Menschen äußerst schwer ist, nicht zu denken. Um sie zu erleichtern, werden verschiedene Hilfsmittel angewandt, zum Beispiel monotone Wortfolgen – Mantras –, die vor allem dazu dienen, unseren ruhelosen Geist zu beschäftigen. Man wiederholt sie und konzentriert sich beispielsweise zugleich auf die Farben oder Bilder, die vor den geschlossenen Augen auftauchen. Bei der Zen-Meditation wird versucht, die Konzentration zu bündeln, etwa durch konzentriertes, fokussiertes Schauen auf eine Kerze. Eine andere Zen-Technik sind paradoxe Denkaufgaben, die Kōane, das sind nicht mit Vernunft zu lösende Worträtsel, erst nach langer Meditation wird hier ein anderes Verständnis gesucht.

Die wissenschaftliche Erforschung der Mind-Body-Medizin hatte sich übrigens die Transzendentale Meditation als Ausgang genommen, ihre Wirkungen auf den Körper sind deshalb gut untersucht (Blutdrucksenkung, Minderung von Stress und Linderung von Schmerzen). Trotzdem empfehle ich sie nicht, denn für die Übergabe eines Mantras wird Geld verlangt. Das widerspricht der Meditation, wie sie im indischen Yoga praktiziert wird.

Achtsamkeit – das Rezept zur Stressreduktion

In den vergangenen zehn Jahren hat sich am stärksten die Achtsamkeitsmeditation verbreitet. Dabei konzentriert man sich nicht auf etwas, man wiederholt auch keine Worte, sondern man nimmt wahr, eingeübt in der Stille: Was passiert gerade im Körper, in den Gedanken und den Gefühlen – ohne es zu bewerten. Weiterentwickelt und in die Medizin eingeführt wurde die Achtsamkeitsmeditation von dem schon erwähnten Molekularbiologen und

Stressforscher Jon Kabat-Zinn (siehe Seite 24). Um sie von ihren religiösen Bezügen zu befreien und dadurch für jeden Menschen zugänglich zu machen, entkleidete er sie ihrer buddhistischen und spirituellen Ansätze. Dadurch hatte sich diese säkularisierte Form der Meditation weltweit stark verbreiten können.

Vor allem nutzt sie zwei Techniken: Zum einen wird beim Body Scan der Körper wie bei einem CT-Scan von Kopf bis Fuß abgetastet, nur hier nicht technisch und bildgebend, sondern mithilfe der Wahrnehmung. So kann es sein, dass man dabei erstmalig spürt, wo ein Schmerz wirklich sitzt und wie er sich genau anfühlt. Es kann aber auch sein, dass angenehme Körpergefühle erst durch diese Übung wahrgenommen werden. Bei der Achtsamkeitsmeditation wird die Aufmerksamkeit zunächst auf den Atem gelenkt, gleichzeitig werden auftauchende Gedanken benannt, zum Beispiel finanzielle Sorgen oder Ärger in der Familie, um sich dann ganz entschieden wieder von ihnen zu lösen.

Bei leichten und mittelschweren Depressionen ist die Achtsamkeitsmeditation genauso wirksam wie antidepressive Medikamente.

Jon Kabat-Zinn hat ein achtwöchiges Übungsprogramm, das Mindfulness-Based Stress Reduction-Program (MBSR), daraus konzipiert. Die Teilnehmer sollen während dieser Zeit täglich 45 Minuten lang bestimmte meditative Übungen durchführen. Dieser sicher beachtliche Zeitaufwand lohnt sich: Eine große Anzahl von Studien konnte inzwischen die sehr gute Wirksamkeit von MBSR bei vielen chronischen Erkrankungen nachweisen. Sie zeigen deutliche Heilwirkung oder zumindest eine Linderung der Beschwerden bei chronischen Rückenschmerzen, Depressionen und Stress. Bei leichten und mittelschweren Depressionen ist die Achtsamkeitsmeditation genauso wirksam wie antidepressive Medikamente. Wirklich segensreich ist sie bei sehr schweren unheilbaren Erkrankungen wie Krebs oder Multipler Sklerose. Die Gedankenunterbrechung ermöglicht den Betroffenen, ihre Zukunftsängste beiseitezuschieben und wieder in die Gegenwart, in den Moment zurückzukehren. Dabei wird oft festgestellt, dass das Befinden gar nicht so schlecht ist. Das wiederum kann Anspannung reduzieren, Schmerzen lindern und das Immunsystem in seiner Funktion verbessern.

Tatsächlich ist eine der spannendsten Wirkungen von Meditation, dass Schmerzen zwar nicht verschwinden, aber längst nicht mehr als so belastend empfunden werden. So haben Forscher Studienteilnehmern einen Schmerzreiz – einen Nadelstich oder Hitze – zugefügt und anschließend im Kernspintomograf die Aktivierung der Schmerzzentren im Gehirn untersucht. Menschen, die regelmäßig meditieren, zeigen dabei nur die Hälfte der Aktivierung der Schmerzzentren im Gehirn. Meditation führt also nicht nur zum besseren Aushalten von Schmerz, sondern sogar zur realen Reduktion der Wahrnehmung des Schmerzes im Gehirn – dem eigentlichen Ursprungsort des Schmerzes.

Vor allem bei chronischen Erkrankungen, die meist nicht ausgeheilt werden können, ist Meditation sehr wohltuend, da sie das Akzeptieren von Symptomen schult, die sich nicht mehr wegtherapieren lassen. Und weil völlige Gesundheit für fast niemanden lebenslang zu erreichen ist, macht das den Ansatz der Meditation so wertvoll. Nicht umsonst hat Kabat-Zinn sein erstes Buch *Full Catastrophe Living* genannt. Beim deutschen Titel: *Gesund durch Meditation* kommt die Essenz dieses Grundlagenwerks leider nicht entsprechend »rüber«, nämlich dass Chaos, Kummer und Krankheit eben auch zum Leben gehören. Meditation kann helfen, trotz dieser Einsicht glücklich zu sein.

Wichtigster Wirkmechanismus der Achtsamkeit ist die Distanzierung vom eigenen Leiden

Selbst lernte ich Jon Kabat-Zinn 1999 kennen, Gustav Dobos hatte ihn in die Essener Klinik für Naturheilkunde zu einer Fortbildung eingeladen. Wir mieteten eine einfache Schulturnhalle und meditierten als Gruppe mehrfach dreißig bis fünfundvierzig Minuten, immer wieder unterbrochen von Präsentationen und Diskussionen wissenschaftlicher Ergebnisse zur Schuppenflechte (Psoriasis), zu Weichteilrheumatismus (Fibromyalgie) oder zur Posttraumatischen Belastungsstörung. Es war eine heitere, inspirierende Atmosphäre, und den Jetlag merkte man unserem Gast nicht an. Als die Veranstaltung zu ihrem Abschluss kam, waren wir entschlossen, die Achtsamkeitsmeditation in die Essener Klinik als Therapie einzuführen.

Ihr wichtigster Wirkmechanismus ist die Distanzierung vom eigenen Leiden. Fachsprachlich nennen wir das Metakognition – das Einnehmen einer Beobachterposition, vergleichbar mit einer Vogelperspektive. Aus eigener Meditationserfahrung weiß ich: Wenn man gut dranbleibt, kann man sich auch bei schwersten Sorgen freimachen und distanzieren von dem, was belastet. Natürlich bleiben Schmerz und Trauer, aber sie zehren nicht mehr so an einem.

Meist belegen wir alles, was passiert, umgehend mit einem Gefühl, oft einem negativen.

Weiterer großer Pluspunkt ist das Nicht-Bewerten. Meist belegen wir alles, was passiert, sofort mit einem Gefühl, oft einem negativen. Sieht man auf der Autobahn die Bremslichter der Wagen vor einem aufleuchten, beginnt man automatisch zu »katastrophisieren«: ein schwerer Unfall? Wie lange werde ich im Stau stehen? Was passiert, wenn ich nicht pünktlich erscheine? Usw. Meditiert man regelmäßig, verfestigt sich das Nicht-Bewerten – in Situationen, die ich ohnehin gerade nicht ändern kann. Entscheidend ist auch die verbesserte Kommunikation mit anderen, weil man nicht gleich alles zu kommentieren versucht, sondern die Dinge erst mal so wahrnimmt, wie sie sind. Selbst wenn man mal Ärger verspürt, verliert man nicht die Kontrolle, sondern kommt in eine Beobachterposition, eine Einsichtsposition, die übrigens auch dem ähnelt, was bei »Gewaltfreier Kommunikation« gelehrt wird, um etwa zu friedlichen Konfliktlösungen zu kommen.

Schließlich ist die Achtsamkeit noch mit grundlegenden Tugenden verbunden: Da ist die Haltung der Neugier, die es zu bewahren gilt (was zum Beispiel der Apple-Gründer und Buddhist Steve Jobs immer für sich reklamiert hatte). Weiterhin kommen das Mitgefühl, die Empathie (»*compassion*«), die Freude sowie Geduld hinzu.

Für auf den Körper bezogene Menschen eignet sich als Einstieg am besten ein Fokussieren auf den Atem. Für Menschen, die nicht abschalten können, ist das Benennen auftauchender Gedanken hilfreich, bevor man diese verabschiedet oder bildhaft in eine

Schublade packt. Wer spirituell interessiert ist, könnte die Vipassana-Meditation ausprobieren.

Meine Wahl fiel auf eine mystische Meditation aus Indien, eine Mantra-Meditation, bei der man die Augen schließt und sich darauf konzentriert, was zu sehen ist und welche Bilder auftauchen. Zu dieser Jyoti-Meditation machten wir auch zwei Studien. Einige Patienten mit Nackenschmerzen, die im Durchschnitt seit über zehn Jahren bestanden, wurden in dieser Meditation unterwiesen, andere sollten wieder warten. Nach zwei Monaten zeigte sich, dass die Meditationsgruppe signifikant weniger Schmerzen hatte. Wobei die eingeschränkte Bewegung nicht verschwunden war – was wiederum demonstrierte, dass es bei der Meditation um eine Beeinflussung des Gehirns geht und nicht um Wunderheilungen.

Eine Fülle von Studien zur Meditation haben faszinierende Ergebnisse erbracht. So konnte das Team von Herbert Benson 2013 dokumentieren, dass eine regelmäßige Achtsamkeitsmeditation bereits nach relativ kurzer Zeit die Genexpression günstig beeinflusst. Andere Forscher bewiesen, dass sich durch Meditation die Telomerase-Aktivität sehr verbessern kann – Telomerase sind jene Enzyme, die die Erbsubstanz reparieren. Die Gehirnforschung konnte zudem darlegen, dass die Dichte der Grauen Substanz in unserem Hirn in ganz wesentlichen Bereichen, die für Lernen, Emotionen und perspektivisches Denken zuständig sind, zunimmt, während die (sonst leider übliche) Atrophierung, also der Schwund von Nervenzellen, im Alter zurückgeht.

Meditation wirkt im Gehirn positiv auf die Bereiche, die für das Lernen, Emotionen und perspektivisches Denken zuständig sind.

Meditation ist in Studien auch meist anderen Entspannungsverfahren überlegen, zum Beispiel der Progressiven Muskelentspannung, die Patienten oft vorziehen, weil sie nur kurz dauert. Trotzdem unterliegt sie den positiven Effekten der Meditation, wenn es etwa um Bluthochdruck geht. Meditation ist einfach das wirksamste Verfahren der Mind-Body-Medizin.

Nehmen Sie sich Zeit, das Dranbleiben lohnt sich: Beim MBSR sollten Sie fünfundvierzig Minuten täglich (einschließlich des Body Scans), bei der Transzendentalen Meditation vierzig Minuten und der Jyoti-Meditation dreißig bis sechzig Minuten meditieren. Wer nicht so lange still sitzen kann, dem empfehle ich, vorher zu joggen oder Yoga zu machen und erst dann – in die Entspannung hinein – zu meditieren.

Es gibt also vier Gründe, warum es sich auf jeden Fall lohnt, zu meditieren.

1. Die Meditation löst die bereits erwähnte Entspannungsantwort (»*relaxation response*«) im Körper aus, und zwar im Vergleich zu anderen Verfahren am wirkungsvollsten.
2. Das Gehirn spricht in einem Maße auf Meditation an, dass man fast den Eindruck bekommen könnte, sie sei ein Programm, auf das der Körper nur gewartet hat. Meditation und Yoga helfen dabei, in unserem so stark beschleunigten Leben eine neue Balance zu finden. So hat die unglaubliche Verdichtung der sprachlichen Beschäftigung die körperliche Arbeit weitgehend abgelöst, die Gedanken »türmen« sich gleichsam im Kopf auf und die Stresshormone können nicht mehr abgebaut werden. Meditation kann hier einen Ausgleich bieten.
3. Meditation schärft die Konzentration und Fokussierung. Es hat für manche ein »Gschmäckle«, dass Firmen Meditation zur Effizienzsteigerung einsetzen. Dagegen ist nichts einzuwenden, aber das ist nicht ihr eigentlicher Sinn.
4. Schließlich ist da der Weg zur Spiritualität, der verbunden ist mit Fragen nach dem Sein und Sinn des Lebens, mit der Suche nach Antworten, mit einer bestimmten Sehnsucht der meisten Menschen, ganz gleich, ob sie religiös sind oder nicht. Selbst Atheisten können sich diesen Dingen in der Meditation widmen. Die Begrenztheit eigenen Tuns und Handelns wahrzunehmen kann in der permanenten Auseinandersetzung mit dem Alltag auch etwas Tröstendes haben. »Jeder Mensch muss sterben, vielleicht sogar ich«, hat der Komiker Karl Valentin, ein Hypochonder, gesagt.

Also: Lassen Sie sich einführend in Meditation unterweisen, live oder über ein Audio-Medium. Versuchen Sie, regelmäßig Zeit dafür zu finden – daran scheitere ich leider öfter, aber das ist Leben. Der

Morgen ist besser als der Abend, weil das Gehirn noch nicht so überladen ist. Meditieren Sie dreißig Minuten, am Anfang eher halb so lang, dann aber sollten Sie die Dauer kontinuierlich steigern. Suchen Sie sich eine Sitzposition, in der Sie sich möglichst wohlfühlen, es muss keinesfalls der Lotussitz sein. Sie können auch gerade auf einem Stuhl sitzen. Und jetzt los: »*Don't wait – meditate.*«

Langsames Atmen verlängert das Leben

Sowohl Pranayama, das yogische Atmen, als auch Meditation führen dazu, dass wir etwas langsamer atmen (im Übrigen ist das auch eine positive Folge von Ausdauersport). Üblicherweise atmen wir fünfzehn Mal pro Minute, bei Stress und körperlicher Anstrengung häufiger. In vielen Yoga-Übungen, ebenso beim Qigong, wird angestrebt, dieses Tempo auf sechs Atemzüge zu reduzieren. Das führt zu einem langsameren Puls und ist für Herz, Blutgefäße und Organe vermutlich sehr gesund. In alten Yoga-Schriften geht man noch einen Schritt weiter: In ihnen wird behauptet, dass für jeden Menschen die Anzahl seiner Atemzüge im Leben feststeht. Man mag das als mystische Legende abtun, interessant ist aber, dass ein langsamer Atem, vor allem bei Herzkranken, tatsächlich mit einer längeren Lebensdauer verbunden ist.

Meditation führt allgemein zu einem langsameren Atmen, wobei eine ähnliche Wirkung durch das Gebet erzielt wird – nach dem US-amerikanischen Konzept der Mind-Body-Medizin gehört es deshalb dazu. Das mag bei Ihnen vielleicht ein Stirnrunzeln hervorrufen – Gebet, eine medizinische Therapie? Natürlich wird üblicherweise aus anderen Gründen gebetet, doch unabhängig davon hat es eine positive Reaktion auf unsere Gesundheit. Selbstverständlich entstand die fernöstliche Tradition des Betens nicht, um Bluthochdruck oder Kopfschmerzen zu behandeln, sondern um ein religiöses Ziel zu erreichen. Es wird nur wenige Menschen geben, die ohne religiösen Hintergrund allein aus therapeutischen Gründen anfangen zu beten. Doch wenn jemand das ohnehin tut, kann er sich darüber freuen, dass dies auch eine medizinische Wirkung hat.

Einer der Forscher, der besonders aufsehenerregende Ergebnisse dazu veröffentlicht hat, ist der italienische Physiologe und Internist Luciano Bernardi von der Universität Padua. Er und sein Team haben sich mit der positiven Wirkung des langsamen Atmens beschäftigt. In einigen Studien konnten sie genau das nachweisen: dass ein Atmen entsprechend alter Yoga-Techniken – mit nur sechs Atemzügen pro Minute – bei Patienten, die an Herzschwäche erkrankt sind, zu guten Effekten führte. Diese Menschen atmen oft sehr schnell, in dem Wunsch, mehr Luft zu bekommen. Doch ihre Atemzüge sind auf diese Weise sehr flach. Oft reichen die flachen Luftbewegungen nicht aus, um den notwendigen Gasaustausch in den Lungenbläschen, also die Kopplung von Sauerstoff an die roten Blutkörperchen, zu erreichen. In der Folge atmen sie noch schneller, weil sie Atemnot verspüren.

Der Sauerstoffgehalt im Blut nimmt zu, sobald wir ruhig und langsam atmen.

Bernardi und seine Kollegen legten dar, dass der Sauerstoffgehalt im Blut zunimmt, sobald man die Patienten anweist, ruhig und langsam zu atmen. Durch diese Beobachtung begannen sie sich auch für andere Gebets- und Meditationstechniken zu interessieren, unter anderem für jene, die mit Mantras arbeiten, den langsamen und sich wiederholenden Wortfolgen. In Asien haben sich viele Meditationstechniken entwickelt, die Mantras nutzen, in der christlichen Tradition gibt es das Rosenkranzgebet, das mit regelmäßigen Wortfolgen, sogenannten Gesätzen, abläuft. Beim Rosenkranzgebet wird ein Gebetszyklus jeweils über einen Atemzug gesprochen, wobei ein solcher ungefähr zehn Sekunden dauert – wieder hat man hier die sechs Atemzüge aus dem Yoga. Bernardi und seine Mitarbeiter studierten dabei die Rhythmen von Pulsschlag und Atem sowie die feine Steuerung durch das autonome Nervensystem in drei Situationen: dem Sprechen des Ave Maria auf Latein, dem normalen Sprechen ohne Gebet sowie dem tibetischen »*Om mani padme hum*«, einem uralten Mantra.

Interessanterweise führten sowohl das Ave Maria als auch das tibetische Mantra zur einer Atemfolge von sechs Luftzügen pro Minute und zu einer erstaunlichen Synchronisation und damit

Verbesserung der Herz-, Lungen- und Atemrhythmen. Selbst Blutdruck und Herzfrequenz sanken, sogar die Gehirndurchblutung verbesserte sich. Beim normalen Sprechen hingegen holten die Studienteilnehmer mehr als doppelt so oft Luft – 14 Mal in der Minute.

Religiöse Gebets- und Mantra-Wiederholungen scheinen also trotz unterschiedlicher Ausrichtung ungemein günstige Effekte auf unseren Körper zu haben. Aber nicht nur das Gebet ist gesund, auch häufige Gottesdienstbesuche wirken positiv auf unsere Gesundheit, so das Resultat der bisher größten Studie dazu, veröffentlicht 2016 im Journal *JAMA Internal Medicine*. In der Nurses-Health-Studie wurden Gesundheit und Krankheit von etwa 75 000 Krankenschwestern über sechzehn Jahre engmaschig dokumentiert. In diesem Zeitraum kam es zu 13 500 Todesfällen. Nachdem man Risikofaktoren wie Rauchen, einen hohen Cholesterinspiegel oder mangelnde Bewegung statistisch ausgeschlossen hatte, zeigte sich, dass Frauen, die mindestens einmal wöchentlich den Gottesdienst besuchten, eine 33 Prozent geringere Sterberate hatten. Das fiel vor allem bei den Herzerkrankungen ins Gewicht, wo die Todesrate 38 Prozent niedriger war, aber auch bei Krebs (minus 27 Prozent). Was genau dazu geführt hatte, konnten die Forscher nicht erklären. Es war aber nicht nur der Zusammenhalt der Gemeinde, der soziale Faktor. Vielleicht war es das Gottvertrauen, das sich in größerer Gelassenheit spiegelt.

Nicht zuletzt fangen Menschen – religiös oder nicht – meist dann zu beten an, wenn Not da ist, wenn sie schwerwiegende Sorgen haben. Das lindert intuitiv den Stress, unter dem sie dann stehen. Wahrscheinlich helfen Gottvertrauen und Gottesdienstbesuche auch gegen Depression. Hirnregionen, die mit positiven Stimmungen verbunden sind, zeigen dann größere Resonanz. Sicher werden Ärzte nicht in Zukunft Gottesdienste rezeptieren, aber für Menschen, die bereits religiös sind oder eine spirituelle Praxis ausüben, kann das eine weitere, eine gesundheitsfördernde Stärkung sein.

Globale Medizin

Ayurveda, Akupunktur und die Heilkraft der Pflanzen

Es war das Jahr 2006, und ich befand mich, damals noch in Essen, in einer Umbruchsituation. Ich hatte gerade mit beeindruckenden Ergebnissen eine Yoga-Studie abgeschlossen, und an dem wachsenden Erfolg, den die Mind-Body-Medizin in der Klinik für Naturheilkunde hatte, ließ sich ablesen, dass unter den verschiedenen Entspannungsverfahren und mentalen Techniken die Meditation, die ich auch selbst mit zunehmender Begeisterung praktizierte, die Königsdisziplin war. Das lenkte meinen Blick zusehends nach Osten.

Bis zu diesem Zeitpunkt war ich noch nie in Indien gewesen, vielleicht wurde mir erst deshalb sehr spät, aber dafür umso intensiver deutlich, dass dieses Land eine wichtige Wiege der naturheilkundlichen Medizin ist. Immerhin: Mit Ayurveda hatte ich mich bereits beschäftigt – vor allem im Rahmen einer vergleichenden traditionellen Medizin, die die Kulturkreise Europas, Chinas, Tibets und Indiens umfasste. Dabei wurden bemerkenswerte Analogien erkennbar. Ayurveda, so zeigte sich für mich, gehört ebenfalls zu jenen Heilkunden, die individualisiert ausgerichtet sind und auf Konstitutionstypen basieren. Die traditionelle indische Medizin setzt darüber hinaus auf Prävention, Lebensstil und Selbstwirksamkeit. Sie hat Therapien entwickelt, die nicht auf Symptome zielen, sondern auf einen inneren Ausgleich der Kräfte. Wenn nötig, werden auch ausleitende Verfahren wie Aderlass und Blutegel

> Die traditionelle indische Medizin setzt einen starken Fokus auf Prävention, Lebensstil und Selbstwirksamkeit.

eingesetzt. Ayurveda verfügt über ein Spektrum an Heilverfahren und ist auf eine Aktivierung der gesund machenden Kräfte aus. Wie die europäische Naturheilkunde stehen weiterhin chronische Erkrankungen und funktionelle Störungen im Mittelpunkt. Besonders sympathisch ist dabei: Ayurveda ist ein undogmatisches Heilsystem und lässt sich leicht mit der westlichen Naturheilkunde oder auch der naturwissenschaftlich orientierten Schulmedizin kombinieren. Das zumindest wurde zu einem wichtigen Ziel, das ich mir vornahm.

Ayurveda – die Lehre von einem gesunden Leben

Ich lernte den Arzt Syal Kumar kennen, einen westlich wie auch traditionell ausgebildeten Mediziner aus einer Familiendynastie ayurvedischer Ärzte in Kerala, einer der Ursprungsregionen und Hot Spots des Ayurveda. Ihm war es besonders wichtig, dass Ayurveda als Heilkunde verstanden und genutzt wird, nicht als exotisches Wellnessprogramm. Wir begannen, uns darüber auszutauschen, was man mit Ayurveda in Deutschland, auch in Kombination mit westlicher Medizin, erreichen könnte – und schließlich stand mein Plan fest: Ich wollte ihn an die Essener Klinik holen. Wir überlegten, wie wir hier den ayurvedischen Therapieansatz integrieren und begleitend hochwertige wissenschaftliche Datenerhebungen realisieren konnten. Als ersten Schritt erwarben wir eine indische Behandlungsliege aus Holz für die Ölbehandlungen, ein wichtiger Bestandteil bei diesem Heilverfahren.

2006 war Ayurveda zwar schon bekannt in Deutschland, aber die Patienten hatten überwiegend Bilder von Palmenstränden und Stirngüssen im Kopf, wenn wir ihnen eine solche Behandlung vorschlugen. Tatsächlich ist es ein komplettes Diagnostik- und Therapiesystem, meiner Überzeugung nach ist es sogar weltweit die traditionelle Heilkunde mit dem meisten Erfahrungswissen und der umfangreichsten Sammlung an Behandlungsdetails. Die europäische mittelalterliche Heilkunde ist – mit wenigen Ausnahmen wie etwa den Schriften von Hildegard von Bingen – nicht überliefert, und die Traditionelle Chinesische Medizin lebte erst im 20. Jahrhundert durch staatliche Lenkung und eine von Mao Zedong angestoßene programmatische Politik wieder auf: Weil man das große Land nicht flächendeckend mit westlicher Medizin versorgen konnte und zudem Teile des Heilsystems, vor allem die Akupunktur, erfolgreich im Westen vermarkten wollte.

Im Gegensatz dazu kann Ayurveda auf eine lückenlose Anwendung seit mehr als 2000 Jahren zurückblicken. Entsprechend ist diese Heiltradition in Indien und den angrenzenden südasiatischen Nationen staatlich anerkannt und der modernen Medizin gleichgestellt. Jährlich werden Hunderte von Millionen Menschen in Südasien primär mit Ayurveda behandelt – und nur in Akutfällen kommt hier die Schulmedizin zum Einsatz.

Ayurveda ist inzwischen auch von der WHO als medizinische Wissenschaft anerkannt.

Ayurveda ist inzwischen auch von der WHO als medizinische Wissenschaft anerkannt. In Indien selbst gibt es mehr als 400 000 registrierte ayurvedische Ärzte und über 250 Hochschulen, an denen eine umfangreiche Ausbildung in Ayurveda gelehrt wird, die fünf bis acht Jahre dauert. Ayurvedische Ärzte arbeiten an mehr als 2500 Kliniken und 15 000 Ambulanzen. Dies zeigt, dass Ayurveda in seinem Stammland etwas völlig anderes ist als eine Wellnessbehandlung.

In Zentrum steht die Lehre von einem gesunden Leben – *ayus* bedeutet »Leben«, *veda* »das Wissen«. Ihre Wurzeln sind in den Veden verankert, den heiligen indischen Schriften, die auf physische, psychologische und spirituelle Aspekte des Heilens eingehen. In Indien ist Ayurveda gleichzeitig eine Reverenz an die Götter, schließlich soll der Überlieferung nach der Schöpfergott Brahma persönlich dieses Wissen den Menschen geschenkt haben.

Beschwerden können im Ayurveda ganz unterschiedlich behandelt werden, je nachdem, welcher Patiententyp betroffen ist. Dass die Kombination von Körperbau, Aussehen und Verhalten etwas über die Anfälligkeit für bestimmte Krankheiten sagt, weiß auch die deutsche Naturheilkunde. Im Ayurveda wird sie auch dazu benutzt, die richtigen Therapien auszuwählen und individuell abzustimmen. Von den Doshas haben Sie sicher schon gehört: Die Kombination von Körperbau, Haut und Haaren sowie die Charakteristik zahlreicher weiterer körperlichen Eigenschaften ergeben in der indischen Heilkunde jene schon erwähnten drei Grundtypen – nämlich Vata, Pitta und Kapha. Aber vergessen Sie die Dosha-Tests in Zeitschriften, Kochbüchern oder im Internet. Alle Menschen sind Mischtypen, und welche Konstitution und Individualität genau vorliegt, lässt sich nur mit einiger Erfahrung feststellen.

Die Konstitution heißt im Sanskrit, der Sprache, in der auch die teilweise 2000 Jahre alten ayurvedischen Lehrtexte verfasst sind, »*prakrti*« (Natur). Sie ist angeboren und verändert sich nicht. Anders ist das mit den Symptomen, die sie auf Reize und Belastungen hin hervorbringt. Sie werden als »*vikrti*« (Störungen) bezeichnet, und sie sind es, die behandelt werden. Und ähnlich wie die Konzepte in der chinesischen Medizin drücken auch die Doshas gegensätzliche Pole an Eigenschaften aus: Vata symbolisiert Wind und Bewegung, das Luftige – das kann Leichtigkeit in der Auffassung sein genauso wie zu viel Stress (»durch den Wind sein«). Pitta steht für Temperatur, Energie und Stoffwechsel, also den Wandel, der durch das Feuer hervorgebracht wird. Kapha bedeutet Aufbau und Masse und findet sich in Wasser und Erde.

Vata symbolisiert Wind und Bewegung – Pitta steht für Temperatur, Energie und Stoffwechsel – Kapha bedeutet Aufbau und Masse.

Ayurveda denkt in Eigenschaften

Sie müssen nicht zum Experten in traditioneller indischer Medizin werden – ich möchte Ihnen hier nur demonstrieren, wie vielschichtig das Gebäude des Ayurveda ist. Stets werden Inhalt, Form und Bewegungsrichtung einer Störung zusammen analysiert und behandelt. Die Doshas veranschaulichen Prinzipien, die drei große Bereiche von Reaktionsmustern vereinfacht abbilden. Mit ihrer Hilfe behalten wir als Ärzte den Überblick bei der Komplexität der Geschehnisse in Körper und Psyche. Aber die Dosha-Lehre kann keinesfalls alle medizinischen Details erklären. Das wäre auch zu simpel, alle Menschen und alle Erkrankungen einzig in drei Gruppen einzuteilen. »Die Doshas sind wie Grundfarben«, erklärt das

Elmar Stapelfeldt, der als Indologe und Ayurveda-Experte bei uns am Immanuel Krankenhaus Berlin viele Patienten berät: »Durch unterschiedliche Mischungsverhältnisse werden Millionen Farben als Patientengeschichten beschrieben und erklärt.«

Um die Doshas genauer zu erfassen, werden ihnen jeweils sieben Eigenschaften zugeteilt, die Gunas. Eine Arthrose im Schultergelenk wird zum Beispiel auf ein Übermaß an Gunas (Trockenheit) zurückgeführt und deshalb dem Vata-Bereich zugeordnet. In der westlichen Medizin diagnostizieren wir einen Verlust an Gelenkflüssigkeit und eine schmerzhafte Verengung des Gelenkspalts samt Aufrauung der Knorpelschicht – also auch eine Art Trockenheit.

Die westliche Medizin orientiert sich an einem molekularbiologischen Körpermodell – und analysiert Enzyme, Hormone, Neurotransmitter, Gene oder auch Erreger. Deshalb hat sie sich zu einer hochspezialisierten Wissenschaft entwickelt, die auf der Mikroebene nach dem Schlüssel-Schloss-Prinzip versucht, einzelne dieser biologischen Substanzen zu verändern, zu ergänzen oder auszuschalten. Ayurveda hingegen denkt in Eigenschaften. »Bewegung«, das Hauptmerkmal von Vata, begünstigt zum Beispiel ein Milieu, das Stresssymptome, Anspannung, Verstopfung und Konzentrationsstörungen hervorbringt. »Sauer« (Pitta) führt längerfristig zu Entzündungen und »süß« (Kapha) bringt Übergewicht und die Gefahr von Diabetes mit sich.

Ein wesentliches Instrument, um Einfluss auf ein Ungleichgewicht der Doshas und damit die Krankheitssymptome zu nehmen, ist die Ernährung. Im Zentrum des Körpers wird die Kraft gesehen, Nahrungsmittel zu verdauen. Damit sind sämtliche Stoffe und Funktionen gemeint, die Nahrung zerkleinern, umwandeln und ausscheiden. Stellen Sie sich in Ihrer Körpermitte einen Herd vor, der viel Energie braucht, um eine Mahlzeit zu verarbeiten. Deshalb werden wir auch nach dem Essen müde. Je unverdaulicher wir essen, je schwerer, kompakter und kälter eine Mahlzeit ist, desto mehr Energie verbrauchen wir – und die fehlt uns dann an anderen Stellen des Körpers.

Die innere Wärme ist zentral in der indischen Medizin, sie wird durch wärmende Suppen, Ingwertee und Gewürze angeheizt. Im

Ayurvedische Behandlung am Beispiel Arthrose

1 Krankheitsverständnis
Nach der Lehre des Ayurveda vereint jeder Mensch in sich drei Konstitutionstypen: Vata, Pitta, Kapha (siehe Seite 227), Doshas genannt. Wenn einer ein deutliches Übergewicht erhält, führt das zu Krankheitssymptomen. Ziel der Behandlung ist, den Ausgleich der Konstitutionstypen herzustellen.

2 Krank machende Faktoren
Falsche Ernährung, körperliche Überlastung, Traumata, Sorgen, Ängste, Stress, Unterdrückung körperlicher Bedürfnisse

3 Symptome
Schmerzen, Entzündungen, Knorpelabbau, Bewegungseinschränkung sind typische Vata-Symptome.

4 Diagnose
Puls, Zunge, Abtasten, Abhören, Augen, Körperbau, Urin, Stuhl sowie moderne Diagnostik: Labor, bildgebende Verfahren

5 Therapie
Vata-Reduktion durch: Ausleitung (z. B. Abführen, Schwitzbäder), Manualtherapien (z. B. Massage), medikamentöse Therapien (z. B. Nasenöl, Heilkräuter), Ernährung, Verhaltensmodifikation (z. B. Tages-, Schlaf-, Essrhythmus)

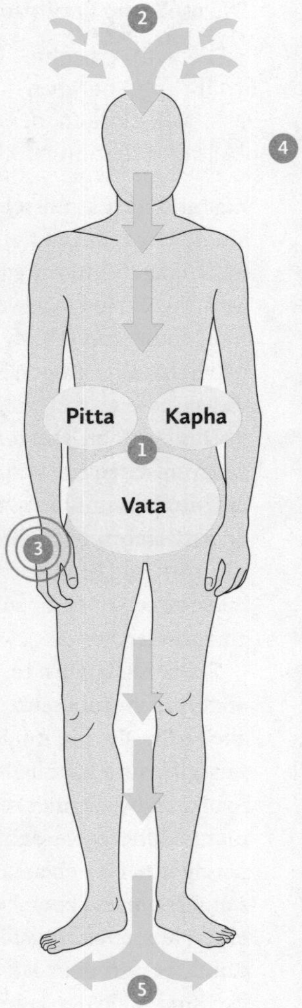

Ayurveda sind die Gewürze vergleichbar mit den Kräutertees der deutschen Naturheilkunde – und täglicher Bestandteil eines gesunden Lebens. Sie sollen das Agni, das »Verdauungsfeuer« anregen. Die moderne Ernährungswissenschaft konzentriert sich dagegen auf die Inhaltsstoffe des Essens und misst dem Energieverbrauch und der Qualität der Verarbeitung einer Mahlzeit kaum Bedeutung zu. Im Ayurveda aber diagnostiziert der Arzt als wichtigen Faktor den Agni-Zustand. Der kann schwach, langsam und träge sein (*mandagni*), ein Zeichen für das Kapha-Dosha; dann treten Aufstoßen oder Völlegefühl auf. Ein unregelmäßiges Agni (*vishamagni*) wechselt häufig, passend zum »bewegten« Vata-Typ. Bei Pitta-Menschen ist das Agni häufig »zu scharf, penetrierend« (*tikshnagni*). Diese Menschen haben häufig Hunger, Sodbrennen und nehmen nicht zu, egal, wie viel sie essen.

Die ayurvedische Ernährungstherapie lässt sich einfach in den Alltag integrieren.

Das Agni zu stützen ist der erste und wichtigste Schritt der ayurvedischen Ernährungstherapie. Das ist leicht umzusetzen und einzuhalten und bringt bereits die ersten Erfolge. Erst im zweiten Schritt treten dann je nach Dosha bestimmte Empfehlungen in Kraft – zum Beispiel weniger Getreide zu essen, bestimmte Gemüsesorten oder Gewürze zu meiden oder im Gegenteil verstärkt einzusetzen.

Schließlich gibt es noch das Mala, das wir am ehesten mit »Schlacken« übersetzen würden. Mala bezeichnet in der Regel alle Stoffe, die nicht in den Körper gehören, also Umwelt- und Genussgifte und vor allem nicht abgebaute Stoffwechselprodukte. Im Ayurveda bezeichnet man diese Stoffe als »klebrig« – sie lassen sich nicht leicht loswerden. Will man sie ausleiten, schädigt man körpereigenes Gewebe – als wollte man Saft aus unreifem Obst pressen. Man muss zuerst den Stoffwechsel anregen, um das Mala in einen ausscheidungsfähigen Zustand zu überführen. Das gelingt durch Fasten oder leichte, warme Kost. Generell schwer verdaulich sind nach der Lehre des Ayurveda vor allem tierisches Eiweiß in Fleisch, Wurst und Käse (besonders Schimmelkäse) sowie kalte Nahrungsmittel.

Ähnlich wie die ayurvedische Medizin sich nicht auf einzelne Stoffe, sondern auf komplexe Eigenschaftsverhältnisse fokussiert, interessiert sie sich auch nicht für einzelne Zellen oder Organe, sondern für ganze Gewebe. Sie durchziehen den gesamten Körper, und in ihnen manifestieren sich die Symptome. Ein wichtiger Begriff ist dabei das Rasa, der Nährsaft. Er beinhaltet die Nährstoffe, die über das Blut an sämtliche Gewebe verteilt werden. Rasa ist eine Kraft, die ebenso psychische und immunologische Abwehrkräfte umfasst. Eine Rolle bei seiner Regeneration spielen Heilöle, die häufig einmassiert werden. Die Fettsäuren sorgen auch dafür, dass die pflanzlichen Inhaltsstoffe dabei besser in das Bindegewebe eindringen können.

Patienten fällt dieses Denken in Prozessen und Eigenschaften nicht immer leicht, vor allem, weil es unserer generellen Auffassung, was »gesund« ist, widersprechen kann. So gibt es im Ayurveda keine gesunden oder ungesunden Lebensmittel, sondern nur geeignete und ungeeignete. Die Orange, reich an Vitamin C, kann im westlichen Denken gesund sein, jedoch falsch für einen Pitta-Typ sein. Ebenso Sauergemüse, also Gemüse, das durch Milchsäuregärung oder Essigsud haltbar gemacht ist und wegen seiner Laktobazillen bei uns als Gesundheitskost gilt.

Patienten merken aber häufig sehr schnell, wie wohltuend eine Änderung ihrer Essgewohnheiten ist. Sie sind dann hocherfreut, wenn sie feststellen, dass sie mit einem warmen Mittagessen, das sie sich bisher immer versagt hatten, sich nicht nur wohler fühlen, sondern auch tendenziell abnehmen – eben weil das »Verdauungsfeuer« dadurch entlastet wird. Viele schätzen die ayurvedische Ernährungstherapie zudem, weil sie sich einfach in den Alltag integrieren lässt.

Schwer verdaulich sind nach der Lehre des Ayurveda tierisches Eiweiß in Fleisch, Wurst und Käse (besonders Schimmelkäse) sowie kalte Nahrungsmittel.

Bereits die ersten Erfahrungen in Essen zeigten, dass ein großes Potenzial im Ayurveda steckt. Patienten, die trotz unseres umfangreichen naturheilkundlichen Therapieangebots keinen ausreichenden Erfolg hatten, empfahlen wir die ayurvedische Behandlung – mit oft überraschend positiven Ergebnissen.

Meine erste Reise nach Indien

2007 beschloss ich dann, zum ersten Mal nach Indien zu fahren, um Land und Leute, aber natürlich auch Ayurveda selbst kennenzulernen. Es war Liebe auf den ersten Blick. Die Farben, die Vielfalt der Menschen, die Gewürze, die Düfte – wer noch nie zuvor durch eine indische Stadt gefahren ist, fragt sich, woher diese Vitalität, diese Lebenslust und Freude kommen, zumal für einen Deutschen die Rahmenbedingungen mehr als anstrengend und schwierig scheinen. Ich werde aber auch nie vergessen, wie ich nach meiner Landung in Deutschland durch den Flughafen Frankfurt ging und eine völlig andere Art von Stress wahrnahm, eine Anspannung oder sogar Trauer bei den Menschen zu verspüren meinte. Immer wieder fragte ich mich daraufhin, wie es denn zu so einem enormen Unterschied zwischen objektivem Lebensstandard und subjektiver Lebensfreude kommen kann.

Nach mehreren Tagen Meditation in einem Ashram machte ich mich mit meiner Frau in den Bundesstaat Kerala auf, um Ayurveda vor Ort zu erkunden. Wir flogen nach Kochi, eine alte Gewürzstadt. Es war der fürchterlichste Flug meines Lebens, er machte mich deutlich mehr zu einem religiösen Menschen. Ein wunderschönes Hotel aus der Kolonialzeit – es war der Bolgatty Palace – lenkte uns ab. Syal Kumar, der sich gerade zu einem Heimaturlaub in Kerala befand, besprach mit einer örtlichen Ärztin unsere jeweiligen ayurvedischen Behandlungen – nur so konnte ich mir einen direkten Eindruck verschaffen.

Ich freute mich auf die Therapie, versprach mir davon Erholung. Doch es kam anders. Nach dem dritten Tag mit spezieller Ernährung und verschiedenen Ölbehandlungen, die jeweils eineinhalb Stunden dauerten, fühlte ich eine noch nie dagewesene Müdigkeit – als hätte mir jemand den Stecker herausgezogen. Das hatte ich nicht erwartet. Auch bei späteren ayurvedischen Anwendungen wie dem Shirodhara, dem Stirnguss, oder der Abhyanga, der Ganzkörpermassage, bemerkte ich immer wieder diesen sehr starken Effekt. Er zeigte sich vor allem in Form eines großen Schlafbedürfnisses. Einmal schenkten mir Kollegen in Berlin einen Stirnguss zum Geburtstag. Ich hatte ihn zwischen 14 Uhr und 15 Uhr gelegt und gedacht, das sei eine gute Gelegenheit, um mich für die nachfolgenden Besprechungen wieder fit zu machen. Nach dem Stirnguss war es aber vorbei mit jeglicher Aktivität – ich war so müde, dass ich die Meetings absagen und mich zu Hause ins Bett legen musste. Am nächsten Tag fühlte ich mich aber wunderbar. Ich kenne keine andere Methode, die Menschen auf eine solche Art und Weise von einem erhöhten Stresslevel herunterholt.

Der ayurvedische Stirnguss hat eine tiefgreifende stress- und angstlösende Wirkung.

Inzwischen wurde in zwei Studien belegt, welch tiefgreifende stress- und angstlösende Wirkung der Stirnguss hat. Warum das so ist, können wir bislang aber nicht erklären. Vielleicht haben reflektorische Nervengeflechte ihren Anteil daran, da diese durch ein ständiges Aufbringen des Öls auf ganz besondere Weise erregt werden. Nicht umsonst ist die Stirnregion im Ayurveda, ähnlich wie im Yoga, zudem in ihrer Symbolik sehr wichtig. Sie ist das »dritte Auge«, ein Segenszeichen, das in Hindu-Tempel zu sehen ist. Dieses Stirn-Chakra ist laut der indischen Lehre von eminenter Bedeutung für das menschliche Bewusstsein.

Vor allem aber hatte ich beim Stirnguss wie auch bei der Ganzkörpermassage Abhyanga die Erfahrung gemacht, dass man eine gewisse Orientierungslosigkeit therapeutisch hervorruft und dadurch den ständigen Strom der Gedanken bremst. Bei einer klassischen Massage kann immer nachvollzogen werden, wo sich die Hand des Masseurs gerade befindet. Wird man jedoch von zwei Menschen, also mit vier Händen massiert (manchmal sind noch mehr Personen an den Ölbehandlungen beteiligt), ist das nach wenigen Minuten nicht mehr möglich. Man muss sich der Behandlung ergeben, loslassen. Hinzu kommt die Wirkung des medizinischen Öls. Beim Shirodhara herrscht ein ähnliches Vorgehen: Bis zu vierzig Minuten erfolgt kontinuierlich der sanfte Ölguss, der sich über die gesamte Stirn verteilt (die Augen werden von einem Band um die Stirn geschützt). Diese ungewöhnliche Empfindung führt letztlich zu einer Art Umstimmung, zu einer veränderten Wahrnehmung des Körpers.

Warum ich bei diesen Behandlungen jedes Mal so besonders müde werde, hängt auch mit meiner Konstitution zusammen. Bei

Menschen mit Terminstress und großer gedanklicher Konzentration liegt häufig eine Vata-Neigung vor. Laut Ayurveda sind dann zu viele Bewegungselemente aktiv. Shirodhara und Abhyanga bremsen in diesem Fall nachhaltig die überreizten Sinne, um die Erholung einzuleiten. Nach solchen Therapien wird aber zuerst die Erschöpfung stärker wahrgenommen, denn Vata-Typologien neigen dazu, das Ruhebedürfnis zu übergehen (und noch einen Espresso gegen die Müdigkeit zu trinken).

Zurück nach Kerala. Die nächsten Tage besichtigten wir, als meine Frau und ich uns etwas erholt hatten, ayurvedische Krankenhäuser. Das war beeindruckend. Mir wurde klar, dass Ayurveda in Indien für die Behandlung sehr ernster, sehr schwerer Erkrankungen eingesetzt wird. Ein Krankenhaus lag in der Nähe einer der unfallträchtigsten Autostraßen des Bundesstaats. Nach der akutmedizinischen Versorgung wurden dort viele Unfallopfer weiter ayurvedisch betreut, ebenso querschnittsgelähmte Patienten mit neurologischen Erkrankungen wie Parkinson oder Multipler Sklerose. Offensichtlich waren alle sehr zufrieden. Die Ärzte wirkten professionell, gut ausgebildet und seriös. Sie schilderten und erklärten uns die Anwendungen. Es schien, als sei die ayurvedische pflanzliche Arzneimitteltherapie bei besonders schweren Erkrankungen von großem Wert.

Indiens reichhaltige Kräuter- und Gewürzapotheke

Die Phytotherapie, die Anwendung von Heilpflanzen, war mir als Naturheilkundler natürlich vertraut. Ich schätze die europäische Pflanzenheilkunde, bin mir aber ihrer Begrenztheit bewusst. Doch im Ayurveda wird eine besondere Technik der Arzneimitteltherapie angewandt, die sie effektiver macht als unsere europäische. Dabei geht es um zwei Dinge: Zum einen ist die Kräuterapotheke Indiens wesentlich reicher als unsere europäische, weil in dem dortigen Klima mehr Heilpflanzen wachsen. Annähernd tausend verschiedene Kräuter werden in der Regel in ayurvedischen Apotheken eingesetzt. Zum anderen aber werden nicht Einzelsubstanzen in einer möglichst hohen Dosis gegeben, sondern es werden manchmal bis zu fünfzig verschiedene Stoffe in unterschiedlichen Anteilen gemischt und dann in dieser individualisierten Zusammensetzung für die Therapie verabreicht. Das Prinzip dahinter ist einleuchtend und ähnelt dem in der chinesischen Phytotherapie: Man sucht Kräuter und Pflanzen heraus, die in der Kombination die gewünschte Wirkung verstärken, die aber unterschiedliche Nebenwirkungen haben. Deshalb summieren diese sich nicht auf, sondern bleiben unter der Wahrnehmungsschwelle.

Das ist ein kluges Prinzip, aber auch eine der Hürden, um Ayurveda in die westliche Welt zu bringen. Unsere Pharmakologie hat in den Achtzigerjahren solche Wirkstoffgemische weitgehend aussortiert, als behördlich verlangt wurde, den jeweils wichtigsten Wirkstoff zu identifizieren und sein Wirkprinzip in einer Pflanzenmonografie zu beschreiben. Seither verschwand ein Großteil der pflanzlichen Arzneimittel vom Markt, weil die Hersteller diese aufwendigen Studien nicht finanzieren konnten oder das Wirkprinzip eben nicht auf einem einzelnen Stoff basierte. Nur einige Gemische, deren Unbedenklichkeit durch jahrzehntelangen Gebrauch bestätigt war, überlebten diesen gesetzlichen Wandel.

Heute ist die Phytopharmakologie also überwiegend »rational«: Man identifiziert den Stoff, dem man die Wirkung zuschreibt. Nach einer Reihe von Laborversuchen, Tierexperimenten und Dosis-Wirkungs-Studien am Menschen wird das Arzneimittel mit dem festgelegten Hauptstoff – und nur dieses Arzneimittel – dann für die Therapie zugelassen. Es ist einleuchtend, dass individualisierte Substanzgemische von bis zu fünfzig Einzelsubstanzen, die bei jedem Patienten anders zusammengemischt werden, niemals mit unserem Standard konform gehen.

Werden die ayurvedischen Arzneimittel hingegen nicht als Medikament angesehen, sondern als Nahrungsergänzung angeboten und importiert, wie es in Deutschland zumeist heute der Fall ist, haben wir das Problem der unzureichenden Qualitäts- und Sicherheitskontrolle der Extrakte. Das kann unerwünschte, sogar gefährliche Wirkungen für den damit behandelten Patienten bedeuten. Aber wollen wir die großen Schätze der ayurvedischen Pharmakologie nur deshalb nicht bergen, weil sie nicht mit unseren Regularien einhergehen? Dies wäre sehr schade, weil das, was ich an Heilungserfolgen bislang gesehen habe, weit über das hinausgeht, was sich mit Placebowirkung oder Spontanheilung erklären lässt.

Die europäischen Institutionen zur Arzneimittelzulassung – in Deutschland ist es das BfArM – wären also gut beraten, sich konstruktiv mit der indischen Regierung (oder den chinesischen Behörden) zusammenzusetzen, um der Welt diese Therapieoptionen zu öffnen. Dabei wäre ein eigenes Registrierungsverfahren für Ayurveda-Präparate wohl die sinnvollste Lösung, denn letztlich sind diese weder eindeutig Lebensmittel noch Arzneimittel, sondern stehen dazwischen.

Dabei sollte man ebenfalls zur Kenntnis nehmen, dass Vielstoffgemische, »Multi-Target«-Pharmakologie genannt, der Biologie des menschlichen Körpers viel angepasster sind als der Mono-Target-Ansatz, den wir mit unserer westlichen Pharmakologie pflegen. Dieser ist zwar bei einigen Erkrankungen sehr erfolgreich, aber wir müssen zur Kenntnis nehmen, dass die Nebenwirkungen von Medikamenten inzwischen eine Größenordnung angenommen haben, dass sie selbst eine der häufigsten Todesursachen darstellen. Außerdem sind sie der Grund, warum viele Patienten ihre Medikamente nicht wie verschrieben einnehmen – die mangelnde »Compliance« erreicht bei manchen Medikamenten 60 bis 70 Prozent.

Mein Ziel war es, Ayurveda als eines der zentralen Standbeine des Immanuel Krankenhauses Berlin zu integrieren.

Als ich zwei Jahre nach meiner ersten Indienreise den Ruf nach Berlin bekam und Chefarzt der naturheilkundlichen Abteilung am Immanuel Krankenhaus Berlin wurde, war es mein Ziel, Ayurveda dort als eines der zentralen Standbeine zu integrieren. Glücklicherweise war Christian Kessler, ein junger Internist und Indologe, der sich mit seinen Ayurveda-Kenntnissen bereits einen Ruf erworben hatte, bereits an der Charité tätig. Wir waren uns einig, dass es an der Zeit war, Ayurveda wissenschaftlich zu fundieren und in die Behandlung zu integrieren. Zusammen mit Claudia Witt, die an der Charité eine Stiftungsprofessur für Komplementärmedizin innehatte (heute lehrt sie an der Universität Zürich), konzipierten wir eine umfangreiche Studie, die die Wirksamkeit von Ayurveda untersuchen sollte. Wir nahmen Kontakt mit der Europäischen Akademie für Ayurveda im hessischen Birstein auf, dessen medizinischer Leiter S. N. Gupta einer der international renommiertesten Ayurveda-Experten ist, aber auch mit Antonio Morandi vom Ayurveda-Zentrum in Mailand und Ludwig Kronpaß in Bayern.

Welche Krankheiten sich in Europa durch Ayurveda behandeln lassen

Je länger ich mich mit Ayurveda beschäftigte, umso deutlicher wurde, was in Europa die wichtigsten Indikationen für diese indische Heilkunde sein konnten:

1. Diabetes – es gibt viele interessante pflanzliche Stoffe, für die ein zuckersenkender Einfluss bereits belegt wurde, etwa für die Bittermelone oder die Kräutermischung Triphala.
2. Die neurologischen Erkrankungen. Nicht nur, dass ich in Kerala Behandlungserfolge mit eigenen Augen sehen konnte, auch einer der international führenden Parkinson-Experten, Horst Przuntek, hat sich nach dem Ende seiner Tätigkeit als ärztlicher Direktor der Universitätsklinik Bochum dem Ayurveda verschrieben. Er begründete eine Abteilung für Neurologie und Ayurveda am Evangelischen Krankenhaus in Hattingen und behandelt hier seitdem Patienten mit Multipler Sklerose, Parkinson und anderen neurodegenerativen Erkrankungen.

   Przuntek wies schon früh darauf hin, dass die ayurvedische Behandlung bei Parkinson-Patienten primär über den Geruchssinn (durch Einreibungen mit Nasenöl) und den Darm (durch das Reinigungszeremoniell Panchakarma sowie Diät) erfolgt. Vermutlich trifft das genau die Bereiche, die nach neuesten wissenschaftlichen Erkenntnissen auch als Ausgangspunkt dieser Erkrankung anzusehen sind – zum einen das Riechhirn und zum anderen das Mikrobiom. Faszinierend. Es scheint, als habe man im Ayurveda schon vor 2000 Jahren das gewusst, was wir heute mithilfe hochtechnisierter molekularbiologischer Analysen erst entdecken.

3. Ein drittes Indikationsfeld ist Rheuma und Arthrose: Der US-amerikanische Rheumatologe Daniel Furst hat 2011 zusammen mit einem unserer engen indischen Kooperationspartner, Ram Manohar, eine Studie zur ayurvedischen Behandlung im Vergleich zur herkömmlich westlichen Therapie mit dem Antirheumatikum Methotrexat vorgelegt. Sie konnte zeigen, dass der Behandlungserfolg ähnlich gut war.
4. Und schließlich lassen sich auch Darmerkrankungen erfolgreich mit Ayurveda behandeln. So konnten wir nach Christian Kessler auch Elmar Stapelfeldt an unser Haus holen. Er baute den Behandlungsschwerpunkt Ernährungstherapie aus. Selbst in der Naturheilkunde ist es schwer, die heute so häufig vorkommenden Störungen wie Reizdarm oder die stark zunehmenden Nahrungsmittelunverträglichkeiten zu behandeln. Umso erstaunlicher ist, mit welch einfachen Therapieprinzipien – und oft ohne die anscheinend verantwortlichen Nahrungsmittel zu meiden – im Ayurveda geholfen werden kann.

Diese Indikationsbereiche erschienen mir für die Implementierung des Ayurveda in die Medizin am wichtigsten. Doch im Prinzip kann jede Erkrankung mit dem multimodalen Behandlungsprinzip angegangen werden. Ziel unserer frisch gegründeten Ayurveda-Abteilung war es nun, eine aussagekräftige Studie zur Wirksamkeit der Ayurveda-Therapie bei einer der häufigen chronischen Erkrankungen durchzuführen. Wir entschieden uns für die Arthrose. Nach vielen Telefonaten und mit Unterstützung einiger indischer Ayurveda-Ärzte konnten wir schließlich auch die Indische Botschaft in Berlin einbinden.

So saßen wir eines Nachmittags in meinem Büro im Immanuel Krankenhaus Berlin und formulierten das Ziel: Eine Studie zur Wirksamkeit des klassischen multimodalen Ayurveda im Vergleich zur besten westlichen Schulmedizin beim Krankheitsbild der Kniearthrose durchzuführen. Der indische Botschafter war bereit, uns zu unterstützen, machte aber auch klar, dass wir unser Projekt persönlich in Delhi vorstellen müssten. Er leitete alle notwendigen Schritte ein.

Forschungskooperation mit Indien

Mit Mark Rosenberg von der Europäischen Akademie für Ayurveda reiste ich nach Delhi. Vorbereitet hatte ich eine Präsentation und einen Vortrag, der verdeutlichen sollte, wie wichtig es war, eine klinische Studie zur Wirkung des Ayurveda zu machen, um dieser indischen Heillehre – bei gutem Resultat – zu der ihr gebührenden Anerkennung im Westen zu verhelfen. Wir waren uns unsicher, ob es gelingen konnte, die erste finanzielle indische Forschungsförderung außerhalb des Landes für eine solche Studie zu erhalten.

Im Bundesgesundheitsministerium empfing uns Jalaja Devi, die Staatssekretärin für Ayurveda. Als wir den Raum betraten, blickten uns kritisch rund ein Dutzend Behördenvertreter an, von denen wir nicht genau wussten, welche Funktion sie einnahmen. Mark Rosenberg erzählte nach ein paar einleitenden Worten, dass Ayurveda sich in Deutschland wachsender Beliebtheit erfreute. Danach schilderte ich das geplante Konzept unserer Studie, versuchte zu erklären, wie sehr ich mir wünschte, dass sich Ayurveda der klinischen Wissenschaft öffnen würde. Im Anschluss wurden viele kritische Fragen gestellt, die sich im Wesentlichen darum drehten, ob wir denn den Ansprüchen des Ayurveda gerecht werden könnten. Thematisiert wurden auch die Kosten der Studie, die dem intensiven Personalaufwand geschuldet waren.

Immer wieder wurde gefragt, warum die deutsche Regierung nicht eine solche Studie unterstützten würde. Ich erwiderte, dass es derzeit völlig aussichtslos sei, deutsche Forschungsgelder für die traditionelle indische Medizin zu erhalten, da man zunächst nachweisen müsse, dass Ayurveda eine ernst zu nehmende Therapie sei. Erst wenn dieser erste Schritt mit ein oder zwei guten Studien getan sei, werde es weitere Möglichkeiten geben. Schließlich klopfte Jalaja Devi auf den Tisch und es kehrte Stille ein. Nach kurzer Rückfrage, ob die Charité zur Humboldt-Universität gehöre, erklärte sie der Runde, dass dort die beste Indologie außerhalb des Landes, vielleicht sogar besser als in Indien selbst, gelehrt werde. Das könne nun auch mit Ayurveda so werden. Niemand widersprach ihr, zwei Assistenten kamen mit den Verträgen herein und wir stellten uns für ein Gruppenfoto auf. Als Mark Rosenberg und ich wieder vor dem Gesundheitsministerium in die Frühjahrssonne blinzelten, konnten wir es kaum glauben – wir hatten es geschafft, die finanzielle Grundlage für die erste große klinische Studie zu Ayurveda in der westlichen Welt zu erlangen.

2016 lagen die Ergebnisse der von Christian Kessler geleiteten Untersuchung vor, und wir konnten die Ergebnisse auf europäischen und US-amerikanischen Rheumatologen-Kongressen unter viel Beachtung vortragen. Tatsächlich hatte sich gezeigt, dass bei 150 Patienten mit stark schmerzhafter Kniearthrose Ayurveda der westlichen schulmedizinischen Behandlung überlegen ist. Sicher war das nur ein Anfang, aber ein vielversprechender.

In Berlin wurde seitdem die Deutsche Ärztegesellschaft für Ayurveda-Medizin (DÄGAM) gegründet, um die Heilmethode aus der Wellnessecke heraus und in die Medizin hineinzubringen. Ich habe nichts gegen Ayurveda-Wellness, aber als Medizinsystem bewirkt es etwas völlig anderes und kann helfen, ernste Erkrankungen erfolgreicher zu behandeln. Diese Chance sollten wir nutzen.

Patientengeschichte Arthrose
Heilkräuter statt künstlicher Gelenke

Die Schmerzen mussten höllisch sein, aber die Patientin, eine Diplomingenieurin Anfang sechzig, verzog keine Miene. Seit über dreißig Jahren arbeitete sie im öffentlichen Dienst und verwaltete jedes Jahr Forschungsmittel im Wert von 14 Millionen Euro. Sie hatte schwere Arthrose in Knie-, Hand- und Fußgelenken. In regelmäßigen Schüben meldeten sich die Beschwerden so stark, dass sie arbeitsunfähig war, keinen Computer bedienen, keine Treppe mehr steigen konnte. Am rechten Mittelfinger stimmte sie einer Operation zu, um Kalkablagerungen abzutragen. Die brachte – nichts. Sollte sie immer mehr Schmerzmittel nehmen und irgendwann ihre Niere damit schädigen? Die Patientin sah im Fernsehen eine Reportage über naturheilkundliche Alternativen und kam zu uns.

Bis heute ist sie in Behandlung bei Christian Kessler, unserem medizinischen Ayurveda-Experten. Sie begann Kurkuma (Gelbwurz) und Weihrauch als Nahrungsergänzungsmittel zu nehmen – was ihr guttat. Beide Stoffe wirken Entzündungen entgegen und reagieren zugleich regenerativ auf die Zellen. Stoffwechsel und Verdauung werden angeregt. In der indischen Phytotherapie wird aber nicht auf einen einzelnen Wirkstoff gesetzt, sondern auf ein Wirkstoffgemisch. Deshalb sollte man Kurkuma nicht nur isoliert als Tablette oder Pulver schlucken, sondern zusammen mit Curry, wo er enthalten ist, kochen. Täglich ein Teelöffel reines Kurkumapulver (in Kombination mit Pfeffer) ist allerdings notwendig, um eine positive Wirkung zu erzielen.

Die Arthrose-Patientin hatte Übergewicht, das auch auf ihren Gelenken lastete. Ihr Blutdruck war erhöht, und sie nahm einen Betablocker. Als sie zum ersten Mal in die Klinik kam, wog sie bei 1,70 Metern zweiundachtzig Kilo. Innerhalb von einem halben Jahr verlor sie durch eine vegetarisch-ayurvedische Ernährung vier Kilo; mittlerweile kann sie auch die Betablocker weglassen, ihr Blutdruck ist normal. Nur langsam darf sie abnehmen, damit der Körper sich anpassen kann und nicht mit einem Jo-Jo-Effekt »zurückschlägt«. Was hat die Patientin gegessen? Viel Gemüse, meist in Form von Suppen, Chutneys oder Currys, warm zubereitet. Größtenteils weggelassen hat sie alles, was bei ihr Entzündungen förderte: Weizen, Zucker, Alkohol, Fleisch.

Außerdem hat die Patientin Yoga gelernt. Die Stärkung von Muskeln, Bindegewebe und Wirbelsäule hilft den Gelenken. Um diesen Effekt zu verstärken, hat mein Kollege Kessler und sein Team die Patientin über zwei Monate lang einmal wöchentlich ayurvedisch massiert, und zwar mit medizinischen Ölen, etwa einem warmen Trägeröl wie Sesam, kombiniert mit Koriander, Kreuzkümmel und Myrrhe. Danach ging es in ein Schwitzbad. Die Poren öffneten sich dadurch, und die Öle konnten tiefer ins Gewebe eindringen. Heute ist die Patientin völlig beschwerdefrei.

Ayurveda – Prävention und Therapie zugleich

Ayurveda ist wohl das, was man unter einem ganzheitlichen Heilsystem verstehen sollte. Es geht dabei um vier große Bereiche:

1. die Prävention, womit Ursachenvermeidung und Stärkung der Patientenselbstwirksamkeit gemeint sind,
2. die ausgleichenden Verfahren, also Ernährungs-, Ordnungs- und Phytotherapie,
3. die ausleitenden Verfahren – über den Darm, das Blut oder die Nase –, mithin Einläufe, Klistiere oder nasale Anwendungen. Ein therapeutisches Erbrechen zählt aber ebenso dazu wie der Einsatz von Blutegeln und Aderlass. Externe Ausleitungen geschehen weiterhin über Ölmassagen, Güsse, Schwitzkammern, Reispackungen oder intensive manuelle Verfahren. Im ayurvedischen Konzept ist auch die Chirurgie wichtig und als Ausleitung kategorisiert.
4. Ein weiterer eigenständiger Bereich ist die Spiritualität. Ayurveda ohne Spiritualität, ohne einen direkten Bezug zu Meditation und Yoga ist undenkbar. Das ist ein weiterer Pluspunkt, denn zahlreiche Studien haben ja belegt, dass beim Durchleben von Krankheiten eine religiöse oder spirituelle Verankerung mit einer besseren Prognose und Heilungschance einhergeht.

Die indische Regierung hat 2011 eine Datenbank etabliert (DHARA: dharaonline.org), in der Fallstudien und Berichte von Heilungen gesammelt und die Resultate früherer Studien systematisch dokumentiert werden. Ayurveda ist kein simples Heilmodell, sondern von höchster Komplexität. Man kann auch nicht unterstellen, dass mit ihm schnelle Reichtümer zu erzielen wären. Es ist eine aufwendige Therapie, von der pharmakologischen Produktion der Arzneien bis hin zur Personalintensität der Behandlungen.

Das ist nicht unproblematisch. Wenn sich die Studien über die positiven Wirkungen mehren, wird in unserem Gesundheitssystem zu diskutieren sein, ob die ayurvedischen Verfahren von den Krankenkassen übernommen werden, selbst wenn es kostengünstigere, aber vielleicht nebenwirkungsreichere Alternativen gibt. Noch sind

Ayurveda-Therapien privat zu bezahlen – mit einer Ausnahme: Da wir mit unserer Ayurveda-Abteilung in Berlin Teil der Hochschulambulanz der Charité sind, können gesetzlich versicherte Patienten die Möglichkeit einer ayurvedischen Ernährungsberatung wahrnehmen.

Was die Sauberkeit der Arzneipflanzen und der phytotherapeutischen Zubereitungen betrifft, die immer wieder diskutiert wird, empfehle ich, ayurvedische Arzneimittel und Präparate nur in Apotheken zu erwerben, die auch Rückstandskontrollen vornehmen. Dennoch kann es passieren, das muss man ehrlich sagen, dass auch seriöse indische Arzneimittelproduzenten Chargen mit stark belasteten Medikamenten liefern. Bedingt ist dies durch das Rasa Shastra, einen Zweig der indischen Pharmakologie, in dem in geringen Dosen Schwermetalle wie Blei und Quecksilber in hochverarbeiteter Form therapeutisch eingesetzt werden. Nach unseren westlichen Kenntnissen kann ein solcher Einsatz unmöglich befürwortet werden.

Die Prinzipien des Ayurveda sind universell

Theoretisch ist nach dem Hormesis-Prinzip (siehe Seite 31) nicht auszuschließen, dass diese negative Meinung irgendwann revidiert wird, weil auch toxische Stoffe in kleinen Mengen positive Folgen haben können. Aber das ist pure Spekulation. Momentan ist davon auszugehen, dass die Verabreichung selbst geringer Mengen an Schwermetallen große Schäden verursachen kann. Problematisch ist, dass manche Hersteller die Produktionsbereiche nicht trennen, sodass das flüchtige Quecksilber andere Arzneien verunreinigt. Zudem sind Boden und Luft (wie in China) stark mit Umweltgiften verunreinigt.

Wir empfehlen unseren Patienten ausgesuchte Hersteller mit sehr strengen Kontrollen. Christian Kessler und Elmar Stapelfeldt haben weiterhin Konzepte entwickelt, um pflanzliche indische Arzneimittel primär durch eine Auswahl bestimmter Nahrungsmittel oder den Einsatz europäischer Gewürze zu ersetzen. Denkbar ist auch, bei manchen Rezepten einzelne europäische Arzneipflanzen nach den Lehren und Vorgaben des Ayurveda auszuwählen – denn die Prinzipien des Ayurveda sind universell. Sie können auf jede Form der Ernährung und Arzneimittelgabe ausgerichtet werden. Vielleicht macht es sogar mehr Sinn, europäische Nahrungsmittel und Pflanzen zu verwenden, da unser Gencode und unsere Konstitution daran angepasst sind. Das würde die Empfehlung für eine saisonale und regionale Ernährung stärken (jedoch mit dem Nachteil, dass die vollen Potenziale und die jahrtausendalte Erfahrung des Ayurveda nicht ganz genutzt werden).

Ayurveda ist ein multimodales Behandlungsverfahren und Medizinsystem mit einer großen Fülle von Therapiedetails und einer ausgeprägten, den Therapieerfolg maximierenden Individualisierung, dazu mit hoch entwickelten Methoden der Puls- und Zungendiagnostik.

Unseren Herzschlag spüren wir im Brustkorb, wir können ihn über den Puls fühlen und bei Aufregung hüpft oder rast das Herz, es gibt unzählige Sprichwörter, die auf diese Erfahrung des Herzens hinweisen. Dies ist ein erheblicher Unterschied zu allen anderen Organen des menschlichen Körpers, die nichtspürbar ihre Arbeit verrichten. Wir merken es nicht, wenn die Leber entgiftet, die Niere Urin produziert, wir spüren es aber, wenn das Herz das Blut in Lunge und Glieder voranpumpt.

Im Ayurveda und auch in der chinesischen Medizin spielt die Kunst des Pulsfühlens eine ganz erhebliche Rolle. Hier werden nicht nur Pulsschnelligkeit (Pulsfrequenz) beurteilt, sondern auch, wie voluminös, gespannt, weich oder hart der Puls sich anfühlt. Der Erfahrungsschatz über dieses Pulsfühlen ist erstaunlich groß, von der wissenschaftlichen Seite her ist bis heute jedoch nicht eindeutig geklärt, wie fein solche Kategorien tatsächlich mit handfesten Erkrankungen zusammenhängen. Dass an sich aber der Puls sich verändern kann, kann jeder leicht für sich feststellen. Fühlt man täglich über mehrere Wochen morgens oder abends zur gleichen Zeit den Puls, so wird man relativ schnell feststellen, dass er sich tatsächlich an manchen Tagen schwächer oder fülliger anfühlt, manchmal gespannt oder hüpfend wirkt. Mit einiger Übung wird man unschwer feststellen, dass dies tatsächlich auch etwas mit dem Kraft- und Gesundheitszustand des Körpers zu tun hat.

Ich bin jedenfalls der festen Überzeugung, dass wir bei aller Euphorie über die rasanten Fortschritte der Epigenetik und Molekularbiologie nicht die Aussagekraft dieser historisch bewährten Phänomenologie unterschätzen sollten. Unser Ziel sollte also sein, das Alte – auf wissenschaftlicher Basis – zu bewahren und in modernen Konzepten anzuwenden.

Akupunktur – erfolgreich gegen Schmerzen

Die Traditionelle Chinesische Medizin TCM umfasst verschiedenste Therapiemethoden: Ernährung, Pflanzenheilkunde, Massage (Tuina), meditative Bewegungsformen wie Qigong und Tai-Chi. Im Westen durchgesetzt hat sich vor allem die Akupunktur (*acus* = Nadel, *pungere* = stechen), die in China selbst gar keine zentrale Rolle einnimmt. Doch weil sie das Verfahren ist, dessen Komplexität sich am einfachsten auf ein westliches Verständnis reduzieren lässt, hat sie sich in den vergangenen Jahrzehnten einen festen Platz in der Medizin erobert und wird inzwischen auch von vielen europäischen Ärzten angewendet. Sie ist dasjenige Verfahren der Komplementärmedizin, das am besten und umfangreichsten erforscht ist.

Der Startschuss für diese Entwicklung war 1972 der Staatsbesuch des US-Präsidenten Richard Nixon in China. Ein begleitender Reporter der *New York Times*, James Reston, musste sich dort einer Blindarmoperation unterziehen. Anschließend wurde er nur mit Akupunktur behandelt und konnte völlig auf seine Schmerzmedikamente verzichten, was er voller Begeisterung beschrieb. Seine Reportage ging um die Welt und weckte das internationale Interesse an der Akupunktur. Inzwischen wissen wir, dass die Nadelung tatsächlich eine hervorragende Schmerztherapie darstellen kann.

Die weltweit größten Studien dazu wurden in Deutschland durchgeführt. An der Charité und der Ruhr-Universität Bochum wurden Tausende von Patienten mit unterschiedlichen Schmerzerkrankungen in genau festgelegten Settings mit Akupunktur behandelt. Die Wirkung wurde dann in anspruchsvollen klinischen Studien verglichen – mit Schmerzmitteln, aber auch mit einer

Scheinakupunktur (bei der vom Patienten unbemerkt kein Einstich erfolgt) oder einer Minimalakupunktur (bei der zwar gestochen wird, aber nicht an den festgelegten Punkten). Klären wollte man dabei vor allem, ob das »Nadeln« nicht einfach einen großen Placeboeffekt hat.

Die Studienergebnisse belegten zwei Dinge sehr deutlich: Erstens, dass die Akupunktur bei vielen Schmerzerkrankungen gut die Beschwerden lindert, beispielsweise bei chronischen lumbalen Rückenschmerzen, bei Nackenschmerzen, bei Schulterschmerzen, aber auch bei Schmerzen durch Arthrose, Kopfschmerzen und Migräne oder einer Neuropathie (Erkrankung des Nervensystems). Zweitens, dass die Wirkung sich aus zwei Komponenten zusammensetzt, einem spezifischen Effekt, der tatsächlich durch das präzise Stechen an den klassischen Akupunkturpunkten erzielt wird, und der psychologischen Wirkung der Behandlungssituation, das Ritual und das Durchstechen der Haut, wo die klassischen Akupunkturpunkte keine Rolle mehr spielen. Die Ergebnisse waren vor allem bei Rückenschmerzen und Kniearthrose so überzeugend, dass hier die Kosten einer Akupunkturbehandlung seither durch die Krankenkassen übernommen werden.

Trotzdem konnten die Studien den Streit, was denn eigentlich an der Akupunktur wirke, nicht beilegen. Dass sie auch jenseits der klassischen Punkte Effekte erzielt, scheint ihren Kritikern Beleg dafür zu sein, dass es sich doch nur um eine Placebo-Therapie handelt. Die Befürworter verweisen auf den insgesamt hervorragenden Behandlungserfolg. Zum Beispiel wurde ergänzende Akupunktur mit der Standardbehandlung durch Hausärzte und Orthopäden verglichen – und den genadelten Patienten ging es deutlich besser. Das ist es, was meines Erachtens als Allererstes zählt.

Die Studien lehren uns Ärzte, dass man manche Dinge nicht zu sehr vereinfachen kann. Ein Teil der Wirkung der Akupunktur läuft über das Vertrauen in den Therapeuten, über die gute Atmosphäre der Zuwendung und Ruhe in der Behandlungssituation – wie bei jeder Arzt-Patienten-Beziehung. Ein anderer Teil entsteht durch das Stechen überhaupt. Dies kann Wirkungen auf alle Organe im Körper haben. Jeder Medizinstudent kennt die sogenannten

Head'schen Zonen, Hautareale eines jeden Körpers. Diese Zonen werden jeweils von einem Nerv versorgt. Der tritt an der Wirbelsäule in das Rückenmark ein und leitet die Nervensignale an das Gehirn weiter. Weil dort auch Nervensignale aus den inneren Organen ankommen, besteht ein direkter Kontakt zwischen unseren äußeren Hautnerven und den inneren Nerven der Organe und des Bindegewebes. Deshalb kann der Reiz durch eine Akupunkturnadel in tieferen Schichten des Bindegewebes und sogar bei inneren Organen Wirkungen erzeugen. Die Head'schen Zonen sind breiter als die von der chinesischen Medizin beschriebenen schmalen Meridiane. Es überrascht also nicht, dass die Akupunkturnadel nicht millimetergenau gesetzt werden muss, um Wirkung zu haben.

Daneben gibt es aber auch sehr präzise, punktspezifische Wirkungen. Nach den Daten der bislang größten Studie zur Akupunktur, den Acupuncture Trialists mit über 20 000 Personen, macht dieser punktspezifische Effekt ungefähr ein Drittel der Wirkung aus. Um das zu verstehen, brauchen wir nicht unbedingt Meridiane oder Chi als Konzept zu akzeptieren. Auf anatomischer Grundlage gibt es genügend spezielle Triggerpunkte oder Rezeptoren in unseren Faszien, die sehr wichtig für die Schmerzentstehung sind und die sehr starke Übereinstimmungen mit den klassischen Akupunkturen aufweisen.

Interessant wäre zu wissen, wie das antike China vor rund 3000 Jahren bereits diese Erkenntnis entwickelt hat. Das traditionelle Konzept der Akupunktur imponiert mit seiner ausgefeilten Detailkenntnis und der bildhaften Sprache. Es geht davon aus, dass zum Leben notwendige Energie (Qi) in bestimmten Bahnen (Meridianen) durch den Körper fließt. Wird der Energiefluss gestört, zum Beispiel durch Umwelteinflüsse wie Kälte, Wärme, Zugluft oder falsche Ernährung, seelische Belastungen und Überanstrengung, können körperliche Beschwerden entstehen. An über 700 definierten Punkten (Akupunkturpunkte) soll sich der Energiefluss durch Druck (Akupressur), Wärme (Moxibustion) oder das Nadeln (Akupunktur) therapeutisch beeinflussen lassen.

Das traditionelle Konzept der Akupunktur imponiert mit seiner ausgefeilten Detailkenntnis und der bildhaften Sprache.

Wenn auch aus westlicher Sicht der spezifische Wirkmechanismus der Akupunktur noch nicht vollständig geklärt werden konnte, verschiedene Aspekte sind jedoch bekannt. Zum Beispiel wird die vermehrte Ausschüttung von schmerzstillenden Endorphinen, Neurotransmittern und Gewebshormonen beobachtet, welche die Entspannung fördern. Außerdem werden über die Hautzonen Reize gesetzt, die im Körperinneren wirken – so wie auch umgekehrt eine Erkrankung der Gallenblase Schmerzen im rechten Schulterblatt erzeugen kann, ein klassisches Phänomen der Inneren Medizin. Am breitesten konnte die Akupunktur deshalb in der Schmerztherapie Fuß fassen. Viele Schmerztherapeuten wenden sie heute an.

Die Akupunktur kann aber auch bei anderen Erkrankungen wirksam sein. In einer methodisch sehr anspruchsvollen Studie hat meine Kollege Benno Brinkhaus von der Charité über 420 Patienten mit starkem Heuschnupfen (saisonaler allergischer Rhinitis) nach dem Zufallsprinzip in drei Gruppen eingeteilt: Die erste erhielt die üblicherweise eingesetzten Antihistaminika bei Bedarf, die zweite eine Scheinakupunktur, die dritte nach acht Wochen Wartezeit die punktspezifische Akupunktur. Alle durften als Notfallmedikament Antihistamine nehmen, falls die Beschwerden zu stark wurden. Danach ging es vor allem der Gruppe mit der klassischen Akupunktur deutlich besser, die Wirkung war sogar noch ein Jahr später spürbar. Diese von der Deutschen Forschungsgemeinschaft geförderte Studie ist ein weiterer Beleg dafür, dass Akupunktur nicht als Scheintherapie abgetan werden kann.

Auch in der ergänzenden Krebsbehandlung kann Akupunktur gute Dienste leisten. So lindert sie Übelkeit und Erbrechen oder auch Nervenstörungen durch eine Chemotherapie. Auch das nur schwer zu behandelnde Müdigkeitssyndrom bei einer Krebserkrankung kann mit Akupunktur gelindert und (durch Yoga ergänzt) behandelt werden.

In China gibt es nicht das Schisma »Moderne Medizin« versus »Traditionelle Medizin«. Seit 1982 ist die (Traditionelle) Chinesische Medizin im eigenen Land neben der westlichen Medizin offiziell anerkannt. Am Klinikum der berühmten Sun Yat-sen University in der Millionenmetropole Guangzhou finden sich für alle wichtigen Fachdisziplinen, von Gastroenterologie bis Rheumatologie, auf jedem Stockwerk jeweils eine rein konventionelle und eine integrative Abteilung, in der ergänzend mit Ernährungstherapie, Akupunktur und Heilkräutern behandelt wird. Aber nicht nur das – bei meinem Besuch dort fiel mir sofort das große Forschungsgebäude neben dem Klinikum auf. Es ist in China vollkommen selbstverständlich, dass die klinisch tätigen TCM-Ärzte in irgendeiner Form auch wissenschaftlich aktiv sind. Das lässt hoffen, dass hier eine wissenschaftlich fundierte Medizin ihren Weg findet.

Die Heilkraft der Pflanzen

Das größte Potenzial hat TCM in ihrer Pflanzenmedizin. Zu den 5600 offizinellen (lat. *offizin* = Werkstatt / Apotheke) Bestandteilen der chinesischen Pharmakologie gehören neben den Heilpflanzen und mineralischen Substanzen etwa fünf Prozent Pilze sowie fünf Prozent Produkte animalischen Ursprungs. Besonders häufig verwendet wird eine Auswahl von rund 500 Pflanzen, von denen nur wenige, wie etwa Ginseng, Ginkgo, Japanische Minze, Rhabarber oder Süßholz, im Westen bekannt sind. Die Anfänge der Arzneimitteltherapie Chinas werden der mythologischen Figur Shen Nong (»göttlicher Bauer«) zugeschrieben, der schon im 3. Jahrtausend v. Chr. Hunderte von Pflanzen auf ihre möglichen Kräfte hin getestet haben soll. Das Seidenmanuskript *Verschreibungen für 52 Krankheiten* (*Wushi'er bingfang*, verfasst im 3. Jahrhundert v. Chr.), das als Grabbeigabe in Mawangdui gefunden wurde, ist das erste bekannte schriftliche Kompendium.

Wenn es um die Sicherheit und Qualität chinesischer Arzneimittel geht, stellen sich immer wieder viele Fragen. Importe aus China können schadstoffbelastet sein, manchmal auch verfälscht. Wenn die Ballen exotischer getrockneter Kräuter eintreffen, müssen Identität und Reinheit der enthaltenen Substanzen geprüft werden. Ob chinesische Heilkräuter in Europa genauso wirken wie in ihrer Heimat, ist nicht ganz klar, weil der Stoffwechsel eines Europäers genetisch anders geprägt ist. Besonders problematisch sind unbekannte Wechselwirkungen mit Medikamenten, vor allem bei chronisch Kranken, die mehrere Arzneimittel gleichzeitig einnehmen. Einige Substanzen haben möglicherweise zudem eine hormonähnliche Wirkung. Eine Therapie mit chinesischen Arzneimitteln erfordert deshalb viel Wissen und Erfahrung sowie eine engmaschige Kontrolle der Wirkung.

Das sollte aber nicht von der weiteren Erforschung und Anwendung dieses enormen therapeutischen Potenzials abhalten. Wenn solche Interaktionen berücksichtigt und weiter erforscht werden, wenn die Importe kontrolliert sind oder die Heilpflanzen eventuell (wie in einem bayerischen Versuch) heimisch angebaut werden und schließlich die Kunst der richtigen Anwendung beherrscht wird, eignet sich die chinesische Arzneimitteltherapie ähnlich wie die ayurvedische hervorragend für eine Kombination mit westlichen Therapien im Sinne der Integrativen Medizin.

In allen großen traditionellen Heilkunden der Welt stehen Pflanzen – als Auflagen, für Tees, als Gewürze oder Nahrungsmittel – im Mittelpunkt. Im Ayurveda und in der chinesischen Medizin hatte ich das schon erwähnt. Es ist aber zu vermuten, dass die Arzneipflanzentherapie genauso alt wie die Menschheit selbst ist. Pflanzen, Tiere und Menschen haben sich in wechselseitiger Anpassung entwickelt. Über Millionen von Jahren entstand durch die Evolution eine verschwenderische Fülle von Substanzen, unter anderem auch solche, die für das Überleben der Pflanzen wichtig waren und es immer noch sind: Diese sekundären Pflanzenstoffe dienen dazu, Insekten oder andere Tiere anzulocken, damit eine Bestäubung oder Weiterverbreitung der Pflanze gewährleistet ist – sie geben ihr eine bestimmte Farbe oder Aromaöle. Andere sekundäre Pflanzenstoffe sind Bitterstoffe oder das Gift Digitalis, sie wehren Fressfeinde oder Mikroben ab. Manche dieser Stoffe sind so potent, dass die Pflanzen sie nur in unschädlichen Vorstufen ausbilden und erst im Ernstfall, zum Beispiel, wenn eine Larve in ein Blatt beißt, in die viel stärker wirksame giftige Endform umwandeln.

Diese Inhaltsstoffe sind es hauptsächlich, die – neben nährenden Bestandteilen wie Kohlenhydrate, Eiweiße und Öle – für ihr gesund machendes Potenzial verantwortlich sind. Sie sind in der

Regel bitter, scharf oder in anderer Weise unangenehm. Vermutlich folgten Menschen ihrem Instinkt, als sie unter bestimmten Umständen, etwa bei Fieber, dennoch darauf zurückgriffen. Bei Tieren zumindest kann man beobachten, dass sie im Krankheitsfall spezielle Pflanzen verzehren, die sonst nicht unbedingt zu ihrer Nahrung gehören. So beginnen Käfer arzneilich wirksame Pflanzen zu fressen, wenn sie von Parasiten befallen sind. Diese »Arznei« würden sie im gesunden Zustand meiden. Die »Selbstmedikation« von Tieren durch geändertes Fressverhalten ist inzwischen ein eigener junger Forschungszweig der Biologie, die Zoopharmakognosie. Unsere Pflanzenheilkunde (Phytotherapie) kann sich daran einiges abschauen – etwa wenn Afrikanische Elefanten vor der Geburt nach Borretschgewächsen suchen. Diese haben eine wehenverstärkende Wirkung, und Extrakte davon werden in Kenia inzwischen auch von schwangeren Frauen zur Geburt eingesetzt.

Extrakte der Weidenrinde wirken langsamer als ASS, sind aber verträglicher.

Selbst geringe Mengen toxischer Stoffe kann der Organismus im Darm oder in der Leber entgiften. Manchmal reicht es schon, der Pflanze etwas Zeit zu lassen: Die scharfen Senföle aus Kreuzblütengewächsen wie Brokkoli oder Grünkohl verwandeln sich an der Luft in die besonders wirksamen und sehr gesunden Sulforaphane. Deshalb ist es gut, dieses Gemüse zu zerteilen und vor dem Kochen noch zirka dreißig Minuten stehen zu lassen, damit sich die Sulforaphane bilden und freisetzen können.

Enzyme im Darm sorgen für das Aufschließen der Inhaltsstoffe. Einige pflanzliche Inhaltsstoffe können ihre Wirkung intensivieren oder sie auch blockieren. Daher kann man die Wirkung mancher Medikamente durch Trinken von Grapefruitsaft steigern, durch Johanniskraut aber, das wirksam in der Depressionsbehandlung ist, reduzieren. Eine besonders wichtige Rolle können diese CYP genannten enzymatischen Proteine während einer Krebstherapie spielen, wenn Patienten, ohne einen Arzt zu konsultieren, Vitamincocktails zu sich nehmen. Das kann die Chemotherapie bremsen oder zu stark machen.

Pflanzen enthalten immer eine Vielfalt von Stoffen, die sich gegenseitig im Zaum halten, in ihrer Wirkung unterstützen oder auch stoppen. Das ist einer der Gründe, warum pflanzliche Präparate in der Regel langsamer ihre Wirkung entfalten. Moderne Medikamente basieren auf einem einzigen Wirkstoff: Deshalb wirkt ein Aspirin mit 500 Milligramm Acetylsalicylsäure relativ zügig gegen Schmerzen, während Extrakte der Weidenrinde, die den Inhaltsstoff des Aspirins neben weiteren Stoffen in natürlicher Form enthalten, mehr Zeit benötigen. Dafür sind sie aber besser verträglich und haben weniger Nebenwirkungen.

Für diese Tatsache wurde die Pflanzenheilkunde paradoxerweise immer wieder bestraft. In den Achtzigerjahren verschwanden, wie schon beschrieben, viele Präparate vom Markt, weil sie als Wirkstoffgemisch nicht den Nachweis des einen Wirkstoffes erbringen konnten oder wollten. 2004 erleichterte der Gesetzgeber zwar die Zulassung europaweit etwas, aber die pflanzlichen Arzneimittel wurden weitgehend aus der Kostenerstattung durch die Krankenkassen herausgenommen. Mit der Begründung: Aufgrund ihrer sehr guten Verträglichkeit sind sie nicht als rezeptpflichtig einzustufen. Deshalb muss ein Patient heute ein gut verträgliches pflanzliches Arzneimittel aus eigener Tasche bezahlen, während die nebenwirkungsreichere chemische Variante meist erstattet wird.

Dennoch sind viele Menschen an pflanzlichen Arzneien interessiert und auch bereit, die Kosten selbst zu tragen. Dabei sind aber die richtige Dosis und qualitativ hochwertige Präparate wichtig. Statt solche Mittel in einem Drogeriemarkt zu kaufen, suchen Sie bitte einen Arzt oder Apotheker auf. In meiner Sprechstunde höre ich zum Beispiel immer wieder von erfolglosen Versuchen, mit Baldrianextrakten Schlaf zu finden. Bei genauer Rückfrage zeigt sich oft, dass die erforderliche Dosierung für Baldrian von 600 Milligramm weit unterschritten wurde – dann kann Baldrian auch nicht wirken.

Die oft schweren Nebenwirkungen konventioneller Monopräparate (bei Cortison, Antirheumatika oder Schmerzmitteln) werden selten hinterfragt, während man bei Nebenwirkungen von Heilpflanzen besonders kritisch ist. So wurde 2002 das Präparat Kava Kava, das gegen Ängste und Nervosität gut hilft, wegen angeblicher schwerer Leberschädigungen bei einigen Patienten vom Markt genommen, dann wieder zugelassen, schließlich erneut verboten. Jetzt hat man es abermals zugelassen. Die Leberschäden, so stellte sich heraus, waren vermutlich gar nicht auf das Präparat zurückzuführen.

Ebenfalls zu kämpfen hat das Johanniskraut. Viele Studien haben belegt, dass Johanniskraut eine wirksame Behandlungsoption bei leichten bis mittelschweren Depressionen ist. Darüber hinaus hat es weniger Nebenwirkungen als chemische Antidepressiva. Allerdings kann Johanniskraut, da es den CYP-Enzymweg in der Leber aktiviert, den Abbau von parallel eingenommenen Medikamenten bewirken. Daher sollte es nicht eingenommen werden, wenn bestimmte andere Arzneimittel auf dem Verordnungsplan stehen. Viele Patienten sind aber nach etlichen Presseberichten so weit verunsichert, dass sie annehmen, Johanniskraut sei generell gefährlich. Keinesfalls ist das so. Und nicht zu vergessen: Auch andere Präparate haben entsprechende »Interaktionen«. Johanniskraut ist ein vorzügliches pflanzliches Medikament gegen Depressionen, wenn die Möglichkeit von Wechselwirkungen beachtet wird.

Wirksame Therapien mit Heilpflanzen

Wie vielseitig die Heilpflanzentherapie übrigens ist, zeigt ein weiteres Indikationsgebiet von Johanniskraut. Der ölige Extrakt, das Rotöl (wegen seiner roten Farbe), hat, auf die Haut aufgetragen, eine entzündungshemmende Wirkung. Sie können es mal bei Hautentzündungen oder Prellungen anstelle von Arnika oder Ringelblume versuchen.

Während im Ayurveda und in der Traditionellen Chinesischen Medizin mehrere Pflanzen und deren Extrakte zu einem Gesamtarzneimittel kombiniert und auch bei schweren, komplexen Erkrankungen eingesetzt werden, verwendet man in Deutschland – analog zu den synthetischen Medikamenten – größtenteils einzelne Pflanzenextrakte für die gezielte Behandlung von Symptomen oder Beschwerden vor allem bei leichteren Erkrankungen. Dabei kann nur ein Bruchteil der potenziellen Wirkung der Kräutermedizin erreicht werden.

Domäne der Heilpflanzentherapie sind bei uns die Erkältungskrankheiten:

- Gegen Husten helfen Extrakte aus Efeu, Primel Spitzwegerich oder Thymian.
- Gegen Halsschmerzen wirken Salbei, Thymian, Kresse und Meerrettich.
- Vor Blasenentzündung schützen Cranberries und helfen Bärentraubenblätter.

  2016 wurden zwei Studien zu Cranberry-Extrakten bei Blasenentzündungen mit verwirrend gegensätzlichen Ergebnissen veröffentlicht, was in der Presse viele Diskussionen auslöste. In einer großen Studie wurde gezeigt, dass Frauen im mittleren Alter mit wiederkehrenden Blasenentzündungen tatsächlich weniger Infekte erleiden, wenn sie regelmäßig Cranberry-Saft trinken. In einer nur wenige Wochen später publizierten kleineren Studie stellte sich heraus, dass ein Cranberry-Extrakt zur Behandlung einer bereits bestehenden schweren eitrigen Blasenentzündung bei über fünfundachtzigjährigen Patientinnen eines Pflegeheims nicht half. In den Medien wurde dann pauschalisierend erklärt, Cranberry helfe allgemein nicht bei Blasenentzündung. Der kleine, aber wichtige Unterschied wurde unerwähnt gelassen: Cranberry wirkt in der Prävention – nicht in der Therapie.

Auch orthopädische und Organerkrankungen können mit den richtigen Heilpflanzen behandelt werden:

- Bei Arthrosen und Rückenschmerzen wirken spezielle Baumrindenextrakte oder Teufelskralle.
- Bei Darmentzündungen helfen Flohsamenschalen.
- Bauchschmerzen beim Reizdarmsyndrom lassen sich durch Myrrhe und Pfefferminzöl lindern.

Pfefferminzöl entspannt allgemein die Muskulatur im Magen-Darm Trakt und kann dadurch schmerzhafte Krämpfe verhindern. Daher ist es empfehlenswert, vor einer Darmspiegelung Pfefferminzölkapseln oder -tropfen einzunehmen. Allerdings kann die muskelentspannende Wirkung Sodbrennen als Nebenwirkung hervorrufen, da der muskuläre Verschluss zwischen Magen und Speiseröhre gelockert wird.

Hilfreich im Einsatz sind Heilpflanzen zudem:

- bei der Migräne-Prophylaxe Pestwurz und Mutterkraut,
- bei gynäkologischen hormonellen Beschwerden Traubensilberkerze und Mönchspfeffer,
- bei Herzerkrankungen Weißdorn,
- bei Leberstörungen Mariendistel.

Von den unzähligen Pflanzen und Pflanzenmischungen, die in China und Indien verwendet werden, haben es bislang nur wenige als Arzneimittel auf den deutschen und eropäischen Markt geschafft. Ginseng zum Beispiel wird als Nahrungsergänzungsmittel für die ergänzende Therapie des Diabetes mellitus eingesetzt. Bekannt geworden ist auch die Pflanzenrezeptur PADMA 28 aus der tibetischen Medizin, die über zwanzig pflanzliche Einzelstoffe enthält und in der Schweiz als Arzneimittel hergestellt wird. In einigen kleineren Studien konnte die Wirksamkeit von PADMA 28 gegen Leiden belegt werden, die durch eine Verkalkung der Beinarterien entstehen. Dennoch konnte sich diese Pflanzenrezeptur bislang nicht bei Gefäßspezialisten durchsetzen. Viele Patienten, denen ich PADMA 28 empfahl, haben aber eine gute Linderung ihrer Beschwerden erfahren.

Schwierigerer ist es für Pflanzen, die zwar eine lange Tradition besitzen, aber auf keine ausreichende Studienlage verweisen können. Für Weihrauch bei Rheuma gibt es leider nur eine eingeschränkte Datenlage, und aufgrund fehlender Forschungsmittel wird sich das in absehbarer Zeit auch nicht bessern. So empfehle ich Patienten Weihrauch, als zweite Wahl, wenn die Schulmedizin nicht zufriedenstellend anschlägt oder nicht vertragen wird. Eine Patientin hatte trotz verschiedenster Antirheumatika Tag und Nacht Gelenkschmerzen und Schwellungen. Daraufhin nahm sie, auf Anraten ihres Rheumatologen, täglich sechs Kapseln Weihrauch – und ihre Beschwerden besserten sich immens. Ein Einzelfall wie dieser ist selbstverständlich kein wissenschaftlicher Beweis, unterstreicht aber, das Potenzial der Phytotherapie nicht ungenutzt zu lassen.

Für mich nimmt die Phytotherapie eine wichtige Rolle in der Medizin ein. Der Körper kennt die Pflanzen. Bei beginnenden Erkrankungen oder bei Patienten, die auf chemische Pharmaka übersensibel reagieren, kann eine Therapie mit Heilpflanzen den Körper in seiner Selbstheilung unterstützen, ohne massiv in die Regulation einzugreifen. Sie brauchen dazu etwas Zeit. Wenn die Mittel allerdings nach drei Monaten nicht wirken, empfehle ich meinen Patienten, sie wieder abzusetzen.

Studien aus China und Indien wiederum zeigen, welches Potenzial es zu bergen gilt. Die chinesische Heilpflanzentherapie wirkt bei Demenz, dem Reizdarmsyndrom, bei Rheuma oder bei Gefäßerkrankungen. Sicher wird es noch einige Jahre benötigen, bevor die chinesische wie auch die ayurvedische Arzneipflanzentherapie besser und sicherer eingeschätzt werden kann.

Zusammenfassend sind dies die 15 wichtigsten Einsatzgebiete der Pflanzenmedizin:

- **Angststörungen und Stress:** Lavendel
- **Depressionen:** Johanniskraut
- **Schlafstörungen:** Baldrian, Melisse, Passionsblume, Hopfen
- **Lebererkrankungen:** Mariendistel
- **Herzschwäche:** Weißdorn
- **Diabetes:** Ginseng
- **Gefäßverkalkung, Schaufensterkrankheit:** PADMA 28
- **Blasenentzündung:** Kapuzinerkresse, Meerrettich, Cranberries, Bärentraubenblätter
- **Reizdarm:** Pfefferminzöl, Fenchel, Kümmel, Anis
- **Darmentzündung:** Myrrhe, Flohsamenschalen, Blutwurz
- **Migräne:** Mutterkraut, Pestwurz (Migräneprävention)
- **Spannungskopfschmerz:** Minzöl (lokal)
- **Arthrose:** Hagebuttenextrakte, Baumrindenextrakte (z. B. Weidenrinde), Gelbwurz
- **Beginnende Demenz:** Safran, Ginkgo
- **Krebs (ergänzende Therapie):** Mistel

Meine Behandlungspläne

Acht häufige chronische Erkrankungen erfolgreich behandeln

Schwere chronische Krankheiten sind nicht leicht zu behandeln. Oft erfordern sie die dauerhafte Einnahme von starken Medikamenten oder auch chirurgische Eingriffe. Was viel hilft, hat aber auch viele Nebenwirkungen. Im Rahmen der Integrativen Medizin, der Verbindung von Naturheilkunde mit der sogenannten Schulmedizin, bemühen wir uns möglichst nebenwirkungsarm zu therapieren und alles, was man im Bereich des Lebensstils zur Besserung und vielleicht sogar zur Gesundung, zur »Entchronifizierung«, selbst beitragen kann, zu optimieren. Oft ist es dann möglich, die Dosis an Medikamenten zurückzuschrauben. Das erfordert aber eine gewisse Selbstdisziplin und Achtsamkeit. Und: Auch Geduld ist notwendig, denn was sich lange an Beschwerden und Krankheit aufgebaut hat, braucht auch etwas Zeit, wieder zu verschwinden. Vor allem, wenn es keine großen Nebenwirkungen haben soll.

Die Integrative Medizin kombininiert naturheilkundliche und schulmedizinische Behandlungsmethoden.

Auf den folgenden Seiten ist an acht häufigen chronischen Erkrankungen exemplarisch dargestellt, welche unterschiedlichen Wege Schulmedizin und Naturheilkunde gehen, wo sie gut miteinander harmonieren und wo sie unterschiedliche Ansätze verfolgen. Die Liste der »Top Ten« erhebt dabei keinen Anspruch auf Vollständigkeit und ist nicht nach Prioritäten geordnet. Sie ersetzt nicht ein Gespräch mit Ihrem Arzt.

Bluthochdruck

Bluthochdruck ist bei uns zu einer Volkskrankheit geworden. Etwa 40 Prozent der Erwachsenen und mehr als 80 Prozent der über Fünfundsechzigjährigen sind inzwischen davon betroffen. Studien bei Naturvölkern zeigten, dass dort Bluthochdruck praktisch nicht existiert, mit Einbruch eines westlichen Lebensstils aber häufig wird. Das ist ein deutlicher Hinweis darauf, dass Bluthochdruck vor allem eine Folge des Lebensstils ist. Übergewicht und eine ungünstige Ernährung mit zu viel tierischem Eiweiß, tierischem Fett, Salz und zu wenig Gemüse und Obst, aber auch Alkoholkonsum, Bewegungsmangel und vor allem Stress sind seine Auslösefaktoren. Meistens summieren sich diese Faktoren, deshalb ist Bluthochdruck weniger eine Krankheit, sondern ein Symptom für eine Überforderung des Körpers.

So behandelt die Schulmedizin

Es gibt eine Reihe sehr guter Medikamente, mit denen sich Bluthochdruck wirkungsvoll behandeln lässt. Aber bei etlichen der Patienten schlagen sie nicht an (die Betroffenen sind »therapieresistent«), andere leiden unter Nebenwirkungen. Neuartige und aufwendige Behandlungsmethoden greifen wiederum in den Körper ein – zum Beispiel kann man die Nerven der Nierenarterien mithilfe eines Katheters veröden (Hormone und Ausscheidungsleistung der Nieren spielen eine Rolle beim Bluthochdruck). Ein anderer Weg ist die Implantation von Schrittmachern an den Halsgefäßen. Beide Verfahren sind bis jetzt jedoch den wissenschaftlichen Wirkbeweis schuldig geblieben. Mir kommt es ein wenig absurd vor, eine überwiegend lebensstilbedingte Erkrankung mit invasivtechnischen und dazu teuren Methoden zu behandeln – vor allem, wenn sich der Lebensstil nicht ändert.

So behandelt die Naturheilkunde

Es gibt eine Fülle naturheilkundlicher Therapieansätze, deren Wirksamkeit wissenschaftlich untermauert ist und die ebenso in der Praxis funktionieren. Natürlich muss man hier individuell vorgehen:

Mancher hat einen Bluthochdruck, obwohl er sportlich ist, und zwar aufgrund seiner Gene und fleischlastiger Ernährung. Dann wird mehr Bewegung nichts nützen, sondern nur eine Ernährungsumstellung. Vielleicht sind auch weiterhin Medikamente nötig. Ein anderer ernährt sich hervorragend, hat aber beruflichen Dauerstress – in diesem Fall werden die größten Erfolge mit Meditation, Tai-Chi und Yoga zu erzielen sein. Manche Nahrungsmittel senken nicht nur den Bluthochdruck, sondern sind zudem herzgesund: So schützen Walnüsse die Gefäße, und Lein- oder Flohsamen senken den LDL-Cholesterinspiegel, der ein Risikofaktor für einen Herzinfarkt oder einen Schlaganfall ist. Da Entzündungen im Mund wie Parodontose ein erhöhtes Risiko für spätere Gefäßerkrankungen mit sich bringen (die Bakterien wandern durch den Körper), frage ich die Patienten immer auch nach ihrem Zahnstatus und empfehle Zahnhygiene, eine gute Putztechnik und Zahnseide.

Meine Top Ten bei Bluthochdruck

- **Vegetarische oder vegane Ernährung:** Ersetzen Sie Fleisch durch Gemüse und durchaus auch durch Tofu und Soja, denn Sojaeiweiß senkt den Blutdruck. Wer auf Käse und Milch nicht verzichten will, sollte zumindest die Menge stark einschränken.
- **Heilfasten:** Wirksam ist ein Heilfasten zweimal jährlich und / oder ein intermittierendes Fasten, z. B. 14 Stunden verlängertes Nachtfasten.
- **Superfoods:** Dazu zählt nitrathaltiges Gemüse wie Rote Bete (auch als Saft, dann täglich mindestens 0,25 Liter), Spinat und Rucola; Walnüsse und Pistazien (ungesalzen) sowie Leinsamen. Verwenden Sie entweder geschroteten Leinsamen oder mahlen Sie selbst. Auch Leinöl kann den Blutdruck senken, aber wenn Sie ganze Leinsamen essen, profitieren Sie von seinen anderen gesundheitsfördernden Wirkungen (zum Beispiel als Prophylaxe von Brust - und Prostatakrebs). Auch Heidelbeeren senken erhöhten Blutdruck, Sie können sie auch gefroren oder als Pulver zu sich nehmen. Verzehren Sie am besten täglich eines dieser Nahrungsmittel.

- **Superdrinks:** Trinken Sie täglich zwei bis drei Tassen Hibiskus- oder grünen Tee. Nach Hibiskustee sollten Sie etwas Wasser nachtrinken oder den Mund ausspülen, da die in ihm enthaltene Säure den Zahnschmelz angreifen kann.
- **Natives, fruchtiges Olivenöl:** Verwenden Sie es möglichst reichlich. Auch Extrakte aus Olivenblättern senken den Blutdruck – diese müssen aber in Tablettenform eingenommen werden, das Kauen von Olivenbaumblättern reicht nicht aus.
- **Meditation:** Ich empfehle, täglich mindestens dreißig Minuten lang zu meditieren.
- **Yoga und Tai-Chi / Qigong:** Üben Sie einmal wöchentlich in der Gruppe und jeden zweiten Tag zu Hause fünfzehn Minuten.
- **Aderlass oder Blutspende:** Das eine wie das andere ist vor allem bei Menschen mit einem erhöhten Eisenspeicherspiegel oder »verdicktem Blut« (höherem Hämatokrit, einem Wert, den Ihr Hausarzt im Blutbild misst) wirksam.
- **Bewegung und / oder Ausdauersport:** Am besten sollten Sie sich wöchentlich 150 bis 300 Minuten lang bewegen.
- **Regelmäßige Wasseranwendungen:** Hier sind vor allem Kneipp-Güsse (nach einem Herzinfarkt drei Monate Pause) und temperaturansteigende Arm- und Saunabäder (ohne kaltes Tauchbad) wirksam, möglichst einmal täglich.

Koronare Herzkrankheit und Arteriosklerose

Herz-Kreislauf-Erkrankungen gehören zu den häufigsten Erkrankungen des Menschen. Sie zählen seit vielen Jahren zu den häufigsten Todesursachen in der industrialisierten Welt. Die Koronare Herzerkrankung entwickelt sich über viele Jahre, bevor ein Blutgerinnsel einen beschädigten Gefäßabschnitt plötzlich verstopft, was dann zu einem Herzinfarkt oder einem Schlaganfall führt. Ein

Grundpfeiler der Therapie ist hier deshalb die Behandlung einzelner Risikofaktoren wie Bluthochdruck, Diabetes oder der Fettstoffwechselstörung, vor allem erhöhtes LDL-Cholesterin. Mit dem Rauchen aufzuhören ist die wichtigste Maßnahme, wenn man von dieser Gefäßkrankheit betroffen ist.

So behandelt die Schulmedizin

Die Kardiologie kann in den letzten drei Jahrzehnten auf eine beeindruckende Erfolgsgeschichte zurückblicken. Bei einem akuten Herzinfarkt kann heute mit Kathetern am betroffenen Herzkranzgefäß ein stützender Stent eingesetzt werden, um weiteren Schaden vom Herzmuskel abzuwenden. Herzklappenfehler können ebenfalls über Katheter behandelt werden. Ein Wermutstropfen ist allerdings, dass die technischen Interventionen und Fortschritte die zugrunde liegende Gefäßerkrankung, die Arteriosklerose, nicht beeinflussen. Der prominente US-Kardiologe Eric J. Topol nannte es sogar »medizinische Kosmetik«, bei koronarer Herzerkrankung ohne Herzinfarkt mit Ballondilatation und Stents zu therapieren. Und es stimmt: Wird die Grunderkrankung – die Arteriosklerose – nicht mit einer Änderung des Lebensstils und Medikamenten in Angriff genommen, verlängert sich die Lebenserwartung durch den Eingriff nicht. Tückischerweise entstehen Herzinfarkte nicht an den ganz engen Stellen, sondern meistens bei den beginnenden Stenosen mit nur geringer Verengung. Vielen Patienten, die sich einer Herzkatheter-Untersuchung unterziehen, ist diese Tatsache gar nicht bekannt. Möglicherweise wird es ärztlicherseits nicht vermittelt, vielleicht möchte man es aber, vor lauter Begeisterung für die Technik, nicht hören, dass die Krankheit weiter besteht. Es kann aber auch damit zu tun haben, dass Männer eher einen Herzinfarkt erleiden als Frauen und Kardiologie und Herzchirurgie zudem männerdominierte Fachgebiete sind. Männer neigen tendenziell zu technischen Lösungen.

So behandelt die Naturheilkunde

Die Naturheilkunde setzt vor allem auf die Änderung des Lebensstils mit vegetarischer, ballaststoffreicher Ernährung und viel Bewegung. Für das Gefäßtraining sind wechselwarme Wasseranwendungen sinnvoll. Wichtig sind neben ausreichender Bewegung durch Ausdauertraining auch bewusste Phasen der Ruhe, unterstützt durch gezielte und ganz regelmäßige Entspannungstechniken, am besten Yoga, Achtsamkeitsübungen oder Meditation. Da Stress ein großes Herzinfarkt-Risiko darstellt, spielt die Stressreduktion bei Herzerkrankungen eine zentrale Rolle. Bei einer leichten Herzschwäche können auch Heilpflanzen wie Weißdorn helfen.

Meine Top Ten bei Koronarer Herzkrankheit und Arteriosklerose

- **Vegane Ernährung:** Obwohl heute allen Patienten nach einem Infarkt ein medikamentöser Fettsenker verschrieben wird, ist es durchaus möglich (wobei oft das Gegenteil behauptet wird) einen ähnlichen Effekt mit einer umfassenden Ernährungsumstellung zu erzielen. Zudem sind Olivenöl und Walnüsse besonders schützend für die Gefäße. Fasten tut gut, allerdings nicht in den ersten drei Monaten nach einem Infarkt. Manchmal ist die LDL-Cholesterin-Erhöhung genetisch bedingt, dann kann eine noch so gute Ernährung leider wenig bewirken.
- **Moderate Bewegungstherapie:** Gut ist ein abwechslungsreiches Bewegungsprogramm mit nicht leistungsbetontem Ausdauertraining, aber auch anderen Elementen, vor allem spielerischen Bewegungsformen wie etwa Tai-Chi.
- **Yoga:** Studien zufolge senkt Yoga nicht nur generell das Herzrisiko. Es reduziert Stärke und Länge des Vorhofflimmerns, einer sehr häufigen Herzrhythmusstörung (am besten ist hier Iyengar-Yoga). Langsames Atmen als Teil yogischer Praktiken bessert die Beschwerden einer Herzschwäche.
- **Herz-Superfoods:** Regelmäßiger Verzehr bestimmter Lebensmittel kann den LDL-Cholesterinspiegel erfolgreich senken. Dazu zählen Mandeln, Leinsamen und Hafer, aber auch Walnüsse, die gleichzeitig für mehr Elastizität der Gefäße sorgen. Besonders überraschend: Der tägliche Verzehr einer (fettreichen) Avocado senkt den LDL-Cholesterinspiegel ebenfalls, da diese Frucht

einfach ungesättigte Fettsäuren ähnlich wie auch Olivenöl enthält. Ingwer reduziert ein anderes Risikofett, die Triglyceride.

- **Pflanzliche Omega-3-Fettsäuren:** Leinöl, Leinsamen, Rapsöl, Walnüsse, grünes Blattgemüse, Sojaöl, Weizenkeimöl, Algen und Algenextrakte liefern diese gefäßschützenden Fettsäuren.
- **Knoblauch:** Durch diese Knolle kommt es zwar nur zur minimalen Senkung des Blutdrucks und des Cholesterinspiegels, dafür bessert es die Gefäßelastizität.
- **Granatapfelsaft:** Saft und Extrakt des Granatapfels wirken von allen pflanzlichen Säften am meisten antioxidativ. Eine Studie konnte zeigen, dass der wiederholte Verzehr von Granatapfel die Herzdurchblutung steigert. Darüber hinaus senkt er den Blutdruck und den Cholesterinspiegel.
- **Dunkle Schokolade:** Sie reduziert das Risiko von Gefäßerkrankungen leicht (und schmeckt).
- **Zahngesundheit:** Entzündliche Zahnherde und Parodontose gehen mit einem erhöhten Risiko für Gefäßerkrankungen wie Herzinfarkt einher. Ähnlich wie beim Bluthochdruck frage ich daher bei Herz- und Gefäßkrankheiten sowie Diabetes immer auch nach dem Zahnstatus und empfehle eine Zahnprophylaxe.
- **Sauna und Kneipp-Therapien:** Wasserbehandlungen helfen bei Herzschwäche und Gefäßerkrankungen. Regelmäßige Saunabesuche können – einer finnischen (!) Studie zufolge – vor lebensbedrohlichen Herzrhythmusstörungen schützen. Die Temperaturen sollten aber nicht zu hoch sein (und ein Saunagang nicht zu lang). Auch die Heliotherapie, also ein moderates Sonnenbaden, gehört zum Herzschutz. Ein Sonnenbrand sollte aber unbedingt vermieden werden. Besser sind kurze Sonnenbäder von April bis September.

Arthrose

Dass wir länger leben, trägt dazu bei, dass wir mehr Verschleißerkrankungen entwickeln. Bei der Arthrose ist aber Verschleiß durch Überbeanspruchung gar nicht das Entscheidende (außer z. B. bei Leistungssportlern). Denn heute arbeiten wir viel weniger körperlich anstrengend als noch vor 100 Jahren, dennoch nehmen die Arthrosen zu. Die entscheidende Rolle spielt heute die falsche Ernährung, Übergewicht und Bewegungsmangel. Ab dem sechzigsten Lebensjahr sind die Hälfte der Frauen und jeder dritte Mann betroffen. Arthrose fängt mit einer Entzündung und der Abnutzung des Gelenkknorpels an, die chronischen Schmerzen entstehen jedoch meist erst viele Jahre später. Sie werden verursacht durch ein komplexes Zusammenspiel von Fehlhaltungen, Muskelschwund und -verkürzung, gereizten Sehnen und Bändern, die versuchen, das Gelenk zu stabilisieren, sowie einer gestörten Schmerzverarbeitung im Gehirn.

So behandelt die Schulmedizin

Sie empfiehlt eine Gewichtsnormalisierung, wenn man stark übergewichtig ist, und setzt Physiotherapie ein. Dann werden physikalische Behandlungen verordnet, mit Kälte, Wärme und Strom – sie wirken abschwellend und lindern die Symptome. Bei Schmerzmitteln kommen oft nichtsteroidale Antirheumatika (NSAR) zum Einsatz, die allerdings erhebliche Nebenwirkungen haben können. Ibuprofen und Diclofenac zum Beispiel sind wegen möglicher Nierenschäden, erhöhten Herzrisiken und Asthma in die Kritik geraten. Bei einer längeren Einnahme solcher Medikamente besteht die große Gefahr einer Nierenschwäche bis hin zur Dialyse, auch Magenblutungen sind nicht selten. Eine gute Physiotherapie kann die Beschwerden zwar lindern, meist ist aber irgendwann eine Operation unumgänglich. Ein künstlicher Gelenkersatz (Endoprothese) wird bei Hüftarthrose oft sehr wirkungsvoll implantiert. Komplizierter und nicht gleichermaßen erfolgreich wie die Hüft-Endoprothese ist hingegen die Knie-Endoprothese.

So behandelt die Naturheilkunde

Die Arthrose ist eine wichtige Domäne der traditionellen Therapiemethoden aus Indien, China und Europa. Gerade bei einer Kniearthrose sind sie zur Beschwerdelinderung, Verbesserung der Beweglichkeit und Belastbarkeit sehr wirksam. Sie können dazu beitragen, den Gelenkersatz hinauszuzögern. Wenn allerdings zunehmend andere Bereiche des Körpers durch die Arthrose in Mitleidenschaft gezogen werden, beispielsweise der Rücken bei Hüftproblemen oder die Schultern durch das Gehen am Stock, sollte chirurgisch-orthopädisch gehandelt werden.

Meine Top Ten bei Arthrose

- **Blutegeltherapie:** Vor allem bei einer Kniearthrose, aber auch bei Daumengelenks- oder Schulterarthrosen ist dieses Verfahren oftmals monatelang beschwerdelindernd, abschwellend und die Funktion verbessernd.
- **Akupunktur:** Sie wirkt schmerzlindernd, muss aber in Serie angewendet werden, vor allem bei einer Knie- und Schulterarthrose.
- **Ayurveda:** Durch den multimodalen Ansatz ist Ayurveda sehr gut schmerzlindernd und funktionsverbessernd, vor allem bei einer Kniearthrose.
- **Schröpfen:** Die Wirkung ist nicht so ausgeprägt wie bei einer Blutegeltherapie oder bei Ayurveda, kann aber überbrückend helfen.
- **Physio- und moderate Bewegungstherapie:** Sie kräftigt die Muskeln vor allem bei einer Knie-, Hüft- oder Schulterarthrose. Sie muss regelmäßig durchgeführt und zu Hause vertieft werden.
- **Heilpflanzen:** Verwenden Sie innerlich Hagebuttenextrakte (nur Kaltextrakte sind wirksam, weshalb Hagebuttentee leider nicht wirkt), Teufelskralle oder Baumrindenextrakte. Zum äußerlichen Einreiben eignet sich Beinwell, Arnika oder Johanniskrautöl. Phytotherapie hat einen milden Effekt, sie kann aber ergänzend eingesetzt werden.
- **Heilfasten:** Es kann chronische Schmerzen durch Arthrose reduzieren. Neben dem entzündungshemmenden Effekt des Fastens

macht sich auch der Gewichtsverlust in der Regel sofort günstig bemerkbar. Da nach einem Fasten auch die Umstellung auf eine gesunde pflanzenbasierte Ernährung leichter fällt, ist das Fasten eine nachhaltige ergänzende Therapiemaßnahme.

- **Pflanzenbasierte, vegetarische Ernährung:** Sie hilft bei Übergewicht, das Gewicht zu normalisieren. Durch sie vermeiden Sie die Zufuhr von entzündungsfördernder Arachidonsäure, einer ungesättigten Fettsäure, die in Fleisch, Fisch und Eiern vorkommt.
- **Auflagen mit Kohlblättern oder Bockshornklee:** Diese bekannten Hausmittel sind wirksam. Sie sind leicht selbst zu machen und laut einer Studie genauso gut wirksam wie Salben mit Diclofenac.
- **Wärme- und Kältetherapie:** Hierzu eigenen sich lokal warme Auflagen wie Fango, Moorpackungen, Heusack oder kalte Quarkwickel. Zu empfehlen ist auch eine systemische Therapie mittels Kältekammer.

Depression und Angstsyndrome

Depressionen sind auf dem Vormarsch in Deutschland und der industrialisierten Welt. Die Ursachen sind vielfältig, viele Fragen ungeklärt. Jeder fünfte bis sechste Patient sucht den Hausarzt deshalb auf, weil er unter einer leichten oder mittelschweren Depression leidet. Jeder 20. bis 50. hat eine schwere Depression.

So behandelt die Schulmedizin

Die häufigste Behandlung ist – neben einer Psychotherapie – medikamentös. Verschrieben werden vor allem trizyklische Antidepressiva und Serotoninwiederaufnahmehemmer. Forschungsarbeiten und Recherchen der letzten Jahre haben aber ergeben, dass bei der wissenschaftlichen Überprüfung der Wirksamkeit viele Studien in der Schublade blieben – fast die Hälfte. Es ist nicht schwer zu erraten, dass dies diejenigen waren, die keine Wirksamkeit der antidepressiven Therapie gegenüber dem Placebo-Vergleich zeigen konnten. Insgesamt also beruht die Wirkung größtenteils auf dem Placeboeffekt. Peter Gøtzsche, Direktor des Nordic Cochrane Center in Kopenhagen, stellt die Wirksamkeit der Antidepressiva komplett in Frage. Soweit würde ich keinesfalls gehen. Bei schweren Depressionen ist es ein Segen, über diese Medikamente zu verfügen. Bei den sehr viel häufigeren leichteren Depressionen aber sollte meines Erachtens den Naturheilverfahren der Vorzug gegeben werden. Denn viele Antidepressiva führen zur Gewichtszunahme und vielen Folgeproblemen. Andere Mittel stehen in der Kritik, da sie möglicherweise die Suizidrate erhöhen und abhängig machen. Es ist also höchste Zeit für mehr Naturheilkunde in der Depressionsbehandlung.

So behandelt die Naturheilkunde

Depression hat viele Gründe: biografische, situative, biochemische oder ein falscher Lebensstil – sie ist aus naturheilkundlicher Sicht multifaktoriell begründet und nicht nur, wie die biologische Psychiatrie versucht einzuengen, eine Rezeptor- und Transmitterstörung. Die Naturheilkunde kann mehrere dieser Ebenen gleichzeitig ansprechen. Zum Beispiel liegt, wenn man Körper und Seele nicht getrennt sieht, auf der Hand, dass gesunde Ernährung und ausreichend Bewegung wie auch alle stressmildernden Praktiken Einfluss auf die Stimmung nehmen. Heilpflanzen wie Johanniskraut können stimmungsaufhellend wirken, Akupunktur hilft gegen Angst. Die Mind-Body-Medizin liefert Übungen, bei denen sich, regelmäßig eingesetzt, der Botenstoffhaushalt im Kopf positiv verändert. Auch Licht, Berührung und Spiritualität sind mögliche Ansatzpunkte.

Meine Top Ten bei Depressionen und Angstzuständen

- **Bewegung und körperliche Aktivität:** Zwar ist es gerade bei einer Depression mühsam, sich aufzuraffen, aber es lohnt sich – der Serotoninspiegel steigt und die Verarbeitung von Noradrenalin im Gehirn verbessert sich. Zudem begünstigt Sport das Wachstum neuer Nervenzellen. Es ist weniger wichtig, was gemacht wird, sondern dass es regelmäßig geschieht.

- **Naturerleben, »Waldbaden« und Gartenarbeit:** Jede Form der Bewegung scheint noch besser antidepressiv zu wirken, wenn sie in der Natur ausgeführt wird.
- **Yoga:** Die meisten Studien bestätigen – egal, um welche Krankheit es sich handelt – eine ausgeprägte stimmungshebende Wirkung. Auch bei Depressionen finden wir einen klaren therapeutischen Effekt. Wichtig ist eine Yoga-Technik zu finden, die einem gefällt und nicht überfordert.
- **Licht- und Sonnentherapie:** Die Weiß-Lichttherapie ist besonders bei saisonalen Depressionen sehr wirksam, also bei den depressiven Störungen, die in den dunklen Wintermonaten gehäuft auftreten. Es gibt dazu spezielle Lampen, die in einem Abstand von 30 bis 50 Zentimeter 10 000 Lux Leuchtstärke erreichen, sodass man nicht direkt in das Licht blicken muss, sondern während des Lichtbads essen, telefonieren oder frühstücken kann. Empfohlen werden dreißig Minuten täglich, mit einem Spektrum, das dem Sonnenlicht ähnelt. Die Wirkung ist am besten, wenn die Behandlung morgens zwischen halb acht und halb neun erfolgt. Sie setzt nach etwa einer Woche ein. Wer von seiner Anfälligkeit zur Winterdepression weiß, sollte am besten schon im Oktober damit anfangen. Auch Sonnenbäder (in nicht zu starker Häufigkeit und ohne einen Sonnenbrand zu bekommen) sind stimmungsaufhellend. Auch Sonnenliegen können die antidepressive Behandlung unterstützen.
- **Kneipp-Therapie:** Die vielfältigen Wasseranwendungen regen das vegetative Nervensystem an und fördern so den Antrieb und die Stimmung. Wechselgüsse, Wickel und Vollbäder können mit beruhigenden (Lavendel, Melisse) oder anregenden (Rosmarin, Ingwer) Pflanzenextrakten kombiniert werden.
- **Wärmetherapie und Hyperthermie:** Eine einzige systemische Überwärmung mit einem Hyperthermie-Gerät verbessert für etwa zwei Wochen die Stimmung. Wer keine Möglichkeit dazu hat, sollte regelmäßig in die Sauna gehen. (Auch Kälte hat einen ähnlichen Effekt. Hierzu gibt es zwar keine befriedigenden wissenschaftlichen Daten, aber die Erfahrung der Rheumazentren mit Kältekammern weist auf eine antidepressive Wirkung hin).

- **Heilpflanzen:** Johanniskraut ist wirksam bei leichten bis mittelschweren Depressionen. Dabei ist auf seine Wechselwirkung mit anderen Medikamenten zu achten – sprechen Sie mit Ihrem Arzt darüber. In der ayurvedischen Medizin ist Ashwagandha (Winterkirsche oder Schlafbeere) angstlösend und stimmungshebend, in der europäischen Naturheilkunde sind es Lavendelextrakte. Bei Erschöpfung können Extrakte aus Ginseng oder Rosenwurz helfen. Übrigens ist bei leichten Depressionen auch die Aromatherapie hilfreich – als Essenz für die Duftlampe oder als Badeextrakt eigenen sich Lavendel, Rosmarin sowie Safran.
- **Meditation und Achtsamkeitstraining:** Sehr oft sind leichtere Depressionen, ein Burn-out oder andere Erschöpfungssyndrome die Folge von lang anhaltendem Stress. Ein Achtsamkeitstraining oder auch Mantra-Meditationen können hier helfen, Kräfte wieder aufzubauen und anders mit dem Lebensstress umzugehen.
- **Massage:** Bei Depressionen und Angstsyndromen zeigen verschiedene Massagetechniken gute symptomatische Wirkungen. Insbesondere wirken die Bindegewebsmassage, die aus der Anthroposophie stammende rhythmische Massage und die ayurvedischen Massagen. Vermutlich ist die Wirkung auch der Berührung geschuldet, die in vielerlei Hinsicht heilsam ist. Aber auch sonst erscheint Ayurveda hilfreich bei der Behandlung von Depressionen.
- **Heilfasten und Ernährung:** Eine Fastenkur kann einen erstaunlichen Effekt bei leichten Depressionen haben. Bei schweren Depressionen sollte man jedoch zurückhaltend damit sein und nur in Ausnahmefällen und in einer darin erfahrenen Klinik fasten. Aktuell wird die Ernährungstherapie von der Psychiatrie als möglicher wichtiger Therapieansatz entdeckt: Schon länger zeigten Studien, dass eine ungesunde Ernährung mit viel tierischem Fett, Zucker und wenig Obst und Gemüse mit mehr Depressionen einhergeht. Inzwischen hat sich auch gezeigt, dass die Umstellung auf eine pflanzenbasierte und vollwertige Ernährung tatsächlich relativ zügig zu Stimmungsverbesserungen und weniger depressiven Stimmungen führt. Noch sind nicht alle Details geklärt, aber beispielsweise scheinen das Lycopin (ein sekundärer Pflanzenstoff) in Tomaten, grünes Blattgemüse

und Hülsenfrüchte sowie Linsen und Bohnen maßgeblich daran beteiligt zu sein. Einige Lebensmittel wie Kakao, Bananen, Cashews und Datteln stellen die Substanz zur Verfügung, aus der das Glückshormon Serotonin entsteht. Der Verzicht auf Fleisch, Eier und Fisch reduziert die Arachidonsäure, die zu mehr depressiver Stimmung führt – vermutlich durch die entzündungsfördernde Wirkung. Leichte Entzündungsimpulse übersetzt das Gehirn nicht mit Schmerzen, sondern mit Depression.

Wer nicht Vegetarier oder Veganer werden will, sollte sich einer mediterranen Ernährung zuwenden, die einen hohen Anteil an Gemüse, Obst und gesunden Fetten hat. Omega-3-Fettsäuren haben antidepressive Effekte – Leinöl und Leinsamen, Rapsöl, Soja und Walnüsse. Übrigens zeigen einige Studien, dass Süßstoff mit mehr Depressivität verbunden ist. Versuchen Sie also bitte nicht, Ihren Zuckerkonsum durch den Wechsel auf zum Beispiel Diät-Cola zu reduzieren.

Rücken- und Nackenschmerzen

Bis zu 85 Prozent der Deutschen haben mindestens einmal in ihrem Leben anhaltende Rückenschmerzen. Der Anteil der Menschen, die darüber klagen, liegt interessanterweise höher als in vielen anderen europäischen Ländern. 34 Prozent der Deutschen klagen über rezidivierende oder chronische Rückenschmerzen. Zwanzig Millionen Menschen suchen jedes Jahr wegen Rückenschmerzen einen Arzt auf. Bei 81 Prozent der Patienten, denen die verordneten Maßnahmen anfangs geholfen haben, kommen die Rückenschmerzen wieder.

So behandelt die Schulmedizin

Schon lange wird die große Zahl der in Deutschland durchgeführten Rückenoperationen kritisiert. Lange wurde die Ursache von chronischen Rückenschmerzen knöchernen Abnutzungserscheinungen oder Bandscheibenvorwölbungen zugesprochen, bis Studien belegen konnten, dass diese Befunde, die ab einem gewissen Alter fast jeder Mensch hat, meist gar nicht die Ursache der Schmerzen sind. Deshalb kann eine Operation häufig keine Abhilfe bringen. Notwendig ist sie nur bei einem schweren Bandscheibenvorfall, der die Blasen- oder Darmfunktion stört oder zu Lähmungen führt so wie bei einer schweren Spinalkanalstenose (Verengung des Wirbelkanals), die starke Schmerzen bereitet und sich durch naturheilkundliche oder physiotherapeutische Maßnahmen nicht bessert. Die meisten Patienten erhalten Medikamente oder Spritzen mit schmerzstillenden oder muskelentspannenden Wirkstoffen, auch Antidepressiva werden verordnet. Alle diese Medikamente haben, auf Dauer eingenommen, erhebliche Nebenwirkungen.

So behandelt die Naturheilkunde

Die meisten Menschen leiden unter »unspezifischen« Rückenschmerzen, für die Naturheilverfahren sehr zu empfehlen und wissenschaftlich gut untermauert sind. Inzwischen hat sich die Erkenntnis durchgesetzt, dass Rückenschmerzen nicht sofort mit Spritzen und Medikamenten behandelt werden sollten, sondern eher mit aktiven Maßnahmen, die selbst durchführbar sind. Da Schmerzen Angst vor Bewegung auslösen (Kinesiophobie), sind die sanften und achtsamen Bewegungsverfahren aus dem Yoga oder Tai-Chi besonders geeignet. Viele der Operationen wären bei der konsequenten Anwendung von Naturheilverfahren überflüssig.

Meine Top Ten bei Rücken- und Nackenschmerzen

- **Yoga:** Die Übungen sind sehr heilsam bei Rückenschmerzen, meist sind sie auch besser als alle anderen Therapien. Besonders empfehlenswert sind Iyengar-Yoga und Vini-Yoga.
- **Physiotherapie und Bewegung:** Es gibt speziell entwickelte Rückentrainingsprogramme, die Muskelaufbau und Dehnung kombinieren. Lassen Sie sich von Ihrem Orthopäden oder Ihrer Krankenkasse beraten. Auch kann ergänzend eine gute Manualtherapie, aber ohne das »Knacken«, sondern nur mit sanften

Techniken wirkungsvoll sein. Methoden wie die Alexander-Technik oder Feldenkrais legen besonderen Wert auf achtsame Bewegungsabläufe der Wirbelsäule. Die Heileurythmie aus der anthroposophischen Medizin kombiniert Bewegung und Atmung mit Sprechen. In einer aktuellen Studie unserer Arbeitsgruppe war Eurhythmie intensiver Physiotherapie und Yoga ebenbürtig.

- **Akupunktur und die Fakirmatte:** Die Wirkung der Akupunktur bei Rückenschmerzen ist belegt. Sie kann eine gute Überbrückung bis zum Beginn eines Bewegungsprogramms bilden, zudem wird durch sie ermöglicht, die Übungen schmerzfreier durchzuführen. Eine Alternative für zu Hause ist die Nadelmatte, auch Fakirmatte genannt – eine Unterlage mit kleinen, spitzen Aufsätzen, die die Schmerzempfindlichkeit des Körpers senkt. Die Anwendung ist einfach, erst kurz die Hände drauf drücken, dann unter die schmerzende Stelle am Rücken legen, und drauf liegen bleiben, so lange es angenehm ist.
- **Blutegeltherapie:** Eine aktuell abgeschlossene Studie belegt die gute Wirkung einer einmaligen Blutegeltherapie. Die Schmerzen nahmen im Vergleich zu einem Bewegungstraining nach acht Wochen deutlich stärker ab. Die Langzeitwirkung ist noch nicht ausreichend untersucht, aber bei sonst behandlungsresistenten Schmerzen empfehle ich auf jeden Fall einen Versuch.
- **Barfuß gehen, Barfußschuhe und Faszienroller:** Rückenschmerzen haben nicht nur mit dem Rücken zu tun. Der gesamte »Bewegungsapparat« ist miteinander verbunden. Daher können Fuß- oder Knieprobleme auch Rückenschmerzen verursachen. Versierte Physiotherapeuten, Manualtherapeuten und Osteopathen erkennen solche Zusammenhänge. Zu empfehlen ist es, die Faszien von der Fußsohle aus zu mobilisieren, zum Beispiel mit einem Igelball (kräftig drauftreten, muss etwas wehtun ...)
- **Stehen:** Vermeiden Sie stundenlanges Sitzen. Besprechen Sie private Dinge bei einem Spaziergang. Arbeiten Sie an einem Stehtisch oder einem höhenverstellbaren Tisch.
- **Meditation:** Wenn Stress eine der Ursachen von Rückenschmerzen ist – und das ist es oft – helfen Achtsamkeits- und Mantra-Meditationen (zum Beispiel Jyoti).

- **Wärmetherapie:** Verhärtete Muskeln lassen sich auch zu Hause durch Wärme lockern. Das Einfachste ist die heiße Badewanne. Man kann auch Wärmeauflagen in der Apotheke oder online kaufen, z. B. Moorpackungen, Bienenwachsauflagen, Getreide-Ingwer-Säcke. Eine Alternative zur Wärmflasche sind ABC-Pflaster oder Capsaicin (Spanischer Pfeffer) – beide sind aber hautreizend und werden nicht von jedem Menschen vertragen.
- **Schröpfen:** In all seinen Formen (blutig, trocken oder als Massage) hilft Schröpfen bei Rückenschmerzen meist ziemlich effektiv. Für den Hausgebrauch ist trockenes Schröpfen und die Schröpfmassage auch durch den Partner durchführbar.
- **Ernährung:** Hilfreich beim Abspecken von überflüssigem Gewicht, aber vor allem bei der Umstellung auf eine möglichst vegetarische Ernährung, ist Heilfasten. Zu empfehlen ist eine basenreiche Kost (Gemüse, Obst, Sprossen), da Fleisch, Fisch, Milchprodukte und Getreide säurehaltig sind und das Bindegewebe belasten können. Essen Sie weniger Brot und trinken Sie bicarbonatreiches Mineralwasser.

Diabetes

Die Zuckerkrankheit bereitet Ärzten und Gesundheitspolitikern mehr und mehr Sorgen. Seit Jahren steigt bei uns und im Rest Europas (ebenso in den USA) die Häufigkeit der Erkrankungsfälle. Waren früher vor allem Ältere betroffen (»Alterszucker«), werden die Diabetes-Typ 2-Patienten Jahr für Jahr jünger. Einig sind sich fast alle Wissenschaftler, dass Fehlernährung, Überernährung und Übergewicht für die Epidemie verantwortlich sind, kombiniert mit einem Bewegungsmangel (anders ist es bei Diabetes Typ 1, wo die insulinproduzierenden Zellen durch das eigene Immunsystem zerstört werden). Alle Versuche der Prävention haben nichts gebracht. Nach den bisher neuesten Erhebungen der deutschen Krankenversicherer von 2017 leidet inzwischen jeder zehnte Deutsche an Diabetes. Dies zeigt auch, dass die Zahlen seit dem Jahr 2000 fortwährend ansteigen. Betroffen sind vor allem die über Sechzigjährigen.

So behandelt die Schulmedizin

Es gibt Medikamente, die nicht nur den erhöhten Zuckerspiegel absenken, sondern die eigentliche Gefahr für an Diabetes Erkrankte, nämlich an einem Herzinfarkt, einem Schlaganfall oder einer Nierenerkrankung zu sterben, deutlich reduzieren. Am häufigsten wird Metformin eingesetzt, das die Glukoseaufnahme der Zellen fördert und damit den Blutzucker senkt. Als nächste Stufe folgt eine Insulintherapie, die aber zur Gewichtszunahme führt und dann oft einen Teufelskreis auslöst: Die Patienten bewegen sich weniger, was den Stoffwechsel weiter stört und neue Gesundheitsrisiken mit sich bringt. Neue Medikamente wie z. B. Empaglifozin und Liraglutid verfolgen andere Wirkmechanismen, zum Beispiel die erhöhte Ausscheidung der Glukose über den Harn. Weitere Medikamente sind in der »Pipeline«. Wie so oft aber haben stark wirksame, neuartige Medikamente zwei Nachteile: Nebenwirkungen und einen hohen Preis.

So behandelt die Naturheilkunde

Intensive Lebensstiltherapien und die Fastentherapie versuchen, den Insulinhaushalt wieder zu normalisieren, ihn zu stabilisieren und die Risikofaktoren, die sich durch die Krankheit ergeben, zu minimieren. Ernährungsumstellung und Bewegung sind wichtige Säulen. Ergänzend kann Aderlass sinnvoll sein.

Meine Top Ten bei Diabetes

- **Hafertage:** Haferflocken senken den Blutzucker. Spezielle Tage, an denen nur Haferbrei gegessen wird, sind eine moderate Form des Fastens und entlasten den Stoffwechsel.
- **Vegane Ernährung:** Für keine andere Indikation ist die vorteilhafte Wirkung einer veganen Ernährung besser durch Studien belegt als bei Diabetes mellitus.

- **Nüsse und Olivenöl:** Sie sollten täglich verzehrt werden. Sie senken die Gefahr für Herz-Kreislauf-Erkrankungen, indem sie die Gefäße schützen.
- **Intermittierendes Fasten und Heilfasten:** Eine Studie konnte zeigen, dass 16 / 8 Fasten – also allein eine tägliche 16-stündige Nahrungskarenz – wichtige Blutwerte und sogar die Fettleber innerhalb weniger Wochen verbessert. Ein längeres Heilfasten von sieben bis zehn Tagen (zweimal jährlich) hat noch stärkere Effekte. Am besten ist es, beides zu kombinieren.
- **Aderlass:** Er senkt den Blutdruck, intensiviert die Wirkung des Insulins und normalisiert den Zuckerstoffwechsel über die Absenkung des Ferritins. Vor allem geeignet für Patienten mit Fettleber, die häufig bei Diabetes besteht.
- **Ayurveda:** In Indien werden multimodale Therapiekonzepte (individuell angepasst) mit großem Erfolg eingesetzt.
- **Ginseng:** Der legendären Heilpflanze wird in der chinesischen Medizin eine Lebenskraft erhaltende Wirkung zugesprochen. Am besten belegt ist die Wirkung bei Diabetes mellitus. Ein Versuch kann daher als ergänzende Maßnahme empfohlen werden.
- **Essig:** Essig zur Mahlzeit (als essigsaures Gemüse oder auch gelöffelt) senkt den Blutzuckeranstieg nach dem Essen.
- **Hülsenfrüchte:** Eine tägliche Ration Kichererbsen, Linsen oder Bohnen führt zu einer verbesserten Blutzuckerregulation.
- **Mästende (obesogene) Chemikalien meiden:** Umweltgifte lagern sich im Fettgewebe ein, zum Beispiel sogenannte Persistente organische Schadstoffe (POPs). Gleichzeitig scheinen sie dick zu machen, auch wenn das noch nicht ganz eindeutig belegt ist. Da sie über die Nahrungskette immer weiter angereichert werden, stecken sie zu 90 Prozent in tierischen Produkten, vor allem aber in Lachs und Thunfisch. Vermeiden kann man sie am besten durch vegane Ernährung.

Rheuma

Die rheumatoide Arthritis, früher Polyarthritis genannt, ist mit schmerzhaften Entzündungen und Schwellungen von Gelenken verbunden. Sie führt zu schweren Gelenkschäden, wenn sie nicht ausreichend behandelt wird.

So behandelt die Schulmedizin

Bis vor wenigen Jahrzehnten stand man als Arzt der rheumatoiden Arthritis relativ ohnmächtig gegenüber. Inzwischen stehen viele neue wirksame Medikamente zur Verfügung, das bekannteste ist Methotrexat. Fast jedes Jahr kommen auch neue Biologika (Mittel, die mithilfe der Biotechnologie entwickelt werden) auf den Markt, die vor allem in Kombination mit Methotrexat meist eine deutliche Verbesserung erzielen. Dennoch heilen diese Medikamente die Erkrankung nicht. Oftmals muss trotzdem noch zusätzlich Cortison eingenommen werden – mit den bekannten Nebenwirkungen wie Gewichtszunahme, Blutdruckanstieg, Blutzuckererhöhung usw.

So behandelt die Naturheilkunde

Die Rheuma-Behandlung ist ein sehr gutes Beispiel für das Konzept einer Integrativen Medizin bei der wirksame Schulmedizin mit Naturheilkunde kombiniert wird. Auf moderne Antirheumatika und Biologika kann heute nicht verzichtet werden, da naturheilkundliche Verfahren letztlich nicht stark genug in ihrer Wirksamkeit sind. Aber als Ergänzung bieten sie sich an; sie lindern Symptome und können die Medikamentendosis reduzieren. Wichtig ist, gleich zu Anfang der Erkrankung ohne Zeitverzug damit anzufangen. Nach meiner Erfahrung spielt bei der rheumatoiden Arthritis wie auch bei anderen Autoimmunerkrankungen Stress eine negative Rolle.

Meine Top Ten bei Rheuma

- **Fasten:** Mehrere Studien belegen die beschwerdelindernde Wirkung des Fastens. Am Immanuel Krankenhaus, dem größten Rheumazentrum in Berlin, sehen wir täglich gute Erfolge.
- **Mediterrane und pflanzenbasierte Kost:** Wichtig ist, die Wirkung des Fastens zu verlängern, indem danach eine möglichst entzündungshemmende Kost auf dem Speiseplan steht. Die Ernährung sollte möglichst komplett auf Fleisch, Eier und Wurst verzichten, da darin die entzündungsfördernde Arachidonsäure enthalten ist. Auch Milchprodukte sollten in eher kleinen Mengen zu sich genommen werden. Ob eine strikt vegane Ernährung zusätzliche Vorteile bietet, ist wissenschaftlich nicht geklärt.
- **Eliminationskost:** Viele Patienten haben die Erfahrung gemacht, dass bestimmte Nahrungsmittel einen rheumatischen Schub auslösen können. Häufig sind dies Fleisch oder Milchprodukte, aber nicht nur. Wurde mehrfach nach speziellen Lebensmitteln eine Verschlechterung festgestellt, sollten diese gemieden werden. Allerdings kann sich das wieder ändern, daher kann man die verdächtigten Lebensmittel nach einiger Zeit auch wieder testen.
- **Achtsamkeitsmeditation:** In drei Studien führten regelmäßige Achtsamkeitsmeditationen zu einem besseren psychischen Befinden bei Rheuma. In einer Studie nahm auch die Entzündungsaktivität ab. Meditation als wirksames Verfahren der Stressreduktion ist besonders anzuraten, wenn der Beginn der Erkrankung mit einer anstrengenden Lebensphase oder einem schwierigem Ereignis im Zusammenhang stand.
- **Kältetherapie:** Kältekammer, lokale Eisauflagen oder kühlende Quarkwickel lindern sehr gut Gelenkschmerzen.
- **Heilkräuter:** Kurkuma hat eine entzündungshemmende Wirkung, das belegen erste Studien. Ich empfehle Gelbwurz in seiner natürlichen Form (zwei Teelöffel davon täglich in das Essen oder in ein Getränk geben, zusammen mit einer Prise Pfeffer, dies verbessert die Aufnahme in den Körper). Extrakte aus Brennnesseln, Teufelskralle oder Weihrauch sind derzeit wissenschaftlich nicht genug überprüft, um sie standardmäßig empfehlen zu können.

Liegt allerdings eine Therapieresistenz vor oder führen alle üblichen und neueren Antirheumatika und Biologika zu besonders schweren Nebenwirkungen, ist ein Versuch anzuraten. Vor allem mit Weihrauch sehen wir in unserer Ambulanz immer wieder überraschende Erfolge.

- **Omega-3-Fettsäuren:** Sie haben eine entzündungshemmende Wirkung, die bei Rheuma ergänzend genutzt werden kann. Empfehlenswert sind die pflanzlichen Quellen, die die alpha-Linolensäure enthalten (Leinsamen, Leinöl, Rapsöl, Sojaöl, Walnüsse, grünes Blattgemüse). Auch fetter Seefisch ist im Prinzip eine gute Quelle für Omega-3-Fettsäuren, in diesem Falle für die langkettigen Fettsäuren EPA (Eicosapentaensäure) und DHA (Docosahexaensäure). Da Rheuma allerdings oft mit Osteoporose verbunden ist und Fisch durch seine Säurelast eine Osteoporose fördern kann und zudem häufig schwermetallbelastet ist, empfehle ich pflanzliche Omega-3-Quellen.
- **Gamma-Linolensäure:** Sie kommt in Borretschsamen-, Schwarzkümmel- oder Nachtkerzenöl vor und wirkt entzündungshemmend. Einige kleinere Studien bestätigen dies, der Effekt ist aber mild.
- **Akupunktur:** Bei Rheuma ist diese Heilmethode als Schmerztherapie zu empfehlen.
- **Ayurveda:** In Indien wird Rheuma vielfach mit ayurvedischen Kräutern behandelt. In einer ersten Studie war die ayurvedische Therapie Methotrexat nicht unterlegen. Für eine generelle Empfehlung reicht dies noch nicht, aber ein Versuch kann bei sonst nicht zufriedenstellender Therapie unternommen werden.

Magen-Darm-Erkrankungen

Der Verdauungstrakt ist durch seine Nervennetze, die sich vom Mund bis zum Anus ziehen, ein sensibler Bereich mit vielen komplexen Funktionen, die sowohl auf psychosomatische Vorgänge als auch auf massive Stoffwechselstörungen und Infekte reagieren. Häufige und nicht leicht zu behandelnde Erkrankungen sind die Speiseröhrenentzündung (Refluxkrankheit mit Sodbrennen als Beschwerde) und das sogenannte Reizdarmsyndrom, das Bauchschmerzen und Verdauungsbeschwerden mit Durchfall, Blähungen und Verstopfung verursacht, ohne dass bei einer Darmspiegelung Auffälligkeiten zu sehen sind.

So behandelt die Schulmedizin

Mit großem Erfolg wurden Säureblocker (Protonenpumpenhemmer, PPIs) und die antibiotische Behandlung des Magenbakteriums Helicobacter in der Therapie von Magengeschwüren und schweren Speiseröhrenentzündungen eingesetzt. Allerdings zählen PPIs heute zu den zu häufig verordneten Medikamenten. Weltweit werden sie großzügig und zu lange von Ärzten empfohlen, vermutlich in mehr als jedem zweiten Fall ohne richtige Indikation. Das ist kein triviales Problem, da Studien inzwischen zeigten, dass die Langzeiteinnahme der PPIs mit einer Reihe gravierender Risikoerhöhungen verbunden ist, angefangen von Demenz, über Herz-Kreislauf-Erkrankungen bis hin zur Osteoporose. Nicht selten verursachen sie auch einen Vitamin-B12-Mangel, der wiederum Nervenschädigungen zur Folge haben kann. Sie schränken zudem das Sättigungsgefühl beim Essen ein und können Bauchschmerzen, Übelkeit und Durchfall auslösen. Schließlich hat die Säureunterdrückung die negative Folge, dass sich ungewünschte Bakterien im Magen-Darm-Trakt ansiedeln können. Das Darm-Mikrobiom kann sich dadurch ungünstig verändern. Deshalb sollte man diese PPIs nicht länger als notwendig einnehmen. In einer Studie konnte gezeigt werden, dass der Körper bereits nach acht Wochen beginnt, sich gegen die PPIs zu wehren: Auf die Säureblockade reagiert er mit einer Überproduktion des die Säureproduktion fördernden

Hormons. Setzt man dann das Medikament ab, ist das in 40 Prozent der Fälle mit Entzugserscheinungen verbunden. Es kommt zu vorher nicht dagewesenen Magen-Darm-Beschwerden. PPIs können also den Körper süchtig machen.

Menschen in meiner Sprechstunde berichten nicht selten, dass bei ihnen ein Zwerchfellbruch festgestellt worden wäre – das ist der gängige Ausdruck für ein schlechtes Schließen des Ringmuskels an der unteren Speiseröhre zum Magen hin. Diesen Befund haben aber viele Menschen, ohne dass zwangsläufig eine Refluxkrankheit, also ein Aufsteigen des Magensafts, als Folge entsteht. Man sollte sich also deswegen nicht gleich unheilbar krank fühlen. Diese »Hernie« wird durch Übergewicht, Stress und Bewegungsmangel mit ausgelöst und kann sich daher auch wieder zurückbilden.

Unter dem Reizdarmsyndrom leiden in Europa bis zu 15 Prozent der Bevölkerung. Die genaue Ursache ist unklar. Aber Stress und Überlastung spielen dabei eine Rolle, vermutlich auch Darmbakterien, die bei einer Fehlbesiedlung zu einer Erniedrigung der Schmerzschwelle und zu Verdauungsstörungen beitragen und dazu führen, dass bereits die natürlichen Darmbewegungen Beschwerden verursachen. Bislang gibt es keine gut wirksamen Therapien in der Schulmedizin, außer einer Diät (FODMAP = *Fermentierbare Oligo-, Di-, Monosaccaride und Polyole*), die konsequent alles, was bläht und schwer verdaulich ist, meidet.

So behandelt die Naturheilkunde

Es ist sinnvoll, bei Magen-Darm-Erkrankungen die Naturheilkunde in die Behandlung zu integrieren. Die Domäne ist hier die Pflanzenheilkunde, aber natürlich sind ebenso die Verfahren der Mind-Body-Medizin, Probiotika und natürlich die Ernährung wichtige Therapiebausteine. Neben den spezifischen entzündlichen Darmerkrankungen wie Colitis ulcerosa und Morbus Crohn sind es vor allem der Reizdarm und die leichteren Magen- und Speiseröhrenentzündungen, die sich für eine naturheilkundliche Behandlung anbieten.

Meine Top Ten bei Magen-Darm-Beschwerden

Beim Reizdarmsyndrom:

- **Phytotherapie:** Bei Schmerzen und Spasmen helfen Pfefferminzöl in Kapselform, Melissentee oder Artischockenextrakt. Tropfen mit Fenchel, Kümmel (auch als Wickel oder Einreibung) sowie Anis lindern Blähungen. Bei Durchfallbeschwerden ist Myrrhe gut, bei Verstopfung sind es Flohsamenschalen und sulfathaltige Mineralwässer. Kurkuma (Gelbwurz) hilft bei all diesen Beschwerden.
- **Probiotika:** Verschiedene Präparate haben in ersten Studien bei Reizdarm eine Wirksamkeit gezeigt. Ich empfehle die bereits erprobten »Klassiker«: Laktobazillen, Bifidobakterien, Escherichia coli Nissle, Enterococcus faecalis oder Brottrunk.
- **Mind-Body-Medizin:** Entspannungsverfahren, unter anderem Meditation, Yoga, Atemübungen und Autogenes Training, haben ihre Wirksamkeit beim Reizdarm in Studien gezeigt.
- **Ernährung:** In unserer Ayurveda-Ambulanz sind wir immer wieder erstaunt, welche positiven Reaktionen eintreten, wenn der Patient seine Ernährung nach ayurvedischen Prinzipien umstellt. Auch eine Vollwerternährung kann wirken, hier sollten Sie aber austesten, ob Sie Rohkost vertragen. Darüber hinaus sind bei der sogenannten FODMAP-Diät (s. o.) Erfolge verzeichnet worden. Dabei werden verschiedenste Lebensmittelgruppen gemieden, v. a. Kohl, Hülsenfrüchte, stark fruktosehaltiges Obst, Süßstoffe und einige Lebensmittelzusatzstoffe, Alkohol, Weizen und viele Milchprodukte.

  Als Alternative empfehle ich bei Reizdarm zunächst eine Reduzierung von Fruktose, danach das zeitlich begrenzte Weglassen von Weizen oder Gluten. Fühlt man sich nach zwei Wochen ohne Gluten deutlich besser, treten weniger Blähungen und Schmerzen auf, dann liegt wohl eine Gluten- bzw. Weizenintoleranz vor, und man sollte weiter darauf verzichten. Nach einigen Wochen kann man Gluten aber erneut auf den Prüfstand stellen, denn durch Stress, einen durchgemachten Infekt, Alkohol oder Antibiotika werden manche Menschen nur vorübergehend empfindlich dafür. Bei Fruktose hängt die Überempfindlichkeit vor allem von der Menge ab. Bei über 50 Gramm pro Tag bekommen viele Menschen Verdauungsbeschwerden. Das geht bei einer Ernährung mit vielen Fertigprodukten, »natürlich« gesüßten Lebensmitteln und Erdbeeren im Winter ziemlich schnell. Bei Durchfall empfehle ich Heilerde, Trinkmoor, Kaffeekohle, Heidelbeeren und Heidelbeersaft, Tee mit Beerenblättern.

- **Akupunktur:** Sie kann eine gute Beschwerdelinderung bei allen Reizdarmformen erwirken.
- **Wärme:** Der Wirkmechanismus von Hyperthermie ist nicht ganz klar, aber Wärme scheint die vegetativen Nerven des Magen-Darm-Trakts zu beruhigen. Wir behandeln Reizdarmpatienten erfolgreich damit.

Bei Sodbrennen und Refluxkrankheit:

- **Bitterstoffe (Amara):** Extrakte aus Bitterer Schleifenblume wie auch Kamille schieben die »Propulsion« an, also die Weiterbeförderung der Nahrung aus dem Magen. Außerdem fördern sie die Verdauung, indem sie die Gallensäfte anregen. In einigen Mischpräparaten sind zudem schleimhautschützende Heilkräuter beigefügt.
- **Leinsamenschleim:** Er beruhigt die gereizte Schleimhaut.
- **Heilerde:** Sie puffert die Säure im Magen.
- **Auf Pfefferminztee, Kaffee und Alkohol verzichten:** Sie fördern den Reflux. Essen Sie früh zu Abend und legen Sie sich mit dem Oberkörper etwas erhöht zu Bett.

Strategien für ein gesundes Leben

Wie Sie Ihren eigenen Weg finden

Wenn Sie in diesem Buch bis hierher gekommen sind und meinen Argumenten folgen konnten, möchten Sie jetzt vielleicht etwas an Ihrem Leben ändern, fragen sich aber bestimmt: Wo? Wie anfangen? Dafür kann ich kein Patentrezept liefern, denn es kommt sehr darauf an, was Sie für ein Mensch sind, welche Beschwerden Sie vielleicht haben, wie Ihr Leben aussieht und was Sie erreichen wollen. Doch ich denke, Sie finden in diesem Buch eine Fülle von Informationen und Anregungen, aus denen Sie wählen können. Versuchen Sie, dieses Potenzial an Handlungsmöglichkeiten positiv zu sehen, um ihre Lebensqualität zu verbessern, um gesünder zu werden, sich gesund zu halten, und nicht als Stress.

Die Basics sind klar: eine pflanzenbasierte Ernährung mit so wenig tierischen Proteinen (Milch, Fleisch, Fisch, Eier) wie möglich, ausreichend Bewegung, am liebsten an der frischen Luft und in der Natur, sowie aktive (!) Entspannung, am besten durch Meditation. Aktiv deshalb, weil die meisten Menschen denken, sie entspannen sich, wenn sie passiv sind, zum Beispiel beim Fernsehen – die Laborwerte sprechen aber eine andere Sprache. Selbst wer schläft, entspannt sich nicht so sehr wie jemand, der meditiert. Es geht um wache Präsenz und absichtslose Konzentration. Dieser Teil des gesunden Lebens fällt den meisten Menschen am schwersten – und oft fällt er auch »hinten runter« bei dem Versuch, gesünder zu leben. Aber bitte: Bleiben Sie dran – gerade hier ist Regelmäßigkeit ganz entscheidend, und Sie müssen mindestens sechs Wochen lang täglich üben, bis der

Vorgang selbstverständlich für Sie wird und Sie seine Wirkung genießen können. Wenn Ihnen das hilft, üben Sie anfangs in einer Gruppe oder unter Anleitung einer CD oder eines Podcasts.

Ich selbst tue mich auch selbst immer wieder schwer, Zeit für regelmäßige Meditation zu finden. Wichtig ist, sich an die jeweilige Alltagssituation anzupassen und das Ganze nicht als zusätzliche Aufgabe zu sehen, sondern als Zeit für sich, für das eigentlich Wichtige im Leben. Dadurch wird auch das damit verbundene wichtige Thema der Spiritualität lebendig. Gerade das Erfahren von Krankheit und der Begrenzung der eigenen Körperlichkeit ist eine Erinnerung, sich dem spannenden »Warum« im Leben zu widmen.

Ich meditiere im Sitzen, im Liegen schlafe ich zu schnell ein, fast jeder tut das, das ist auch nicht schlimm, aber dann halt keine Meditation. Der Zeitpunkt richtet sich nach meinem Familien- und Arbeitsleben: Im Sommer, wenn ich früher wach bin, meditiere ich eher frühmorgens, im Winter eher abends.

Sport versuche ich, in meinen Alltag einzubauen: Unter der Woche fahre ich mit dem Fahrrad zur Arbeit, wenn das Wetter passt, am Wochenende jogge oder walke ich. Zu Hause mache ich täglich ein paar Minuten Yoga, um mich innerlich und äußerlich auszurichten. Ich nutze meinen Schrittzähler auf dem Smartphone, und ich habe mir unlängst einen Stehtisch im Büro angeschafft. Nehmen Sie die Zeit dafür immer dort, wo Sie am wenigsten verlieren oder vermissen: beim Fernsehen zum Beispiel oder beim »Abhängen« vor dem Computer. Verbringen Sie so wenig Zeit im Auto wie möglich – im Zug oder in der U-Bahn können Sie während der Fahrt meditieren.

Die Mind-Body-Medizin kann viel mehr, als nur Stress bekämpfen, auch wenn das eine sehr wichtige Funktion ist. Sie verhilft uns zu innerer Freiheit. Das ist schwer zu beschreiben, das muss man erleben, und viele meiner Patienten können ihre Erfahrungen damit sehr anschaulich schildern, was den Umgang mit ihren Krankheiten und Symptomen angeht. Aber sie spielt auch ganz generell eine Rolle in der alternden Gesellschaft. Es fällt uns schwer, uns als älter Werdenden zu begegnen, weil wir uns immer jünger fühlen, als wir sind, weil wir uns dann vertrauter sind, so kennen wir uns länger. Dabei geht es gar nicht so sehr um die Falten – wir sehnen uns zurück, nach dem Gefühl einer Zeit, als uns noch alle Perspektiven offenstanden, der Energie, der Vitalität. Mithilfe von Achtsamkeit oder Meditation können wir etwas schaffen, was in der Debatte um das Anti-Aging meist verloren geht: Wir schaffen einen Raum für mentale Freiheit und Zeitlosigkeit.

Zu einem gesunden Leben zählt sicher auch, dass man nicht zu oft zum Arzt geht – so paradox das klingt. Gemeint ist damit natürlich nicht, ernste oder unklare Beschwerden selbst abklären zu wollen. Dafür brauchen Sie einen Arzt. Aber wer gesund lebt und regelmäßig auch naturheilkundliche Selbsthilfestrategien anwendet, wie etwa Yoga, Heilkräuter, Sauna oder kalte Güsse oder feuchte Wickel, der achtet mehr auf seinen Körper und verlässt sich nicht allein auf Arzneimittel. Auf diese Weise vermeiden Sie auch die Negativspirale von Symptomen und Medikamenten – und Nebenwirkungen – und weiteren Medikamenten usw. Gute Medizin unterstützt die Selbstheilungsprozesse, anstatt sie durch Medikamente zu unterdrücken, das weiß jeder engagierte Allgemeinmediziner. Nur das sollte behandelt werden, was wirklich eine Gefahr oder echtes Leid darstellt – jeder medizinische Eingriff ist juristisch gesehen eine Körperverletzung mit Ihrer Genehmigung. »*Chosing wisely*« ist in der aktuellen Fachliteratur das Stichwort – »mit Verstand auswählen«, was wirklich medizinischer Behandlung bedarf. Das bedeutet im Umkehrschluss aber auch, dass Sie achtsam wahrnehmen, wann es nötig wird, wirklich medizinische Hilfe in Anspruch zu nehmen, anstatt zu lange im Selbstversuch vor sich hin zu probieren.

Stichwort »*chosing wisely*«: Was Sie täglich tun können und was riesigen Einfluss auf Ihre Gesundheit hat, ist die Entscheidung darüber, was Sie essen. Selbst Kantinen bieten inzwischen häufig vegetarische Menüs an und Salatbuffets, oder Sie können zumindest darüber entscheiden, was Sie definitiv nicht essen wollen: Reduzieren Sie Ihre tierischen Proteine, wo immer Sie können. Essen Sie so wenig Fast Food wie möglich. Reduzieren Sie Alkohol und Nikotin (mit dem Rauchen aufzuhören bringt Lebensjahre!). Meiden Sie Produkte, die mit Chemikalien belastet sind – sei es in der Produktion (Pestizide, Insektizide, Antibiotika) oder Weiterverarbeitung

(Zusatzstoffe bei Convenience-Produkten). Lassen Sie Zwischendurch-Verführungen (Snacks) links liegen – Sie werden sehen, wie wohl Sie sich fühlen, wenn Sie den Rhythmus Ihrer Mahlzeiten wieder entdecken.

Ihr Leben soll aber nicht aus Verboten bestehen. Man kann das gesunde Leben auch ganz positiv gestalten – mit äußerst leckeren **Superfoods**. Das sind Nahrungsmittel, die so viele positive Wirkstoffe enthalten, dass sie eigentlich Arzneimittel sind, nur ohne die belastenden Nebenwirkungen. Leider geht der Trend dahin, dass vor allem Superfoods beworben werden, die exotisch sind und lange Reisen hinter sich haben. Die meisten kann man aber einfach aus heimischem oder EU-Anbau beziehen, dann sind sie kontrolliert und bezahlbar. Wenn Sie täglich nur zwei Superfoods aus dieser Auswahl essen, haben Sie bereits sehr viel für Ihre Gesundheit getan:

Beeren

Alle Arten haben einen hohen Gehalt an Antioxidantien. Cranberries (Moosbeeren) beugen Blasentzündung vor. Sie senken den Blutdruck bei Frauen nach den Wechseljahren und sorgen für elastische Gefäßwände. Heidelbeermuttersaft wirkt gegen Durchfall und schützt bei regelmäßigem Konsum vor Herz-Kreislauf-Erkrankungen, vielleicht sogar vor Krebs, wie auch andere Beeren. Bei Makuladegeneration wird über einen speziellen Nutzen der aus China stammenden Goji-Beeren spekuliert, weil das darin enthalte Pigment Zeaxanthin sich in der Retina anlagert und schützende Wirkung zu entfalten scheint (übrigens auch bei Safran). Beeren verlieren beim Tiefkühlen kaum an Wirkung, beim Einkochen von Marmelade leider schon. Obwohl sie viel Fruktose besitzen, werden sie in der Regel gut verdaut.

Gemüse und Obst

Es sollte biologisch produziert, saisonal und reif sein. Rote und gelbe Sorten enthalten besonders viele Mikronährstoffe, zum Beispiel Kürbis, Paprika und Tomaten. Das dort enthaltene Lycopin, das erst beim Erhitzen frei wird, ist herzgesund und hat viele weitere positive Wirkungen. Die nährstoffreiche Süßkartoffel ist vermutlich der Grund, warum die Bewohner des japanischen Okinawa so alt werden. Heute wird sie auch in Italien, Spanien und Portugal kultiviert. Essen Sie Gemüse und Obst so oft wie möglich und lieber als Ganzes (Orange) anstatt als Extrakt (Saft). Ein reiches Aroma ist ein besserer Indikator für die Reichhaltigkeit als das blank polierte Äußere.

Blattgemüse

Ob Blattsalat, Rucola, Mangold oder Spinat – Blattgemüse ist besonders gesund. Es enthält wertvolles pflanzliches Nitrat, Omega-3-Fettsäuren und Mineralstoffe. Wenn wir täglich Grünes essen, so Studien, gehen Infarkte, Schlaganfälle und Krebs um 20 Prozent zurück. Also: Spinatphobie ade! Denken Sie an Popeye und stellen Sie Grünes auf den Tisch!

Kreuzblütler

Noch eine extrem gesunde Untergruppe. Dazu gehören zum Beispiel Brokkoli, Rosenkohl, Grünkohl, Kresse und Rucola – auch Meerrettich und Senf oder Radieschen. Sie alle produzieren Senföle, um sich vor Insekten und Schädlingen zu schützen. Über 100 davon wurden bereits identifiziert, erkennbar am scharfen bis würzigen Geschmack. Sie töten Bakterien und Viren (ein konzentriertes Präparat verbindet Kresse- mit Meerrettich-Extrakten, sehr wirksam bei Rachen- oder Blaseninfekten). Sie beugen vermutlich Krebs vor. Die Senföle werden als inaktive Vorstufe (Glukosinolate) in der Pflanze gelagert, weil sie dieser sonst schaden würden. Wenn die Pflanzenzellen beschädigt werden, zum Beispiel durch den Biss eines Insekts, kommt es zur Verbindung mit einem ebenfalls in der Pflanze gelagerten Enzym, der Myrosinase: Es entsteht das aktive und hoch wirksame Senföl. Am besten untersucht ist das Sulforaphan. Es wird vor allem aktiviert, wenn man das Gemüse aufschneidet und dann mindestens 30 Minuten an der Luft stehen lässt. Wenn man es gleich kocht, geht viel verloren. Daher ist auch Tiefkühlgemüse mit Kreuzblütlern etwas weniger gesund, weil es vor dem Einfrieren blanchiert wurde.

Leinsamen

Die unscheinbaren Samen sind Alleskönner und das Superfood schlechthin: Sie senken Cholesterin und Blutdruck, helfen (als Schleim) bei Gastritis und Magenproblemen und enthalten wertvolle pflanzliche Omega 3-Fettsäuren in höchster Konzentration, die z. B. bei Rheuma und Arthrose entzündungshemmend wirken (auch als Wickel von außen). Essen sie täglich geschroteten Leinsamen und nutzen sie Leinöl (im Kühlschrank aufbewahren). Bei äußerlichen Entzündungen können sie mit Leinsamen sogar Wickel und Bäder machen.

Nüsse

Sie sind die einzige Form der Knabberei, von der man keine Nach-, sondern Vorteile hat: Nüsse sind sehr gesund. Die Königin ist die Walnuss. Sie verbessert die Blutfette, senkt den Blutdruck und wirkt der Gefäßsteifigkeit entgegen. Auch Haselnüsse sind gesund und Mandeln (die eigentlich keine Nüsse sind, sondern die Steinfrüchte von Rosengewächsen). Paranüsse liefern sehr viel Selen, das für das Immunsystem wichtig ist und sie senken den Cholesterinspiegel. Ein bis zwei reichen, da sie auch Methionin enthalten, eine ungesunde schwefelhaltige Aminosäure. Auch ungesalzene Pistazien und Erdnüsse sind sehr gesund, sie senken erhöhten Blutdruck (Erdnüsse sind eigentlich Linsengewächse). 30 Gramm gemischte Nüsse täglich reichten in der Predimed-Studie (siehe Seite 149), um die Rate von Herzinfarkt, Schlaganfall und Diabetes beeindruckend herunterzuschrauben.

Olivenöl

In einer eigenen Arbeit konnten wir nachweisen, dass vor allem das ungefilterte trübe Olivenöl viele heilsame Stoffe enthält. Würzen Sie damit Ihre Pasta, das Gemüse oder den Salat – ohne es zu erhitzen. Für Braten und Kochen gibt es preisgünstigere hitzestabile Varianten.

Bohnen, Erbsen, Linsen

Hülsenfrüchte enthalten sehr viel gesundes pflanzliches Eiweiß. Dass Latinos eine gute Gesundheitsprognose haben, obwohl sie viel Fett und Zucker essen (»Hispanic paradox«) wird darauf zurückgeführt, dass sie traditionell viele Bohnen und Linsen essen. Es gibt mehrere große epidemiologische Studien aus Harvard, die immer wieder bestätigen, dass die Gesundheit mit dem Anteil an pflanzlichem Eiweiß steigt, das wir zu uns nehmen. Essen Sie täglich eine Portion Hülsenfrüchte, warm oder als Salat oder als Aufstrich. Wenn die lange Kochzeit Sie stört, können Sie auch solche aus Gläsern und Konserven essen, sie sollten aber nicht zu sehr gesalzen sein. Blähungen lassen sich durch Gewürze (Gelbwurz, Pfeffer, Ingwer, Zimt, Knoblauch und Nelken) reduzieren. Je regelmäßiger Sie Hülsenfrüchte essen, desto geringer werden die Beschwerden.

Gewürze

Vor allem pikante und scharfe Gewürze enthalten besonders viel der sekundären Pflanzeninhaltsstoffe in hoch konzentrierter Form. Sie verleihen Farbe und den intensiven Geschmack. Nach derzeitigem Wissensstand nimmt Kurkuma (Gelbwurz) den Spitzenplatz ein. Es hilft bei entzündlichen Darmerkrankungen und Rheuma, verbessert die Blutfette und wirkt gegen Diabetes. Streuen Sie Gelbwurz (oder Curry) so oft es geht, über das Essen. Es färbt aber intensiv – auch die Kleidung. Wer den Geschmack nicht mag, kann ausnahmsweise auf Extrakte in Apotheken zurückgreifen. Auch Ingwer und Kreuzkümmel wirken positiv. Menschen, die sehr scharf mit Chili würzen, leben länger, zeigt eine seriöse Studie. Safran, das allerdings sehr teuer ist, wirkt laut ersten klinischen Daten gegen Alzheimer, Depression und Makuladegeneration. Am besten ist es, Gewürze zu mischen. Kurkuma wird in Kombination mit Pfeffer viel besser aufgenommen. So ist ein indisches Curry ein ideales Gericht und sichert die Aufnahme der Mikronährstoffe. Übrigens sind auch Zwiebeln und Knoblauch sehr gesund: Knoblauch für Herz-Kreislauf, Zwiebeln fürs Immunsystem, möglicherweise auch vorbeugend gegen Krebs. Würzen Sie also nach Herzenslust.

Natürliche Süße

Obwohl wir Industriezucker meiden sollten, müssen wir nicht auf Süßes verzichten. Schokolade ist blutdrucksenkend, gefäßerweiternd und entzündungshemmend. Sie sollte einen Kakao-Anteil von über 50 Prozent haben, er muss aber nicht die doch sehr herbe Variante mit 80 oder 90 Prozent erreichen. Gesund ist auch Schokolade, die Nüsse und Mandeln enthält. Naturbelassene Kakaobohnen, die es in vielen Bioläden gibt, sind sehr intensiv: Probieren Sie es aus. Datteln und getrocknete Feigen enthalten viele gesunde Nährstoffe und werten jedes Dessert auf. Honig enthält viele Mineralstoffe, er ist entzündungshemmend und antibiotisch. Äußerlich angewendet, ist er deshalb ein sehr gutes Mittel zur besseren Wundheilung. Achten Sie aber unbedingt auf Bioherstellung.

Wasser

Noch ist wissenschaftlich nicht geklärt, wie viel Flüssigkeit wir idealerweise zu uns nehmen sollten, was der optimale Flüssigkeitsbedarf ist. Derzeit liegt die Einschätzung bei zwei bis drei Litern, abhängig natürlich von der Außentemperatur und der Tätigkeit. Starke Kopfschmerzen oder Konzentrationsstörungen verschwinden häufig nach zwei bis drei Gläsern Wasser. Die Denkleistung in der Schule verbessert sich. Vermeiden Sie Plastikflaschen, da darin das als krebserregend verdächtigte PPA und Weichmacher enthalten sind, vor allem, wenn sie warm werden. Kaffee und Tee sind entgegen früherer Annahmen gesund. Kaffee hilft gegen Parkinson und Diabetes und verbessert die Leberfunktion – solange er nicht gezuckert ist und mit Milch versetzt. Selbst Sojamilch reduziert die positiven Wirkungen. Den Blutdruck erhöht er nur kurzfristig, und die leicht harntreibende Wirkung, die Kaffee hat, kompensieren Sie am besten durch ein Glas Wasser, das in Wiener Kaffeehäusern selbstverständlich auf jedem Tablett steht. Grüner Tee ist ebenfalls anregend und noch gesünder. Bicarbonatreiche Mineralwässer wirken säurelastiger Ernährung entgegen.

Ich selbst ernähre mich laktovegetarisch, also mit Gemüse und einem kleinen Anteil an Milchprodukten, aber ohne Eier. Ich versuche, täglich zwei bis drei der genannten Superfoods zu verzehren, aber nicht als Zwischenmahlzeit, sondern zu den Mahlzeiten. (Wenn ich etwas zwischendurch nasche, dann sind es Nüsse.) Für mein intermittierendes Fasten habe ich zwei persönliche Varianten: Esse ich später am Abend, dann verzichte ich auf das Frühstück und trinke nur einen Espresso mit etwas Mandelmilch. Esse ich am frühen Abend, dann frühstücke ich morgens einen warmen Brei mit Leinsamen (geschrotet), Haferflocken, Beeren, Nüssen und manchmal auch mit Ingwer und Kurkuma (die ayurvedische Variante). Morgens mache ich einen kalten Ganzkörperguss im Wechsel mit heißem Wasser.

Zusammengefasst ist dies meine Empfehlung:

- **Zwei sättigende, feste Mahlzeiten täglich**, keine Snacks
- **Möglichst vegetarische Ernährung**, viele Beeren und Nüsse
- **Täglich zwei Superfoods im Wechsel**, zu den Mahlzeiten
- **Täglich intermittierendes Fasten** (14 bis 16 Stunden Nahrungspause, z. B. Abendessen um 19 Uhr, nächste Mahlzeit ab 11 Uhr)
- **Ein- bis zweimal jährlich eine Woche Heilfasten**
- **Täglich ein Kältereiz** (Ganzkörper- oder Knieguss)
- **Regelmäßiges Yoga**
- **Täglich meditieren** (wer keine 30 Minuten Zeit findet, kann auch mehrminütige »Minis« in der U-Bahn oder im Büromachen)
- **Bewegung in den Alltag einbauen:** Machen Sie mehr Gänge zu Fuß, nehmen Sie die Treppe, fahren Sie Fahrrad, unternehmen Sie Waldspaziergänge. Insgesamt sind 10 000 Schritte am Tag zu empfehlen (ca. fünf Kilometer). Als Ausdauertraining sind dreimal wöchentlich 45 Minuten ratsam.
- **Vermeiden Sie zu langes Sitzen** (*sitting desease*), ich empfehle einen Stehtisch.
- **Ausreichend schlafen** (Ich selbst schlafe acht Stunden.)

Die Zukunft der Medizin

Was sich ändern muss

Jeden Tag nehmen Millionen Menschen Medikamente ein, die ihnen letztlich nicht helfen, weil die Medizin noch zu wenig individualisiert arbeitet. Die zehn meistverordneten Medikamente in den USA helfen im besten Falle nur einem von vier Patienten und im schlechtesten Falle nur einem von 25. In einem Artikel in der Wissenschaftsbibel *Nature* hat Nicholas Schork diese Zahlen errechnet und von »*imprecision medicine*« gesprochen. Vielleicht gelingt es der modernen Medizin, sie mittels Genetik und Molekularbiologie präziser zu machen. Sinnvoll wäre es aber, vor allem die Erfahrung der Naturheilkunde, die immer schon einen individualisierten Zugang wählte, zu nutzen.

Eine Vielzahl von Menschen leidet heute schon mit 50 oder 60 Jahren unter chronischen Krankheiten. Lange zu leben, aber dabei auch lange krank zu sein ist keine ansprechende Perspektive. Einige Krankheiten sind schicksalshaft, nicht alles im Leben lässt sich kontrollieren. Doch wir könnten viel dazu tun, chronische Krankheiten gar nicht erst entstehen zu lassen und so auch ein höheres Alter noch mit Freude zu erleben. Ohne die Naturheilkunde aber ist das nicht zu erreichen. Warum?

These 1
Ärzte sollten Krankheiten verhindern, statt nur ihre Folgen zu behandeln.

Ohne Zweifel würden die meisten meiner Kollegen gerne diesen Weg gehen, doch viele Hürden verstellen das Ziel, zum Beispiel die Vergütung. Wenn ein Arzt jemanden dazu bringt, einen ungesunden Lebensstil aufzugeben und sich gesund zu ernähren und viel zu bewegen, sollte er besser honoriert werden als jemand, der zehn Jahre später eine Bypass-Operation durchführt. Es wird höchste Zeit, dass das Mauerblümchendasein der Prävention ein Ende nimmt. Vielen Ärzten aber fehlt das Wissen dafür – die moderne Naturheilkunde kann dem abhelfen.

These 2
Naturheilkunde muss stärker gefördert werden.

Die moderne Medizin ist relativ jung. Das jahrtausendealte Erfahrungswissen über die Frage, wie man möglichst gesund bleibt, hat sie vorschnell abgeschrieben. Stattdessen orientiert sie sich fast nur noch an der Messbarkeit der Naturwissenschaften und suggeriert damit Objektivität. Das Leben aber ist nicht immer objektiv. Medizin ist auch keine exakte Wissenschaft, auch wenn manchmal der Eindruck entsteht. Erfahrungswissen muss also seinen Platz in der Medizin behalten. Es kann Impulse für die Forschung geben, wie Blutegel, Aderlass und Fasten zeigen. Denn gleichzeitig unternimmt die Naturheilkunde viel, um ihre Therapien auch wissenschaftlich zu untersuchen und weiterzuentwickeln. In den USA wird sie mit rund 250 Millionen Dollar jährlich staatlich gefördert; in Indien gibt es ein eigenes Ministerium für traditionelle Heilkunden. In Deutschland hat erst eine einzige Studie den Segen der Deutschen Forschungsgemeinschaft erhalten – ohne Stiftungen und private Sponsoren wäre unsere wissenschaftliche Arbeit nicht möglich. Dabei macht der ganzheitliche Ansatz der Naturheilkunde aufwendige Studien notwendig, die gerade einer größeren umfangreicheren Studienfinanzierung bedürfen. Der Return on Investment für wissenschaftlich gestützte Naturheilkunde und ihren Einsatz in der Prävention und Therapie chronischer Erkrankungen ist zweifellos gegeben. Wir können es uns auf Dauer gar nicht leisten, die stetig ansteigenden Zahlen chronischer Erkrankungen weiterhin nur mit immer mehr Operationen und neuen und deshalb sehr teuren Medikamenten zu behandeln.

These 3
Die Medizin kann mehr als Medikamente.

Vieles an der scheinbar stets objektiven (Schul-)Medizin bewegt sich bei näherer Betrachtung auf dünnem Eis – zumindest wenn es um die geforderte Evidenz geht. Die wissenschaftliche Beweiskraft ist oftmals schwach. Problematisch ist auch, dass viele Ärzte und Wissenschaftler, die in Leitlinienkommissionen die Behandlungsrichtlinien vorgeben, von Pharmafirmen Geld für Forschung oder Beratung erhalten. Selbst wenn sie ihre Unabhängigkeit beteuern, ist sie psychologisch nicht mehr wahrscheinlich.

Schließlich gibt es das Problem der Nebenwirkungen der Medikamente. Wenn die richtigen Medikamente für die richtige Indikation verordnet werden, sind Nebenwirkungen in Kauf zu nehmen – denn dafür erhält der Patient Linderung oder Heilung. Wenn Medikamente aber zu wahllos oder zu lange verordnet werden, wie das bei vielen chronischen Erkrankungen der Fall ist, stimmt das Verhältnis von Nutzen und Risiko nicht mehr. 2015 wurden in Deutschland Präparate im Wert von 15,2 Milliarden Euro (!) umgesetzt – eine enorme Summe.

Viele Patientinnen und Patienten verspüren instinktiv einen Widerstand gegenüber Medikamenten und verweigern sich, die mangelnde »Compliance« gilt vor allem für die großen Volkskrankheiten. Das birgt Risiken. Nicht selten müssen wir gerade in unserer naturheilkundlichen integrativen Abteilung unsere Patienten mühsam überzeugen, dass es wichtig sein kann, zum Beispiel antirheumatische Medikamente einzunehmen oder sich für eine vorgeschlagene Chemotherapie zu entscheiden. Von uns »Naturheilkundlern« wird dieser Rat dann oft leichter angenommen, vielleicht, weil wir den Patienten mehr Zeit widmen, um ihnen zuzuhören. Es geht also darum, den Einsatz von Medikamenten mithilfe naturheilkundlicher Methoden zumindest zu verringern, vielleicht sogar überflüssig zu machen, wenn das möglich ist. Denn Missbrauch unterminiert ihre lebensrettende Funktion, wie man am Beispiel der Antibiotika sieht.

Auch muss es ein Ziel sein, Therapien mit Heilpflanzen zu bewahren und nicht durch Überregulation zum Verschwinden zu bringen. Gerade Arzneien aus traditionellen Heilverfahren, die oftmals aus einem Wirkstoffgemisch bestehen, werden auf dem europäischen Markt blockiert, obwohl sie ein riesiges Potenzial besitzen. Arzneimittelhersteller, die pflanzliche Präparate herstellen, können darauf keine Patente erzielen und sich daher niemals teure Forschungsprogramme leisten, wie sie zunehmend von den Behörden verlangt werden. Deshalb muss das stärker von unabhängigen Instanzen gefördert werden.

These 4
Ohne gesunde Ernährung ist keine Gesundheit möglich.

Was und wie gesund Sie essen, muss Ihre Angelegenheit bleiben. Aber das einzelne Nahrungsmittel darf Sie nicht krank machen. Die Kennzeichnung von Lebensmitteln dient mehr der Verschleierung als der Transparenz. Ampelsysteme sollten den Anteil an ungesundem Fett und Zucker übersichtlich abbilden. Gerade bei der Ernährung ist es dabei wichtig, dass Fachempfehlungen unabhängig gegeben werden. Der Eindruck ist, dass Empfehlungen von Bundesbehörden oder von ihnen finanzierten Fachgesellschaften unter dem Einfluss von Lobbygruppen stehen, in dem Fall der deutschen Landwirtschaft oder Lebensmittelindustrie. Es kann nicht sein, dass die Bevölkerung aufgrund solcher Partikularinteressen ein erhöhtes Risiko für chronische Erkrankungen erleidet. Auch der

Gehalt verdächtiger Umweltchemikalien wie Glyphosat muss reduziert werden. Tiere sollten nicht mehr in Massen »produziert«, sondern artgerecht gehalten werden. Vegetarische oder vegane Küche muss Eingang in Kliniken, Kitas, Schulen, Kantinen, Hotels und Restaurants erhalten.

These 5
Gesunder Lebensstil muss zur Stilfrage werden.

Viele Hoffnungen werden darauf gesetzt, Krankheiten mithilfe von Gentherapie »auszumerzen«. Das aber wird in den seltensten Fällen gelingen, schon weil die meisten Leiden mehrere Gene betreffen und verschiedene Pfade nehmen. Die Erbanlagen sind höchstens zu zehn oder zwanzig Prozent »schuld«. Selbst wenn man »schlechte« Gene hat, kann man durch einen gesunden Lebensstil sein Krankheitsrisiko entscheidend reduzieren. Das hat, zeigt die Epigenetik, sogar noch Einfluss auf unsere Kinder und Enkelkinder. In der Art und Weise, wie wir leben, geht es also nicht nur um uns: Wir übernehmen Verantwortung. Dabei geht es nicht um Askese, sondern darum, einen Lebensstil zu finden, der mit unserer Biologie im Einklang ist. Wir müssen wieder sensibler für das werden, was uns guttut.

These 6
Medizin muss Menschen ermutigen.

Wenn wir die chronischen Erkrankungen nicht zurückdrängen können, wird sich die Medizin zwangsläufig zur Zwei-Klassen-Medizin entwickeln, weil sie sonst nicht zu finanzieren ist. Wir müssen es also schaffen, die Menschen zu einem gesünderen Leben zu motivieren. Menschen wollen nicht nur nicht als Kranke behandelt werden, als Patienten haben sie den Wunsch, selbst etwas zu ihrer Genesung beizutragen. Das Medizinsystem aber schließt sie an der Teilhabe am Prozess fast vollständig aus. Neue Schlagworte wie »*shared decision making*« (gemeinsame Wahl des Therapieziels) verschleiern die Tatsache, dass alle Player des Gesundheitssystems mehr zu sagen haben als der Patient selbst: Gesetzgeber, Krankenhäuser, Kassen, Kontrolleure. Das muss sich ändern: Die Mind-Body-Medizin liefert wichtige Techniken und Praktiken, um Menschen zu ermöglichen, für sich selbst besser zu sorgen und vor allem den alles verschlimmernden Stress abzubauen.

These 7
»Schulmedizin« und Naturheilkunde gehören zusammen.

Die »Schulmedizin« muss anfangen, die Naturheilkunde ernst zu nehmen. Dass das zum Nutzen beider Seiten ist, zeigt das Beispiel der Berliner Charité – immerhin das Haus, in dem die Hälfte der deutschen Nobelpreisträger für Medizin tätig war. Mit zwei Professuren ist die moderne Naturheilkunde ein wichtiger Bestandteil ihres Profils. Dafür müssen sich die verschiedenen Schulen der Naturheilkunde von der »Eminenz« zur »Evidenz« entwickeln, wie das die Schulmedizin seit zwei Jahrzehnten tut. Beide Seiten sollten voneinander lernen und gemeinsam neue Wege gehen: Diese Form der Integrativen Medizin wird in den USA bereits an den meisten renommierten Krankenhäusern praktiziert. In Deutschland gibt es zwar noch viel Ignoranz, aber auch ermutigende Zeichen des Wandels. Nicht zuletzt auf Druck der Patienten, die allen Umfragen nach der Naturheilkunde gegenüber sehr positiv eingestellt sind und mit ihr behandelt werden wollen.

Index

Abhärtung 12, 87
Abhyanga 232ff.
Achtsamkeit 8, 171, 203, 213, 215ff., 257, 262, 269, 272, 277, 285
Aderlass 52ff., 57, 70f., 73ff., 117, 224, 242, 260, 274f., 293
Agni 36, 230
Akupunktur 42, 49f., 57, 80, 185f., 213, 226, 245ff., 265, 267, 272, 278, 282
Angstsyndrome 193, 195f., 198ff., 206, 214, 229, 233, 252, 256, 266f., 269
Asanas 210
Ausleitung 52f., 229, 242
Autophagie 103ff.
Ayurveda 8, 19, 25, 28, 36, 46, 52f., 93, 115, 133, 160f., 192, 204, 224ff., 250, 253, 265, 269, 275, 278, 281
Bewegung 25, 29, 37, 41, 43, 75, 93, 103, 113, 124, 129, 162, 174, 177ff., 187f., 201, 205, 209, 219, 223, 227ff., 245, 258ff., 267f., 271ff., 280, 283, 291
Bindegewebe 57, 66, 69, 94, 103, 162f., 185ff., 210, 231, 241, 247, 269, 273
Bio 112, 151, 154f., 158, 172f., 175, 182, 268, 290
Blue Zones 93, 146, 148, 167, 183
Blutegel 51ff., 77, 224, 242, 265, 272, 293
Bluthochdruck 19, 53, 71, 74f., 84, 86, 88, 92f., 99, 112, 126, 140, 146, 155, 170, 174, 178, 198f., 200, 207, 219, 221, 258ff.
Cholesterin 98, 104, 127, 143, 149, 154, 173, 223, 259, 261ff., 288
Cortisol 120, 163, 196, 206
Darm 48, 93, 107, 112f., 115, 117, 120f., 125, 126f., 129f., 154, 156ff., 161, 167, 172, 178, 198, 207, 237f., 242, 245, 251, 254, 256, 271, 279ff., 289
Daumengelenksarthrose 63, 265
Depression 28ff., 38f., 68, 84, 123, 137, 149, 177f., 181f., 190, 192, 195, 199, 202, 206, 216, 223, 251, 253, 256, 266ff., 289
Diabetes 20, 28, 30, 32, 35f., 43, 69, 73, 88, 92f., 99, 105, 112, 116f., 119, 125f., 130, 133ff., 146, 149, 153, 163, 165ff., 172, 174, 177ff., 183, 210, 228, 237, 255f., 261, 263, 273ff., 288ff.
Dosha 53, 160, 226ff.
Dosis 27ff., 31, 40f., 43, 83, 112, 119, 126, 130, 191, 235, 252, 257, 276
Eier 149, 151, 162, 169, 172f., 266, 270, 277, 283, 291
Ernährung 8, 16, 25, 30, 36f., 72, 75, 88ff., 93, 96, 98f., 102, 106, 108, 110f., 113, 117, 121, 123f., 134, 138ff., 186f., 189, 211, 228, 229ff., 238, 241ff., 247, 249, 258f., 261f., 264, 266f., 269f., 273ff., 277, 280ff., 290f., 295
Evidenz 15, 22, 81, 130, 294, 297
Fasten 8, 39, 42, 52f., 88ff., 152, 164ff., 187, 199f., 230, 259, 262, 265f., 269, 273ff., 277, 291, 293
Faszien 185ff., 200, 210, 212, 247, 272
Fisch 96, 145f., 148ff., 162ff., 266, 270, 273, 275, 278, 283
F. X.-Mayr-Diät 90, 128, 170
Gluten 132, 156ff., 281
Herz-Kreislauf-Erkrankungen 24, 30, 33, 91f., 112, 116, 127, 166, 168f., 172, 202, 260, 275, 279, 286, 289
Herzschwäche 66, 75, 80f., 119, 222, 256, 262f.
Homöodynamik 42
Hormesis 27, 29ff., 40ff., 109, 112f., 187, 243
Humoralpathologie 21, 52f.
Hydrotherapie 11, 26, 33, 78ff.
Hyperthermie 29, 37f., 268, 282
Intermittierendes Fasten 98f., 106, 122, 124ff., 132, 259, 275, 291
Kälte 26, 29, 33ff., 39, 42, 53, 79f., 82f., 85ff., 166, 210, 247, 264, 266, 268, 277, 291
Kardiologie 16f., 19f., 23, 81, 90, 92, 199, 261
Karpaltunnelsyndrom 67, 69, 186
Ketonkörper 92, 102ff., 122, 127, 132, 136
Kniearthrose 51, 57f., 60, 238, 240, 246f.
Kohärenz 44, 46
Konstitution 66, 75, 80f., 119, 222, 256, 262f.
Karl und Veronica Carstens-Stiftung 2, 22, 74
Kneipp 11ff., 34, 36, 42, 78ff., 85ff., 92f., 120, 192, 199, 260, 263, 268
Kohlenhydrate 102, 140f., 147f., 150ff., 168, 250

Krebs 20, 29ff., 40, 42f., 73, 88, 92, 99ff., 104, 116, 136, 140, 144, 149, 151ff., 158ff., 167, 170, 178, 183, 188, 196, 198, 207, 212, 223, 248, 251, 256, 259, 286f., 289f.
LDL-Cholesterin (Low Density Lipoprotein) 104, 173, 259, 261f.
Leptin 116, 127
Magen-Darm-Erkrankungen 279ff.
Mala 230
MBSR (Mindfulness-Based Stress Reduction-Program) 24, 216, 219
Meditation 24f., 42, 76, 129, 196, 200ff., 211ff., 224, 232, 242, 259f., 262, 269, 273, 277, 281, 283ff.
Mediterrane Kost (Mittelmeerdiät) 123f., 144ff., 148f., 167, 270, 277
Milch 90, 128, 140, 145, 147ff., 161ff., 168f., 172, 259, 273, 277, 281, 283, 290f.
Mikrobiom 121, 158f., 171, 237, 279
Mind-Body-Medizin 76, 190ff., 224, 267, 280f., 284, 297
NCCIH (National Center for Complementary and Integrative Health, USA) 103
Osteoporose 30, 130, 146, 162f., 169, 178, 278f.
Oxidativer Stress 117ff., 165
Oxytocin 48
Pathogenese 47
Phytotherapie 234f., 241ff., 151, 255f., 265, 281
Placebo 11, 46ff., 57, 60ff., 119, 157, 236, 246, 266f.
PRAL-Werte (Potential Renal Acid Load) 163
Pranayama 164, 210, 221
Reaktion 26f., 31, 32, 34, 40ff., 45, 47, 51, 53, 64, 79, 82ff., 86, 95, 105, 109, 117f., 120, 152, 194, 198, 202, 221, 227, 281
Reiz 26ff., 31, 33f., 37, 40ff., 57, 63f., 79, 82, 84, 86f., 95, 130, 135, 166, 217, 227, 234, 247f., 264, 273, 291
Reizdarm 48, 112, 126, 157, 198, 254, 256, 279ff., 289
Rheuma 20, 25, 29f., 32, 38, 41, 53, 58, 63f., 69, 88, 93f., 96f., 108f., 112, 126f., 140, 146, 158, 166, 177f., 198, 202, 207f., 217, 238, 240, 249, 252, 255f., 264, 268, 276ff., 289, 294
Rücken- und Nackenschmerzen 19, 63, 66, 68f., 93f., 178, 187f., 198f., 205ff., 210, 216, 219, 246, 254, 270ff.
Säure-Basen-Haushalt 162f., 169
Salutogenese 44, 46
Sauna 34, 37f., 42, 79, 81ff., 130, 164, 192, 260, 263, 268, 285
Schlaf 32f., 35f., 59, 82, 84, 87, 91, 100, 107, 110, 131, 134, 152, 192ff., 198ff., 204, 211, 229, 232, 252, 256, 283f., 291
Schröpfen 52f., 67ff., 77, 93, 186f., 213, 265, 273
Selbstheilungskräfte 11, 23, 26ff., 119f., 157, 201, 256, 285
Sitzen 187f., 211, 214, 220f., 272, 284, 291
Statine 137, 174
Stress 15, 18, 24f., 37, 39, 41ff., 55, 75f., 84, 95ff., 99, 102, 105, 109, 113, 117ff., 128, 132, 134, 143, 150, 152, 162f., 165, 169f., 181, 186, 188ff., 190ff., 205f., 209, 214ff., 220f., 223, 227ff., 232ff., 256, 258f., 262, 267, 269, 272, 276f., 280f., 283f., 297
Superfoods 259, 262, 286ff., 291
Tennisellenbogen 63
Traditionelle Chinesische Medizin 19, 21, 23, 53, 225, 245, 248f., 253
Vegan 90, 102, 108, 143f., 164, 170ff., 176, 259, 262, 270, 274f., 277, 296
Vegetarisch 8, 75, 88, 90, 108, 121, 128, 134, 143, 150, 158, 167f., 170ff., 175f., 187, 211, 241, 259, 261, 266, 270, 273, 285, 291, 296
Wärme 15, 26, 29, 33ff., 42, 55, 69, 79ff., 130, 135, 171, 184, 210, 228, 230f., 241, 247, 261, 264, 266, 268, 273, 282
Wickel 26, 50, 63, 80ff., 86f., 93, 130, 266, 268, 277, 281, 285, 288
Yoga 8, 25, 39, 98, 129, 143, 161, 184f., 187, 189, 190ff., 224, 233, 241f., 248, 259f., 262, 268, 271f., 281, 284f., 291
Zöliakie 156ff.
Zucker 35, 48, 73, 91, 102, 108f., 114, 116, 118ff., 122, 125, 133, 136, 139, 140, 145, 151ff., 166, 173, 186, 188, 199, 237, 241, 269f., 273ff., 298f., 295

Auswahl der wichtigsten Literatur

Entscheidung für die »Zuwendungsmedizin«

Bühring M: Naturheilkunde. Grundlagen, Anwendungen, Ziele. München: C. H. Beck 1997.

Dobos G, Deuse U, Michalsen A: Chronische Erkrankungen integrativ. München: Elsevier Urban & Fischer 2006.

Michalsen A et al: Effects of Lifestyle Modification on the Progression of Coronary Atherosclerosis, Autonomic Function and Angina. Am Heart J 2006; 151: 870–877.

Die Grundprinzipien der Naturheilkunde: Reiz und Reaktion

Antonovsky A: Unravelling the Mystery of Health. San Francisco: Jossey-Bass 1987.

Brockow T et al: A randomized controlled trial on the effectiveness of mild water-filtered near infrared whole-body hyperthermia in the treatment of fibromyalgia. Clin J Pain. 2007; 23: 67–75.

Daanen HA, Van Marken Lichtenbelt WD: Human whole body cold adaptation. Temperature (Austin). 2016; 3(1): 104–118.

DeJong S et al: Seasonal changes in gene expression represent cell-type composition in whole blood. Hum Mol Genet. 2014; 23: 2721–2728.

Garland CF, Garland FC: Do sunlight and vitamin D reduce the likelihood of colon cancer? Int J Epidemiol. 1980; 9: 227–231.

Hanssen MJ et al: Short-term cold acclimation improves insulin sensitivity in patients with type 2 diabetes mellitus. Nat Med. 2015; 21: 863–865.

Janssen CW et al: Whole-body hyperthermia for the treatment of major depressive disorder. JAMA Psychiatry. 2016; 73: 789–795.

Kaptchuk TJ et al: Components of placebo effect: randomised controlled trial in patients with irritable bowel syndrome. BMJ. 2008; 336: 999–1003.

Kaptchuk TJ, Miller FG: Placebo Effects in Medicine. N Engl J Med. 2015 Jul 2; 373: 8–9.

Kneipp S: So sollt ihr leben (1889). Stuttgart: Trias 2010.

Lee P et al: Temperature-Acclimated Brown Adipose Tissue Modulates Insulin Sensitivity in Humans. Diabetes. 2014; 63: 3686–3698.

Reichrath J et al: Biologic Effects of Light: An Enlightening Prospective. Anticancer Res. 2016; 36: 1339–1343.

Antike Therapien neu entdeckt: Blutegel, Schröpfen und Aderlass

Al Bedah AM et al: Evaluation of Wet Cupping Therapy: Systematic Review of Randomized Clinical Trials. Journal of alternative and complementary medicine. 2016; 22: 768–777.

Andereya S et al: Assessment of leech therapy for knee osteoarthritis: a randomized study. Acta Orthop 2008; 79: 235–243.

Bäcker M et al: Effectiveness of leech therapy in chronic lateral epicondylitis: a randomized controlled trial. Clin J Pain. 2011 Jun; 27: 442–447.

Baskova IP et al: Arterial antithrombotic effect of piyavit, the novel pharmacological preparation from the medicinal leech, and of its components, prostanoids and enzyme destabilase. Thromb Res. 1995; 77: 483–492.

Fernández-Real JM et al: Blood letting in high-ferritin type 2 diabetes: effects on insulin sensitivity and beta-cell function. Diabetes. 2002; 51: 1000–1004.

Houschyar, KS et al: Effects of phlebotomy-induced reduction of body iron stores on metabolic syndrome: results from a randomized clinical trial. BMC Med. 2012; 10: 54.

Kamhieh-Milz S, Kamhieh-Milz J, Tauchmann Y, Ostermann T, Shah Y, Kalus U, Salama A, Michalsen A: Regular blood donation may help in the management of hypertension: an observational study on 292 blood donors. Transfusion. 2016; 65: 637–644.

Lauche R et al: A systematic review and meta-analysis of medical leech therapy for osteoarthritis of the knee. Clin J Pain. 2014; 30: 63–72.

Lauche R et al: Effectiveness of home-based cupping massage compared to progressive muscle relaxation in patients with chronic neck pain – a randomized controlled trial. PloS one. 2013; 8: e65378.

Lüdtke R et al: Brachialgia paraesthetica nocturna can be relieved by »wet cupping« – results of a randomised pilot study. Complement Ther Med. 2006; 14: 247–253.

Marty I et al: Amelioration of collagen-induced arthritis by thrombin inhibition. J Clin Invest. 2001; 107: 631–640.

Michalsen A et al: Effect of leeches therapy (Hirudo medicinalis) in painful osteoarthritis of the knee: a pilot study. Ann Rheum Dis. 2001; 60: 986.

Michalsen A et al: Effectiveness of leech therapy in osteoarthritis of the knee: a randomized, controlled trial. Ann Intern Med. 2003; 139: 724–730.

Michalsen A et al: Effectiveness of leech therapy in women with symptomatic arthrosis of the first carpometacarpal joint: a randomized controlled trial. Pain. 2008; 137: 452–459.

Michalsen A et al: Effects of traditional cupping therapy in patients with carpal tunnel syndrome. A randomized controlled trial. J Pain. 2009; 10: 601–608.

Michalsen A, Roth M (Hrsg.): Blutegeltherapie. Stuttgart: Haug 2006.

Michalsen A: Aderlass. Darf man wieder zur Ader lassen? Z Allg Med. 1996; 72: 894–899.

Rotschuh KE: Konzepte der Medizin in Vergangenheit und Gegenwart. Stuttgart: Hippokrates 1978.

Salonen JT et al: Donation of blood is associated with reduced risk of myocardial infarction. The Kuopio Ischaemic Heart Disease Risk Factor Study. Am J Epidemiol. 1998; 148: 445–451.

Smith LK et al: 2-microglobulin is a systemic pro-aging factor that impairs cognitive function and neurogenesis. Nat Med. 2015; 21: 932–937.

Sullivan JL: Blood Donation May Be Good for the Donor: Iron, Heart Disease, and Donor Recruitment. Vox Sanguinis. 1991; 3: 161–164.

Zacharski L et al: Decreased Cancer Risk After Iron Reduction in Patients With Peripheral Arterial Disease: Results From a Randomized Trial. J Nat Cancer Inst. 2008; 100: 996–1002.

Zacharski LR et al: Reduction of iron stores and cardiovascular outcomes in patients with peripheral arterial disease:

a randomized controlled trial. JAMA. 2007; 297(6): 603–610.
Zidek W et al: Treatment of resistant hypertension by phlebotomy. Klin Wochenschr 1985; 63: 762–764.

Wasser als Heilmedium: die Hydrotherapie

Hildebrandt G: Therapeutische Physiologie. In: Gutenbrunner C (Hrsg.): Handbuch der Balneologie und der medizinischen Klimatologie. Berlin, Heidelberg: Springer 1998, S. 5–83.
Kräuchi K et al: Physiology: Warm feet promote the rapid onset of sleep. Nature. 1999; 401: 36–37.
Michalsen A et al: Thermal hydrotherapy improves quality of life and hemodynamic function in patients with chronic heart failure. Am Heart J. 2003; 146: E11, 1–5.
Mitzloff G, Gutenbrunner C: Vergleichende Untersuchungen über die Blutdruckwirkung einer balneologischen und trainierenden Kurbehandlung bei Patienten mit chronischer arterieller Hypertonie. Phys Rehab Kur Med. 1994; 4: 225–226.
Ohori T et al: Effect of repeated sauna treatment on exercise tolerance and endothelial function in patients with chronic heart failure. Am J Cardiol. 2012; 109: 100–104.
Tei C et al: Acute hemodynamic improvement by thermal vasodilation in congestive heart failure. Circulation. 1995; 91: 2582–2590.
Tei C et al: Waon Therapy for Managing Chronic Heart Failure – Results from a Multicenter Prospective Randomized WAON-CHF Study. Circ J. 2016; 80: 827–834.
Yoon SJ et al: A warm footbath improves coronary flow reserve in patients with mild-to-moderate coronary artery disease. Echocardiography. 2011; 28: 1119–1124.

Wertvoller Verzicht: Fasten

Bierhaus A et al: Advanced glycation end product receptor-mediated cellular dysfunction. Ann N Y Acad Sci. 2005 1043: 676–680.
Brandhorst S, Choi IY, Wei M et al: A Periodic Diet that Mimics Fasting Promotes Multi-System Regeneration, Enhanced Cognitive Performance, and Healthspan. Cell Metab. 2015; 22(1): 86–99.
Choi IY et al: A Diet Mimicking Fasting Promotes Regeneration and Reduces Autoimmunity and Multiple Sclerosis Symptoms. Cell Rep. 2016; 7: 2136–2146.
Eisenberg T et al: Cardioprotection and lifespan extension by the natural polyamine spermidine. Nat Med. 2016; 22: 1428–1438.
Fond G, MacGregor A, Michalsen A (2013): Fasting in mood disorders: neurobiology and effectiveness. A review of the literature. Psychiatry Res. 209: 253–258.
Fontana L, Partridge L, Longo VD: Extending healthy life span from yeast to humans. Science. 2010; 328: 321–326.
Gill S, Panda S: A Smartphone App Reveals Erratic Diurnal Eating Patterns in Humans that Can Be Modulated for Health Benefits. Cell Metab. 2015; 22: 789–798.
Gohler L, Hahnemann T, Michael N et al: Reduction of plasma catecholamines in humans during clinically controlled severe underfeeding. Prev Med. 2000; 30(2): 95–102.
Huether G, Zhou D, Schmidt S, Wiltfang J, Ruther E: Long-term food restriction down-regulates the density of serotonin transporters in the rat frontal cortex. Biological psychiatry. 1997; 41: 1174–1180.
Kahleova H, Belinova L, Malinska H et al: Eating two larger meals a day (breakfast and lunch) is more effective than six smaller meals in a reduced-energy regimen for patients with type 2 diabetes: a randomized crossover study. Diabetologia. 2015; 58(1): 205.
Kjeldsen-Kragh J: Rheumatoid arthritis treated with vegetarian diets. Am J Clin Nutr. 1999 Sep; 70(3 Suppl): 594S–600S.
Lee C et al: Fasting cycles retard growth of tumors and sensitize a range of cancer cell types to chemotherapy. Sci Transl Med. 2012; 7: 124ra27.
Longo VD, Mattson MP: Fasting: molecular mechanisms and clinical applications. Cell metabolism. 2014; 19: 181–192.
Madeo F et al: Essential role for autophagy in life span extension. J Clin Invest. 2015; 125: 85–93.
Mattson MP et al: Meal frequency and timing in health and disease. Proc Natl Acad Sci USA. 2014; 111: 16647–53.
Mattson MP, Longo V, Harvie M: Impact of intermittent fasting on health and disease processes. Ageing Res Rev. 2016 Oct 31. pii: S1568–1637(16)30251-3.
Michalsen A et al: The Short-term Effects of Fasting on the Neuroendocrine System in Patients with Chronic Pain Syndromes. Nutr Neuroscience. 2013: 11–18.
Michalsen A, Hoffmann B, Moebus S, Bäcker M, Langhorst J, Dobos GJ: (2005) Incorporation of fasting therapy in an Integrative Medicine Clinic – Evaluation of safety and effects on lifestyle adherence in a large prospective cohort study. J Altern Compl Med. 11: 601–607.
Michalsen A, Li C: Fasting therapy for treating and preventing disease – current state of evidence. Forsch Komplementmed. 2013; 20: 444–453.
Michalsen A: Prolonged fasting as a method of mood enhancement in chronic pain syndromes: a review of clinical evidence and mechanisms. Current pain and headache reports. 2010; 14: 80–87.
Muller H, de Toledo FW, Resch KL: Fasting followed by vegetarian diet in patients with rheumatoid arthritis: a systematic review. Scandinav J Rheumtol. 2001; 30: 1–10.
Ristow M: Unraveling the truth about antioxidants: mitohormesis explains ROS-induced health benefits. Nat Med. 2014; 20: 709–711.
Steven S, Taylor R: Restoring normoglycaemia by use of a very low calorie diet in long- and short-duration Type 2 diabetes. Diabet Med. 201; 32: 1149–1155.
Wang A et al: Opposing Effects of Fasting Metabolism on Tissue Tolerance in Bacterial and Viral Inflammation. Cell. 2016; 166: 1512–1525.
Wei M et al: Fasting-mimicking diet and markers / risk factors for aging, diabetes, cancer, and cardiovascular disease. Sci Transl Med. 2017; 15; 9.
Wilhelmi de Toledo F et al: Fasting therapy – an expert panel update of the 2002 consensus guidelines. Forsch Komplementmed. 2013; 20: 434–443.

Der Schlüssel zur Gesundheit: Ernährung

Aaron DG, Siegel MB: Sponsorship of national health organizations by two major soda companies. Am J Prev Med 2016: 1–11.

Bao Y, Han J, Hu FB, Giovannucci El, Stampfer MJ, Willett WC, Fuchs CS: Association of nut consumption with total and cause-specific mortality. New Engl J Med 2013; 369: 2001–2011.

Barnard ND et al: A low-fat vegan diet and a conventional diabetes diet in the treatment of type 2 diabetes: a randomized, controlled, 74-wk clinical trial. Am J Clin Nutr. 2009; 89: 1588S–1596S.

Bellavia A, Stilling F, Wolk A: High red meat intake and all-cause cardiovascular and cancer mortality: is the risk modified by fruit and vegetable intake? Am J Clin Nutr. 2016; 104: 1137–1143.

de Lorgeril M et al: Mediterranean diet, traditional risk factors, and the rate of cardiovascular complications after myocardial infarction: final report of the Lyon Diet Heart Study. Circulation. 1999; 99: 779–785.

Esche J et al: Urinary Citrate, an Index of Acid-Base Status, Predicts Bone Strength in Youths and Fracture Risk in Adult Females. J Clin Endocrinol Metab. 2016 Dec; 101: 4914–4921.

Estruch R et al: Primary prevention of cardiovascular disease with a Mediterranean diet. New Engl J Med 2013, 368: 1279–1290.

Feskanisch D et al: Milk consumption during teenage years and risk of hip fractures in older adults. JAMA Pediatr. 2014; 168: 54–60.

Forouhi NG: Consumption of hot spicy foods and mortality – is chilli good for your health? BMJ 2015; 351: h4 141.

Fraser GE, Shavlik DJ: Ten years of life. Is it a matter of choice? JAMA Intern Med 2001, 230: 502–510.

Greger M: How not to die: Discover the Foods Scientifically Proven to Prevent and Reverse Disease. 2015.

Hoch T et al: Fat / carbohydrate ratio but not energy density determines snack food intake and activates brain reward areas. Sci Rep. 2015; 5: 10041.

Jenkins DJ et al: Effects of a dietary portfolio of cholesterol-lowering foods vs lovastatin on serum lipids and C-reactive protein. JAMA 2003; 230: 502–510.

Kearns CE: Sugar industry and coronary heart disease research. JAMA intern Med 2016; publ online September 12.

Keys A: Seven countries. A multivariate analysis of death and coronary disease. Cambridge, Mass.: Harvard University Press 1980.

Leitzmann C, Keller M: Vegetarische Ernährung, Stuttgart: Verlag Eugen Ulmer 2010.

Levine ME et al: Low protein intake is associated with a major reduction in IGF-1, cancer, and overall mortality in the 65 and younger but not older population. Cell Metab. 2014; 19: 407–417.

Ornish D et al: Effect of comprehensive lifestyle changes on telomerase activity and telomere length in men with biopsy-proven low-risk prostate cancer. Lancet Oncol. 2013 Oct; 14(11): 1112–1120.

Ornish D et al: Intensive lifestyle changes for reversal of coronary heart disease. JAMA. 1998; 280: 2001–2007.

Remer T, Dimitriou T, Manz F: Dietary potential renal acid load and renal net acid excretion in healthy, free-living children and adolescents. Am J Clin Nutr.2003; 77: 1255–1260.

Schwingshackl L, Hoffmann G: Adherence to Mediterranean diet and risk of cancer: A systematic review and meta-analysis of observational studies. Int J Cancer; Mar 6: doi: 10: 1002 / ijc.28824.

Shim HS, Longo VD: A protein restriction-dependent sulfur code for longevity. Cell 2015; 160: 15–17.

Song M et al: Association of Animal and Plant Protein Intake With All-Cause and Cause-Specific Mortality. JAMA Intern Med. 2016; 176: 1453–1463.

Sugiyama T, Tsugawa Y, Tseng C-H, Kobayashi Y, Shapiro MF: Different time trends of caloric and fat intake between statin users and nonusers among Us adults. JAMA Intern Med 2014; 174: 1038–1045.

World Cancer Research Fund (WCRF), American institute for cancer research (AICR). www.wcrf.org.

Yang Q, Zhang Z, Gregg EW, Flanders DW, Merritt R, Hu FB: Added sugar and cardiovascular diseases mortality among US adults. JAMA InternMed 2014; 174: 516–524.

Yusuf S et al: Effect of potentially modifiable risk factors associated with myocardial infarction in 52 countries (the INTERHEART study): case-control study. Lancet. 2004 364: 937–952.

Stillstand macht krank: Bewegung

Lee J et al: The effects of forest bathing on physiological and psychological responses in young japanese male subjects. Public Health 2011; 125: 93–100.

Owen N et al: understanding environmental influences on walking; review and research agenda. Am J Prev Med 2004; 27: 67–76

Schleip R, Mechsner F, Zorn A, Klingler W: The bodywide fascial network as a sensory organ for haptic perception. J Mot Behav. 2014; 46(3): 191–193.

Shanahan Df et al: Health benefits from nature experiences depend on dose. Sci Rep 2016; 23: 28551.

Thompson C: Does participating in physical activity in outdoor natural environments have a greater effect on physical and mental well-being than indoors. Env Sci Technol 2011; 45: 1761–1772.

Ulrich RS: View through a window may influence recovery from surgery. Science 1984; 224: 420.

Warber S et al: Adressing »Nature deficit disorder«. A mixed methods pilot study of young adults attending a wilderness camp. Evid-based Compl Altern Med 2015; Article ID 651827.

Yoga, Meditation und Achtsamkeit: Mind-Body-Medizin

Barthel P et al: Respiratory rate predicts outcome after acute myocardial infarction: a prospective cohort study. Eur Heart J 2013; 34: 1644–1650.

Benson H: The relaxation response. 1975.

Bernardi L et al: Effect of rosary prayer and yoga mantras on autonomic cardiovascular rhythms:

comparative study. BMJ. 2001; 323: 1446–1449.
Bernardi L et al: Effects of controlled breathing, mental activity and mental stress with or without verbalization on heart rate variability. J Am Coll Cardiol. 2000; 35: 1462–1469.
Büssing A, Michalsen A, Khalsa SBS: Effects of yoga on mental and physical health: A short summary of reviews. Evid-based Compl Altern 2012; Article ID 165410: 1–7.
Cramer H et al: Yoga for improving health-related quality of life, mental health and cancer-related symptoms in women diagnosed with breast cancer. Cochrane Database Syst Rev. 2017 Jan 3; 1: CD010802.
Crum AJ et al: Rethinking stress: the role of mindsets in determining the stress response. J Pers Soc Psychol. 2013; 104: 716–733.
Davidson RJ et al: Alterations in brain and immune function produced by mindfulness meditation. Psychosom Med. 2003; 65: 564–70.
Dhabhar FS: Effects of stress on immune function: the good, the bad, and the beautiful. Immunol Res. 2014; 58: 193–210.
Fox KC et al: Functional neuroanatomy of meditation: A review and meta-analysis of 78 functional neuroimaging investigations. Neurosci Biobehav Rev. 2016; 65: 208–228.
Jeitler M et al: Effectiveness of meditation for patients with chronic neck pain and psychological distress – a randomized controlled clinical trial. J Pain 2014: 77–86.
Kabat-Zinn J: The full catastrophe living. New York: Random House, revised ed 2013.
Keller A et al: Does the perception that stress affects health matter? The association with health and mortality. Health Psychol. 2012; 31: 677–684.
Khalsa SB: The Principles and Practice of Yoga in Health Care. Handspring Publ 2016.
Killingsworth MA, Gilbert DT: A wandering mind is an unhappy mind. Science. 2010; 330: 932.
Kivimäki M et al: Long working hours and risk of coronary heart disease and stroke: a systematic review and meta-analysis of published and unpublished data for 603,838 individuals. Lancet 2015; 386: 1739–1746.
Li S et al: Association of religious service attendance with mortality among women. JAMA Intern med 2016; 176: 777–785.
Michalsen A et al: Iyengar yoga for distressed women: A 3-armed randomized controlled trial. Evidence-based Compl Altern Med 2012; Article ID 408727: 1–9.
Michalsen A et al: Rapid stress reduction and anxiolysis as a consequence of 3-months intensified Yoga in women with mental distress. Med Science Mon 2005; 11: CR555–561.
Michalsen A: Wissenschaftlicher Wirksamkeitsnachweis in der Mind-Body Medicine. In: Dobos G, Paul A.: Mind-Body-Medizin. München: Elsevier Urban & Fischer 2011.
Nair S: Do slumped and upright postures affect stress response ? A randomized trial Health Psycholo 2015; 34: 632–641.
Nakasawa T et al: Association between duration of daily VDT use and subjective symptoms. Am J Med 2002; 42: 421–426.
Orme-Johnson DW et al: Neuroimaging of meditation's effect on brain reactivity to pain. Neuroreport. 2006; 17: 1359–1363.
Rozanski A: Behavioral cardiology: current advances and future directions. J Am Coll Cardiol. 2014; 64: 100–110.
Sedlmeier P et al: The psychological effects of meditation: a meta-analysis. Psychol Bull. 2012; 138: 1139–1171.
Singh, R: Meditation as Medication for the Soul. Lisle, Il.: Radiance Publisher 2012.
Wenger MA: Experiments in India on Voluntary Control of the heart and the pulse. Circulation 1961; 204: 1319–1325.
Wielgosz J et al: Long-term mindfulness training is associated with reliable differences in resting respiration rate. Sci Rep 2016; 6: 27533.

Globale Medizin: Ayurveda, Akupunktur und die Heilkraft der Pflanzen

Brinkhaus B et al: Acupuncture in patients with seasonal allergic rhinitis: a randomized trial. Ann Intern Med. 2013; 158: 225–234.
Furst DE et al: Double-blind, randomized, controlled, pilot study comparing classic ayurvedic medicine, methotrexate, and their combination in rheumatoid arthritis. Journal of clinical Rheumatology 2011; 17: 185–192.
Kessler C et al: Ayurevdic Medicine in the treatment of osteoarthritis of the knee. A randomized trial American College of Rheumatology 2016.
Kessler C, Michalsen A: Ayurveda – Traditionelle Indische Medizin: Mehr als ein Wellnesstrend. Dtsch Arztebl 2013; 110: A-1678.
Michalsen A et al: Yoga for chronic neck pain. A pilot randomized controlled clinical trial. J Pain 2012; 13: 1122–1130.
Tokinobu A et al: Effects of Ayurvedic Oil-Dripping Treatment with Sesame Oil vs. with Warm Water on Sleep: A Randomized Crossover Pilot Study. J Altern Complement Med. 2016; 22: 52–58.
Unschuld PU: Traditionelle chinesische Medizin. München: C. H. Beck 2013.
Vickers AJ et al: Acupuncture for chronic pain: individual patient data meta-analysis. Arch Intern Med. 2012; 22: 1444–1453.
WHO: Traditional Medicine strategy 2014–2023: http://apps.who.int/iris/bitsteam/10665/92455/1/9789241506090_eng.pdf.
Xu F et al: Pharmaco-physio-psychologic effect of Ayurvedic oil-dripping treatment using an essential oil from Lavendula angustifolia. J Altern Complement Med. 2008; 14: 947–956.

Praxistipps

Huber R, Michalsen A: Checkliste Naturheilkunde / Komplementärmedizin. Stuttgart: Thieme 2014.
Michalsen A, Kessler C: Multimodale Therapie depressiver Störungen mit Naturheilkunde und Komplementärmedizin. Zeitschr f Komplement Med. 2010; 4: 14–19.
Michalsen, A: Naturheilkunde und Komplementärmedizin bei rheumatischen Erkrankungen. Akt Rheumatol 2015; 40: 454–460.
Werner M, Michalsen A, Hoffschulte K: Bluthochdruck. Mind-Body-Medizin und Naturheilkunde. Essen: KVC Ratgeber 2016.

Danksagung

Mein erster Dank gilt meiner Frau Ileni, selbst Ärztin für Allgemeinmedizin und Naturheilverfahren, die mir bei vielen Themen den wertvollen täglichen Austausch ermöglichte und ihre praktische Erfahrung einbrachte. An so manchen Abenden und Wochenenden musste sie mich schreibend und nicht immer achtsam erleben, die motivierende Unterstützung weiß ich umso mehr zu schätzen!

Weiter danke ich: dem gesamten Ärzte-, Therapeuten-, Pflege- und Forschungsteam der Naturheilkunde und der weiteren Abteilungen am Immanuel Krankenhaus Berlin und insbesondere dem Leitungsteam mit Dr. Rainer Stange, Dr. Ursula Hackermeier, Dr. Christian Kessler, Dr. Barbara Koch und Dipl.-Psych. Chris von Scheidt für die fruchtbare und erfolgreiche jahrelange Zusammenarbeit.

Der Geschäftsführung des Immanuel Krankenhauses Berlin und der Immanuel Diakonie für die Etablierung und fortwährende Unterstützung der Abteilung und des Zentrums für Naturheilkunde.

Der Charité Universitätsmedizin Berlin und ihrer Fakultät für die Integration der Naturheilkunde in Forschung und Lehre und vielen Kollegen der Charité für die zahlreichen spannenden Forschungskooperationen.

Den Stiftern und Stiftungen, die durch ihre großzügige Förderung erst die Forschung ermöglicht haben, die die Naturheilkunde in den letzten zwei Jahrzehnten so vorangebracht hat.

Den privaten Spendern und den Mitgliedern von Natur und Medizin e.V., die durch ihre Spenden und Beiträge einen wichtigen Beitrag zur Forschung und Verbreitung der Naturheilkunde leisten.

Prof. Dr. Gustav Dobos und seinem Kernteam der Abteilung für Naturheilkunde der Kliniken Essen-Mitte für die vielen gemeinsamen Jahre inspirierender Forschung und Praxis.

Besonderer Dank gilt Dr. Petra Thorbrietz, die aufgrund ihres großen Fachwissens und Sprachgefühls in der Lage war, meine Manuskripte und unsere Gespräche zu strukturieren, und alles zu einem wunderbaren Text vereint hat.

Und last, not least: meiner lieben Mutter, die mir das Urvertrauen gab und heute manchmal mit meinen Ernährungsempfehlungen hadern muss.